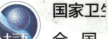

国家卫生 教材

全国高等职业教育教材

十三五

供医学检验技术专业用

分子生物学检验技术

第 2 版

主　编　王志刚

副主编　邱秀芹　魏碧娜　胥振国

编　者（以姓氏笔画为序）

丁　倩（山东医学高等专科学校）

王志刚（哈尔滨医科大学大庆校区）

王鹏翔（内蒙古医科大学）

刘　晨（哈尔滨医科大学附属第二医院）

吴　健（江苏省盐城市第一人民医院）

邱秀芹（苏州卫生职业技术学院）

冷淑萍（大庆医学高等专科学校）

张　萍（哈尔滨医科大学大庆校区）

张　磊（吉林医药学院）

胥振国（合肥职业技术学院）

袁丽丽（黑龙江护理高等专科学校）

徐晓可（广东岭南职业技术学院）

黄泽棋（南方医科大学附属佛山医院）

魏碧娜（福建卫生职业技术学院）

人民卫生出版社

·北　京·

图书在版编目(CIP)数据

分子生物学检验技术/王志刚主编. —2 版. —北京:人民卫生出版社,2021.3(2025.5 重印)

ISBN 978-7-117-31315-5

Ⅰ.①分… Ⅱ.①王… Ⅲ.①分子生物学-医学检验-医学院校-教材 Ⅳ.①R446.1

中国版本图书馆 CIP 数据核字(2021)第 037622 号

人卫智网	www.ipmph.com	医学教育、学术、考试、健康,购书智慧智能综合服务平台
人卫官网	www.pmph.com	人卫官方资讯发布平台

分子生物学检验技术
Fenzi Shengwuxue Jianyan Jishu
第 2 版

主　　编:王志刚

出版发行:人民卫生出版社(中继线 010-59780011)

地　　址:北京市朝阳区潘家园南里 19 号

邮　　编:100021

E - mail:pmph @ pmph.com

购书热线:010-59787592　010-59787584　010-65264830

印　　刷:三河市潮河印业有限公司

经　　销:新华书店

开　　本:850×1168　1/16　印张:10　插页:8

字　　数:316 千字

版　　次:2015 年 3 月第 1 版　　2021 年 3 月第 2 版

印　　次:2025 年 5 月第 9 次印刷

标准书号:ISBN 978-7-117-31315-5

定　　价:39.00 元

打击盗版举报电话:010-59787491　E-mail:WQ @ pmph.com

质量问题联系电话:010-59787234　E-mail:zhiliang @ pmph.com

为了深入贯彻落实党的二十大精神,落实全国教育大会和《国家职业教育改革实施方案》新要求,更好地服务医学检验人才培养,人民卫生出版社在教育部、国家卫生健康委员会的领导和全国卫生职业教育教学指导委员会的支持下,成立了第二届全国高等职业教育医学检验技术专业教育教材建设评审委员会,启动了第五轮全国高等职业教育医学检验技术专业规划教材的修订工作。

全国高等职业教育医学检验技术专业规划教材自1997年第一轮出版以来,已历经多次修订,在使用中不断提升和完善,已经发展成为职业教育医学检验技术专业影响最大、使用最广、广为认可的经典教材。本次修订是在2015年出版的第四轮25种教材(含配套教材6种)基础上,经过认真细致的调研与论证,坚持传承与创新,全面贯彻专业教学标准,加强立体化建设,以求突出职业教育教材实用性,体现医学检验专业特色:

1. **坚持编写精品教材** 本轮修订得到了全国上百所学校、医院的响应和支持,300多位教学和临床专家参与了编写工作,保证了教材编写的权威性和代表性,坚持"三基、五性、三特定"编写原则,内容紧贴临床检验岗位实际、精益求精,力争打造职业教育精品教材。

2. **紧密对接教学标准** 修订工作紧密对接高等职业教育医学检验技术专业教学标准,明确培养需求,以岗位为导向,以就业为目标,以技能为核心,以服务为宗旨,注重整体优化,增加了《医学检验技术导论》,着力打造完善的医学检验教材体系。

3. **全面反映知识更新** 新版教材增加了医学检验技术专业新知识、新技术,强化检验操作技能的培养,体现医学检验发展和临床检验工作岗位需求,适应职业教育需求,推进教材的升级和创新。

4. **积极推进融合创新** 版式设计体现教材内容与线上数字教学内容融合对接,为学习理解、巩固知识提供了全新的途径与独特的体验,让学习方式多样化、学习内容形象化、学习过程人性化、学习体验真实化。

本轮规划教材共25种(含配套教材5种),均为国家卫生健康委员会"十三五"规划教材。

教材目录

序号	教材名称	版次	主编		配套教材
1	临床检验基础	第5版	张纪云	龚道元	√
2	微生物学检验	第5版	李剑平	吴正吉	√
3	免疫学检验	第5版	林逢春	孙中文	√
4	寄生虫学检验	第5版	汪晓静		
5	生物化学检验	第5版	刘观昌	侯振江	√
6	血液学检验	第5版	黄斌伦	杨晓斌	√
7	输血检验技术	第2版	张家忠	陶 玲	
8	临床检验仪器	第3版	吴佳学	彭裕红	
9	临床实验室管理	第2版	李 艳	廖 璞	
10	医学检验技术导论	第1版	李敏霞	胡 野	
11	正常人体结构与机能	第2版	苏莉芬	刘伏祥	
12	临床医学概论	第3版	薛宏伟	高健群	
13	病理学与检验技术	第2版	徐云生	张 忠	
14	分子生物学检验技术	第2版	王志刚		
15	无机化学	第2版	王美玲	赵桂欣	
16	分析化学	第2版	闫冬良	周建庆	
17	有机化学	第2版	曹晓群	张 威	
18	生物化学	第2版	范 明	徐 敏	
19	医学统计学	第2版	李新林		
20	医学检验技术英语	第2版	张 刚		

第二届全国高等职业教育医学检验技术专业教育教材建设评审委员会名单

主任委员

胡　野　张纪云　杨　晋

秘 书 长

金月玲　黄斌伦　窦天舒

委　　员（按姓氏笔画排序）

王海河　王翠玲　刘观昌　刘家秀　孙中文　李　晖

李妤蓉　李剑平　李敏霞　杨　拓　杨大干　吴　茅

张家忠　陈　菁　陈芳梅　林逢春　郑文芝　赵红霞

胡雪琴　侯振江　夏金华　高　义　曹德明　龚道元

秘　　书

许贵强

数字内容编者名单

主　编　王志刚

副主编　魏碧娜　邱秀芹　胥振国

编　者（以姓氏笔画为序）

丁　倩（山东医学高等专科学校）

王志刚（哈尔滨医科大学大庆校区）

王鹏翔（内蒙古医科大学）

刘　晨（哈尔滨医科大学附属第二医院）

吴　健（江苏省盐城市第一人民医院）

邱秀芹（苏州卫生职业技术学院）

冷淑萍（大庆医学高等专科学校）

张　萍（哈尔滨医科大学大庆校区）

张　磊（吉林医药学院）

胥振国（合肥职业技术学院）

袁丽丽（黑龙江护理高等专科学校）

徐晓可（广东岭南职业技术学院）

黄泽棋（南方医科大学附属佛山医院）

彭臻菲（福建卫生职业技术学院）

魏碧娜（福建卫生职业技术学院）

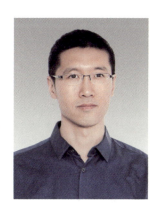

　　王志刚,教授,博士研究生导师,哈尔滨医科大学大庆校区医学检验与技术学院院长,生物化学与分子生物学学科带头人。美国伊利诺伊大学博士后,中国生物化学与分子生物学学会脂质与脂蛋白专业委员会会员,主要致力于脂肪代谢相关研究。先后主持国家自然科学基金项目 2 项,教育部留学归国基金等省部级项目 5 项。陆续在 *Hepatology*、*American Journal of Physiology*、*Journal of Lipid Research* 等国际知名期刊发表 SCI 论文 30 篇,授权发明专利 2 项。荣获教育部自然科学二等奖 2 项,中华医学会医学科学技术三等奖 1 项,省政府自然科学二等奖 2 项,三等奖 1 项。主编、参编论著 6 部,翻译论著 1 部。

寄语:

　　分子生物学检验技术是分子诊断临床应用的基本技术,是新时代检验医学的发展主题,属于医工结合、医理融合的新技术范畴。希望同学们能够夯实基础、创新思维、锐意进取,成为引领体外诊断行业发展的新生力量。

分子生物学理论和技术的迅速发展及广泛应用推动了医学科学的进步,促使临床医学对于疾病的实验室诊断及相关技术日益重视。用分子生物学技术分析疾病基因,从分子水平分析疾病发生的原因、跟踪疾病的发展过程、检测感染人类的病原生物,以及根据基因多态性分析进行疾病的风险预测、个体化用药的有效性与安全性评价等逐渐在临床获得应用。分子生物学技术与检验医学的结合孕育了一门新的分支学科——分子生物学检验技术。分子生物学检验技术必将成为 21 世纪检验医学的发展主题,成为引领体外诊断行业发展的强劲引擎。为适应这种快速发展的需要,全国高等职业教育医学检验技术专业教育教材建设评审委员会组织医学院校编写第 1 版《分子生物学与检验技术》,该教材于 2015 年出版,为高等职业院校医学检验技术专业规划教材。第二届全国高等职业教育医学检验技术专业教育教材建设评审委员会于 2018 年 6 月组织修订、编写第 2 版教材,并更名为《分子生物学检验技术》。

本教材认真落实党的二十大精神,引入了第 1 版教材出版以来分子生物学检验技术的新发展,更加注重对分子生物学检验技术基础理论和基础知识的介绍。本教材包括九章,从分子生物学基础理论到常用分子生物学检验技术,基于前期对国内医院、第三方独立检验机构的调研分析,借鉴国际分子生物学检验的相关进展,内容主要涉及聚合酶链反应、核酸分子杂交、DNA 序列测定、质谱等技术;将临床常用的分子生物学检测项目归纳到第八章"分子生物学检验技术的临床应用",包括"感染性疾病的分子生物学检验""肿瘤的分子生物学检验""单基因遗传病的分子生物学检验""染色体病的分子生物学检验"等内容。鉴于完善的质量保障体系是分子生物学检验技术的关键,增加第九章"临床 PCR 检验实验室的质量控制"内容。考虑本教材的技术应用特性,此次教材修订也增编了相应的实训指导内容。

在教材建设方面,在强调基本理论、基本技术的同时,基于"知行合一"的教育理念,强化教材内容的可读性、易学性,使之有利于调动学生的积极性,使学生知晓"为何学、学什么、怎么学、如何用"。教材内容的科学性、实用性是编者们考虑的重点。本教材适用于高等职业院校医学检验技术专业的学生、希冀了解分子生物学检验技术并解释诊疗结果的临床专科医生和第三方独立检验机构的工作者。

在本教材的编写过程中,编者们始终怀着严谨的科学态度努力工作。然而由于时间紧迫,加之水平有限,书中难免存在不足之处,恳请各位读者批评指正,以利再版时修订。

王志刚

2023 年 10 月

教学大纲(参考)

目　录

绪论

20世纪50年代,沃森(Watson)和克里克(Crick)提出了DNA双螺旋结构,开创了现代分子生物学学科,为揭开人类生命现象的本质和疾病机制奠定了基础。目前,分子生物学已成为生命科学中发展最快的领域,特别是其与诸多学科正在愈来愈广泛地交叉,因而分子生物学已成为主导21世纪生命科学的前沿学科。分子生物学以探索生命现象本质为目的,以生物分子的结构和功能为研究对象,以基因组、转录组、蛋白质组、代谢组等组学为路径。特别是21世纪以来,以分子克隆、基因扩增、基因测序、基因敲除、印迹杂交、生物芯片、双向电泳等为代表的分子生物学技术的迅速发展,为破解生命奥秘、探索疾病现象等奠定了扎实的基础。

第一节　分子生物学检验技术的发展

临床分子生物学检验伴随着现代分子生物学的发展,大致经历了以DNA分子杂交技术、聚合酶链反应、生物芯片技术、DNA测序技术和质谱技术为代表的五个阶段:

一、DNA分子杂交技术

开创临床分子生物学检验先河的是著名的美籍华裔科学家简悦威等,他们于1976年首先应用液相DNA分子杂交技术,成功地进行了α地中海贫血的产前诊断。这一阶段以DNA分子杂交为核心技术,以导致遗传病的基因突变位点为靶标。由于这一阶段对已知的遗传病致病突变位点了解不多,以及方法的灵敏度不高等问题,DNA分子杂交技术无论是在实验室研究还是临床应用中均受到很大的限制。

二、聚合酶链反应

1985年聚合酶链反应(PCR)技术的创建,突破了在以往科学研究和检验诊断中不易获得靶DNA的缺陷,成为了临床分子生物学检验第二阶段的核心技术,可在普通实验室条件下大量扩增靶DNA序列;同时以PCR技术为基础,衍生出了许多较成熟的检测方法,如PCR-限制性酶切片段长度多态性(PCR-RFLP)分析等。

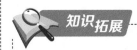

PCR 技术相关检测方法

以 PCR 技术为基础衍生的较成熟的检测方法有：①PCR-限制性酶切片段长度多态性（PCR-RFLP）分析，是检测与特定酶切位点相关突变的简便方法；②等位基因特异性 PCR 技术，针对等位基因设计引物，根据 PCR 产物的有无可以鉴定基因型；③PCR-单链构象多态性（PCR-SSCP）技术，可以揭示 PCR 产物序列内的多态性等；④定量 PCR 技术，通过实时 PCR 可对细胞中 DNA 和 RNA 进行定量测定，为研究基因转录作用及转录调控提供了有效的方法，也为检测宿主细胞内病毒 DNA 或 RNA 的载量提供了方法。

PCR 技术由于其特异性高、灵敏度高、操作简便快捷、适用性强等特点，在临床分子生物学检验中得到广泛应用。

三、生物芯片技术

以生物芯片（biochip）技术为代表的高通量密集型技术，是临床分子生物学检验发展的第三个阶段的核心技术。它主要依据芯片上固定的探针不同（例如生物芯片可以分为基因芯片、蛋白质芯片、组织芯片等），将极其大量的探针同时固定在支持物上，能够一次性对大量的生物分子进行检测分析；而且设计不同的探针阵列、使用特定的分析方法可使该技术具有多种不同的应用价值，如基因表达谱测定、突变检测、多态性分析、基因组文库作图及杂交测序。生物芯片技术具有样品处理能力强、用途广泛、自动化程度高等特点，从而有效解决了传统核酸分子杂交（如 Southern blot 和 Northern blot 等方法）存在的技术复杂、自动化程度低、检测目的分子数量少、通量低等不足。生物芯片技术具有广阔的应用前景，现已成为整个分子生物学检验技术领域的一大热点。

四、DNA 测序技术

临床分子生物学检验发展到第四阶段的核心技术，是日趋成熟的 DNA 测序。DNA 序列测定可以为临床疾病的分子诊断提供最精确的判定依据，已成为目前临床分子生物学检验中的基本技术之一。第一代测序技术以双脱氧核苷酸末端终止法为主，测序速度慢、费用高，用于临床分子诊断时主要限于单个基因和较短的 DNA 片段；第二代测序技术以焦磷酸测序、合成测序和芯片测序三大技术平台为代表，使 DNA 测序进入了高通量、大规模、低成本的时代，为测序技术广泛用于临床奠定了基础。近年来，第三代测序技术——单分子实时测序使测序速度更快，并且大大地降低了成本，这将使基于分子生物学检验的个体化医疗成为现实。

五、质谱技术

质谱分析是利用电磁学原理，应用多种离子化技术，将物质分子转化为气态离子并按质荷比（m/z）大小进行离子分离和记录，从而分析物质结构的分析方法。质谱法可以对有机化合物和无机化合物进行定性和定量分析，并能解析化合物的分子结构，也能对样品中各同位素以及固体表面结构和组成进行分析。质谱分析具有灵敏度高、样品用量少、分析速度快、与色谱联用可以将分离和鉴定同时进行等优点，特别是色谱-质谱联用法已经成为生物医药领域研究中的主要分析手段。近年来，质谱技术的应用主要在病原微生物的鉴定、遗传代谢病的辅助诊断等方面。

第二节　分子生物学检验技术的主要任务

临床分子生物学是利用分子生物学理论与技术，研究核酸、蛋白质等所有生物大分子的形态、结构特征及其重要性、规律性和相互关系的科学；从基因组、转录组、蛋白质组、代谢物组等水平研究疾病的发生发展机制、疾病的预测与风险评价、疾病的临床诊断与治疗，以及疾病的预防与控制；是人类从分子水平上真正揭开生物世界的奥秘，由被动地适应自然生命转向主动地改造和重组生命的基础学科。

分子生物学检验技术是分子生物学技术在临床检验诊断应用中发展起来的、以疾病为中心、以生物分子标志物为靶标的新一代临床检验诊断技术,是临床分子生物学的重要组成部分。分子生物学检验技术可以实现对微量生物样本、微量生物分子及其微小变化的快速检验,成为疾病风险分析和早期诊断的重要手段。

由此可见,分子生物学与检验技术主要解决两方面问题:一是理论上阐明疾病和亚健康状态发生和发展的分子机制,二是在技术上为疾病的诊断、治疗和预防提供手段。

一、分子生物学检验技术的理论基础

(一)人类感染性疾病与病原微生物

感染性疾病是构成威胁人类健康的一个重要方面,常见的有结核性脑膜炎、急性肠道感染、病毒性肝炎、非典型肺炎、艾滋病等。这些严重影响人类健康的病原生物包括结核分枝杆菌、肝炎病毒、人类免疫缺陷病毒、SARS 相关冠状病毒、人禽流感病毒和原虫等。以前对于这些病原体主要是依靠病原学及免疫学方法检测,但是这些方法受灵敏度和特异性的限制,使得感染性疾病的诊断受到限制。随着各种病原体基因结构的阐明,利用分子生物学检验技术早期、快速、敏感、特异地检测感染性病原体本身(RNA 或 DNA)成为可能。分子生物学检验技术不仅可以对微生物感染作出确诊,还可以对感染性病原体进行分型和耐药性监测,所以逐渐在人类感染性疾病的临床诊断、流行病学调查、微生物分类分型研究中显示出它独特、强大的功能。

目前对于这些病原生物基因和基因组的研究已经成为消灭病原生物、控制人类感染性疾病的重要内容,而耐药机制的研究也成为当前控制耐药性和医院获得性感染的重要课题。以病毒为例,感染宿主的方式主要有两种:①病毒感染宿主细胞后,病毒 DNA 直接在细胞内复制;②病毒基因与宿主细胞染色体发生整合而使宿主染色体基因结构发生改变。另外,由于病毒在复制过程中所需要的 RNA 聚合酶和逆转录酶缺乏校正功能,病毒还很容易发生变异而成为诊断、预防和治疗中十分棘手的问题。

(二)恶性肿瘤与肿瘤相关基因

恶性肿瘤也称癌症,是由控制细胞生长增殖机制失常而引起的疾病。癌细胞除了生长失控外,还会局部侵入周遭正常组织甚至经由体内循环系统或淋巴系统转移到身体其他部分。恶性肿瘤包括癌和肉瘤:上皮组织细胞来源的恶性肿瘤称为癌;间叶组织来源的恶性肿瘤称为肉瘤。在我国危害最严重的恶性肿瘤是胃癌、肺癌、肝癌、食管癌、大肠癌、白血病、恶性淋巴瘤、宫颈癌、鼻咽癌、乳腺癌。目前,恶性肿瘤的发病率和死亡率都呈逐步增加的趋势;我国恶性肿瘤已成为城市居民死亡的首要原因,而且位居农村居民死因的第三位。

肿瘤相关基因是指与肿瘤发生和发展密切相关的基因,除癌基因与抑癌基因外,肿瘤相关基因还有肿瘤转移基因、肿瘤转移抑制基因、肿瘤细胞耐药基因、肿瘤血管生长基因和肿瘤血管生长抑制基因等。虽然肿瘤的诊断主要依靠患者的病史、体征、生物物理学和病理学等检查,但分子生物学技术已经广泛用于肿瘤相关基因研究,这些研究能从基因层面更深入地理解肿瘤的发生机制,了解肿瘤浸润、转移与基因改变的关系,也成为寻找肿瘤治疗靶点的突破口。

近年来,肿瘤靶向治疗越来越受到广大医务工作者的密切关注,因为它以肿瘤细胞的特性改变为作用靶点,在发挥更强的抗肿瘤活性的同时,减少对正常细胞的毒副作用。在肿瘤靶向治疗前,对肿瘤患者进行基因突变检测能对靶向治疗的疗效进行前瞻性的预测,为医生临床用药提供有效的参考,为患者带来积极治疗效果和重生的希望。

(三)单基因病与基因变异

单基因病是指受一对等位基因控制的遗传病(疾病或病理性状)。由于基因位于染色体上,而染色体有常染色体和性染色体之分,基因也有显性基因与隐性基因之分,故位于不同染色体上的致病基因,其遗传方式是不同的。因此,单基因病中又可分出常染色体显性遗传病(如短指症等)、常染色体隐性遗传病(如白化病等)、X 伴性显性遗传病(如抗维生素 D 缺乏病等)、X 伴性隐性遗传病(如色盲等)、Y 伴性遗传病(如耳郭长毛症等)等几类。

基因变异所导致的可遗传突变,其作用包括主要基因、特异性基因和染色体畸变的影响。由于环境污染、生态平衡遭到破坏,基因变异频率增高,人群中致病基因频率增加。在已知的 4 000 多种遗传病中,其遗传方式大多已阐明。但一些表现相似的疾病,其病因和遗传方式可能各异,因而其预防、再发风险和预后也不相同。遇到问题时,应注意进行完整的谱系分析和有关的特殊检查。

(四)基因多态性

1. **药物代谢酶与血药浓度** 药物代谢速度与血药浓度密切相关,在不同种族人群中、在同一种族不同人群中,细胞色素 P450 基因(CYP)存在多态性,正是这些多态性决定了 CYP 的酶活性,并因此控制着药物代谢速度。检测这些多态性可以预测这个酶对于药物代谢的敏感性和代谢速率。

2. **疾病诊断和遗传咨询** 单基因遗传病的分子诊断除了对先证者等患者进行基因缺陷的分析以外,还需要对家系中其他成员进行疾病风险评估。当孕妇为携带者时,还必须对未出生的胎儿进行产前诊断,以明确其是否患病。通过分析基因内或基因外的多态性标志位点并判断这些标志位点与致病基因是否存在紧密的连锁关系而达到诊断的目的。

3. **器官移植配型和个体识别** 器官移植前 HLA 配型已从初期的血清学分型方法分析 HLA 抗原发展到用分子生物学方法分析 HLA 等位基因多态性。目前法医学中犯罪嫌疑人的识别和日常生活中亲缘关系的确定也是通过分析被检个体遗传标志的多态性而实现的。

二、分子生物学检验技术的分析对象

(一)病原微生物

分子生物学检验技术分析中的病原微生物检测主要涉及细菌鉴定、细菌耐药性、病毒分型和病毒载量。

1. **细菌鉴定和细菌耐药性** 细菌鉴定和耐药性检测对于临床诊断和指导精确用药和及时治疗患者具有重要意义。目前临床上进行细菌鉴定和耐药检测仍以表型检测方法为主,常用的方法包括:传统手工鉴定与药敏试验方法、自动化药敏鉴定系统。传统方法虽然能够满足临床的部分需要,但这些方法仍然存在一些缺点,例如检测时间较长和检测结果不够准确等。因此,随着分子生物学技术在临床检验领域的应用,近年来一系列快速细菌鉴定和/或耐药检测技术得到了发展,例如 PCR 技术、DNA 探针杂交以及生物芯片技术等,这类方法的特点是快速而准确,一般在几个小时之内就可以得到检测结果。

目前,采用与系统发育学相关的基因实现对细菌血清型的分型,越来越成为一种趋势。利用基因检测方法对细菌进行种属鉴定,所涉及的基因主要包括细菌 16S rRNA 基因或 5S tRNA 序列、HSP 基因家族、*gyrB* 基因以及细菌特异基因等。

2. **病毒分型和病毒载量** 同一种病毒不同分离株(变异株)之间核苷酸序列及抗原性之间的差异造成了各分离株间血清学反应性、致病性、毒力、对治疗的应答、流行区域及分布等的不同。因此,深入研究病毒分型对流行病学调查、病毒毒力强弱的研究、不同亚型病毒特异疫苗的研制、病毒感染的自然历程及其持续感染在发病过程中的作用、病毒的演变过程、病毒与宿主的相互作用及临床治疗效果等有着十分重要的意义。

传统的血清学分型方法包括空斑减少试验(PRNT)、血凝抑制试验(HI)、放射免疫沉淀、免疫印迹试验、酶联免疫吸附试验(ELISA)等,一般具有简便、经济、快速、可重复进行等优点,但存在敏感性低、特异性差等不足。另外,各种亚型的病毒存在抗原/抗体的交叉反应,并且难以制备针对一种抗原表位的单克隆抗体,常导致血清学分型结果不明确。在蛋白质或病毒颗粒水平主要特性不变时,病毒不同分离株间在核苷酸水平存在不同程度的变异,这是病毒基因分型的基础。利用分子生物学方法对病毒进行基因分型,可以区分单个核苷酸的差异,因其准确率高、可以区分病毒的不同变异株,现在病毒分型多采用的是基因分型法。目前用于病毒基因分型的方法除了型和亚型特异性聚合酶链反应(PCR)之外,还有寡核苷酸指纹图谱技术、核酸序列分析法、限制性酶切片段长度多态性(RFLP)分析法、限制性核酸内切酶分析(REA)、异源双链泳动法(HMA)、单链构象多态性(SSCP)分析、基因组片段长度多态性分析、核酸杂交法、基因芯片法等。

病毒载量代表的是病毒的负载,即体内复制的病毒数量。临床实际中,体内复制的病毒数量不能直接检测,一般用每毫升血浆中 HIV RNA 的拷贝数来代表 HIV 的病毒载量。通常病毒载量的测定方法有分支 DNA(bDNA)杂交实验、核酸序列扩增法(NASBA)、逆转录-聚合酶链反应和荧光定量

PCR 等。

（二）基因变异

1. 肿瘤相关基因　如前所述,肿瘤相关基因是指癌基因、抑癌基因以及其他与肿瘤发生、进展、化疗耐药的基因。虽然肿瘤的诊断主要依靠患者的病史、体征、生物物理学和病理学等检查,但分子生物学技术已经广泛地用于肿瘤相关基因的研究,包括基因结构的改变、癌基因激活和抑癌基因失活机制、信号转导通路中相关分子的变化等。检测肿瘤相关基因及其产物的标本可以是实体瘤和/或液体:前者需要提取 DNA 或 RNA 进行检测,或者经过组织切片以免疫组化方法检测基因表达产物;后者采用血尿等标本,用 ELISA 等方法检测癌基因蛋白。几种主要的方法是 Southern 杂交法、酶联免疫吸附试验、免疫组化染色法、PCR 及其相关技术。

2. 单基因病致病基因　单基因病致病基因的检测是诊断这类遗传性疾病最可靠的实验手段。常用 DNA 印记技术、PCR 或其相关技术、突变检测技术、基因表达产物量分析技术等确定疾病的分子缺陷,达到明确诊断疾病的目的。另外,基因水平的检测和分析也已成为目前诊断这类疾病的常规技术。

第三节　分子生物学检验技术与个体化医学

个体化医学是现代医学的核心目标,个体化医学包括个体化诊断与个体化治疗两个部分。个体化诊断是个体化治疗的基础,个体化治疗是个体化诊断的目的。目前,基于药物基因组学的个体化分子生物学检验,如胞苷脱氨酶(ADA)的基因多态性检测,可以指导小细胞肺癌患者核苷类化疗药物的剂量;亚甲基四氢叶酸还原酶(MTHFR)的基因多态性检测可提示肿瘤患者对于化疗药物 5-氟尿嘧啶的敏感性;细胞色素 P450 酶系的 CYP2D6 的多态性检测可以指导乳腺癌高易感性人群选择性服用雌激素受体调节剂进行有效预防;肿瘤细胞 Stathmin1 蛋白的表达水平对于肿瘤患者选择抗微管类药物治疗非常重要。虽然基于分子生物学检验技术的个体化治疗已经取得不少成功案例,但实现个体化医学目前尚存在诸多问题,如基因突变与疾病相关性问题,同种遗传标志物在不同人群中应用的差异性问题,多种遗传标志物对同一个体共同预测效应及协同性问题,环境因素与遗传风险相互作用的复杂性问题等。这些问题的解决依赖于芯片技术、数字 PCR 技术、测序技术、生物质谱技术等临床分子生物学检验技术的发展与普及。因此,临床分子生物学检验技术不仅影响着临床医师的观念和诊疗思路,而且丰富了个体化医学的临床实践,使个体化医学不断走向成熟。

微课:CDA 基因检测

微课:STMN1 基因检测

本章小结

分子生物学检验技术是分子生物学在临床检验诊断应用中发展起来的、以疾病为中心、以分子标志物为靶标的新一代临床检验诊断技术,是临床分子生物学的重要组成部分。分子生物学检验技术可以实现对微量生物样本、微量生物分子及其微小变化的快速检验,成为疾病风险分析和早期诊断的重要手段;在理论上阐明疾病和亚健康状态发生和发展的分子机制,在技术上为疾病的诊断、治疗和预防提供手段。

临床分子生物学检验技术发展与进步的代表技术,分别是 DNA 分子杂交技术、聚合酶链反应、生物芯片技术、DNA 测序技术和质谱技术。

分子生物学检验技术的理论基础及其分析对象主要涉及:人类感染性疾病与病原微生物;恶性肿瘤与肿瘤相关基因;单基因病与基因变异;基因多态性。

分子生物学检验技术是医学检验中的重要诊疗手段,随着临床分子生物学检验技术的不断提高,尤其是临床医学各学科与分子遗传学、分子生物学和仪器分析学等其他学科不断交叉和相互渗透,分子生物学检验技术在感染性疾病、肿瘤、遗传性疾病等复杂性疾病的诊断与治疗,尤其是个体化医学诊疗方面发挥着愈发重要的作用。

（王志刚）

第一章　蛋白质和核酸

1. 掌握：氨基酸的分类；蛋白质一级结构和高级结构；蛋白质的等电点、变性、紫外吸收特性；DNA 双螺旋结构；核酸的理化性质；中心法则；DNA 复制、转录的合成体系及过程。

2. 熟悉：氨基酸的特点；核酸的基本组成；核酸的一级结构及化学键；三种主要 RNA 的功能；DNA 复制、转录和翻译的概念；翻译的体系和过程。

3. 了解：蛋白质其他理化性质；蛋白质结构与功能的关系；tRNA 的二级结构和三级结构；蛋白质合成后的加工修饰。

4. 具有正确的分子结构微观意识，具有一定的分子诊断应用理论基础。

5. 能通过蛋白质和核酸的结构、功能及遗传学中心法则规律地学习，做到从分子水平理解疾病发生机制、明确疾病诊断和跟踪疾病进程。

第一节　蛋白质的结构与功能

蛋白质（protein）是具有复杂结构的高分子含氮化合物。人体内蛋白质含量约占人体干重的45%，是各种组织的基本组成成分，在维持组织的生长、更新和修复的同时还具有许多特殊的生物学功能。

一、蛋白质的基本组成

蛋白质是高分子化合物，组成蛋白质的主要元素有碳、氢、氧、氮，有些蛋白质还含有少量的硫、磷、硒、铁、铜、锌、锰等金属元素。蛋白质在受酸、碱或蛋白酶的作用下水解为小分子物质，即蛋白质的基本结构单位——氨基酸（amino acid）。

（一）氨基酸的结构特点和分类

自然界中的氨基酸有 300 余种，但人体蛋白质的编码氨基酸仅由 20 种氨基酸组成，少数蛋白质含有的一些不常见氨基酸也是这些编码氨基酸的衍生物。这 20 种氨基酸在结构上有共同的特点，除脯氨酸为 α-亚氨基酸，甘氨酸无 L-型和 D-型之分，其他均属于 L-α-氨基酸，常根据侧链的结构和理化性质分为五类（表 1-1）。

（二）氨基酸的主要理化性质

1. 两性解离和等电点　氨基酸分子中既含有碱性的氨基，可以接受 H^+，又含有酸性的羧基，可以给出 H^+，因而具有两性解离的特性。如果在某一 pH 溶液中，氨基酸解离成阳离子和阴离子的趋势及

表 1-1 氨基酸分类

中文名	结构式	英文名	缩写	符号	等电点
1. 非极性脂肪族氨基酸					
甘氨酸		glycine	Gly	G	5.97
丙氨酸		alanine	Ala	A	6.00
缬氨酸		valine	Val	V	5.96
亮氨酸		leucine	Leu	L	5.98
异亮氨酸		isoleucine	Ile	I	6.02
甲硫氨酸		methionine	Met	M	5.74
脯氨酸		proline	Pro	P	6.30
2. 极性中性氨基酸					
丝氨酸		serine	Ser	S	5.68
苏氨酸		threonine	Thr	T	5.60
半胱氨酸		cysteine	Cys	C	5.07
天冬酰胺		asparagine	Asn	N	5.41
谷氨酰胺		glutamine	Gln	Q	5.65

续表

中文名	结构式	英文名	缩写	符号	等电点
3. 含芳香环的氨基酸					
苯丙氨酸		phenylalanine	Phe	F	5.48
色氨酸		tryptophan	Trp	W	5.89
酪氨酸		tyrosine	Tyr	Y	5.66
4. 极性酸性氨基酸					
天冬氨酸		aspartic acid	Asp	D	2.77
谷氨酸		glutamic acid	Glu	E	3.22
5. 极性碱性氨基酸					
赖氨酸		lysine	Lys	K	9.74
精氨酸		arginine	Arg	R	10.76
组氨酸		histidine	His	H	7.59

程度相等,成为兼性离子,分子呈电中性,此时溶液的 pH 称为该氨基酸的等电点(isoelectric point,pI)。当氨基酸所处溶液的 pH 小于 pI 时,氨基酸带正电荷;相反,当 pH 大于 pI 时,氨基酸带负电荷。各种氨基酸所含的氨基、羧基数目不同,而且各种基团解离的程度也不同,因此不同的氨基酸有各自特定的等电点。

2. **紫外吸收性质**　酪氨酸、色氨酸和苯丙氨酸含有共轭双键,在 280nm 紫外波长处有最大吸收峰,其中以色氨酸吸收紫外线能力最强。大多数蛋白质含有色氨酸、酪氨酸残基,因此此特性可用于溶液中蛋白质含量的测定。

3. **茚三酮反应**　氨基酸与茚三酮水合物共加热,生成蓝紫色物质,其最大吸收峰在 570nm 波长处。利用茚三酮显色可定性或定量测定各种氨基酸。

二、蛋白质的分子结构

在蛋白质分子中,氨基酸残基之间通过肽键相连。肽键(peptide bond)是一个氨基酸的 α-羧基与另一个氨基酸的 α-氨基脱水缩合形成酰胺键,是蛋白质分子中的主要共价键(图 1-1)。氨基酸通过肽键连接起来的化合物称为肽(peptide)。由 2 个氨基酸缩合成的肽为二肽,3 个氨基酸缩合成三肽。以此类推,一般由 10 个以下的氨基酸缩合成的肽称为寡肽,10 个以上氨基酸缩合成的肽为多肽。多肽分子中的氨基酸相互衔接,形成长链,称为多肽链。

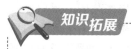

图 1-1 肽与肽键

(一)蛋白质的一级结构

蛋白质多肽链中氨基酸分子因脱水缩合而基团不全,被称为氨基酸残基。多肽链两端分别称为氨基末端(N-端)和羧基末端(C-端)。通常书写时按照从左至右的顺序从 N-端到 C-端依次将各氨基酸残基的中文或英文缩写符号列出。蛋白质的一级结构就是指蛋白质多肽链中从 N-端到 C-端氨基酸残基的排列顺序,其主要化学键是肽键。有些蛋白质含有二硫键(—S—S—),它是两个半胱氨酸残基的巯基(—SH)脱氢形成的共价键。

知识拓展

胰岛素的人工合成

胰岛素是由胰腺中胰岛 β 细胞分泌的一种调节糖代谢的蛋白质类激素。1955 年英国科学家桑格(F. Sanger)测定了牛胰岛素的全部氨基酸序列,开辟了人类认识蛋白质分子化学结构的道路,并在 1958 年获得了诺贝尔化学奖。1965 年 9 月 17 日,中国科学家首次人工合成了具有全部生物活力的结晶牛胰岛素,它是第一个在实验室中用人工方法合成的蛋白质,并在 1982 年获中国自然科学一等奖,它被认为是继"两弹一星"之后我国的又一重大科研成果。

(二)蛋白质的空间结构

蛋白质的空间结构是指天然蛋白质在一级结构基础上内部原子和基团在三维空间上的排列、分布,形成特定的空间结构,包括蛋白质的二级结构、三级结构和四级结构。

1. **二级结构** 蛋白质多肽链的主链骨架原子(肽键形成的 C、O、N、H 及相邻的两个碳原子)形成肽键平面,在空间上有规律地折叠和盘旋称为蛋白质的二级结构。蛋白质的二级结构一般不涉及氨基酸残基侧链的构象。维系二级结构的次级键是氢键。蛋白质二级结构包括:①α 螺旋;②β 折叠;③β 转角;④无规卷曲。

2. **三级结构** 具有二级结构的多肽链,由于其序列上相隔较远的氨基酸残基侧链之间的相互作用而进行更广泛的盘曲和折叠,形成包括整条多肽链内主链和侧链的全部构象,这种在三维空间的整体排布称为蛋白质的三级结构。仅含一条多肽链的蛋白质只有形成三级结构才具有生物学功能。维系三级结构的主要化学键是氢键、疏水键、离子键等。

3. **四级结构** 有些蛋白质分子是由两条或两条以上具有独立三级结构的多肽链,通过非共价键相互缔合而成,其形成的结构称为蛋白质的四级结构。其中,每一条具有三级结构的多肽链称为亚基或亚单位。蛋白质四级结构是指亚基间的空间排布及其相互作用,亚基之间由非共价键维系稳定,主要包括氢键、离子键、疏水键及范德华力。

图片:蛋白质的四级结构示意图——血红蛋白结构示意图

三、蛋白质的理化性质

蛋白质由氨基酸组成,其部分理化性质与氨基酸相似,如两性解离、紫外吸收等,但又包含很多高分子化合物的特性,如高分子性质、沉淀、变性等。

(一)蛋白质的两性解离

蛋白质 N 末端为氨基,C 末端为羧基,均可解离。除此之外,氨基酸残基的某些侧链基团也可以解离,如碱性氨基酸赖氨酸的侧链基团含氨基,酸性氨基酸谷氨酸的侧链基团含羧基。在不同 pH 的溶液中这些基团可接受质子带正电,也可以给出质子带负电,因此蛋白质和氨基酸一样,是两性电解质,解离状态受 pH 的影响。每一种蛋白质在溶液中处于某一 pH 时,该蛋白质解离成阳离子和阴离子的趋势相等,净电荷为零,此时溶液的 pH 为蛋白质的 pI,当 pH>pI 时,蛋白质带负电,当 pH<pI 时,蛋白质带正电。

课堂讨论

常用蛋白质电泳技术

所谓电泳,是指带电颗粒在电场的作用下,向着与其电性相反的电极移动。试分析:蛋白质的凝胶电泳是利用蛋白质的哪种性质的差异达到分离蛋白质群的目的?

(二)蛋白质的亲水胶体性质

蛋白质是高分子化合物,分子直径可达 1~100nm,为胶粒范围之内,在水溶液中形成胶体溶液,具有胶体溶液的各种性质。蛋白质颗粒表面大多为亲水基团,使颗粒表面形成一层水化膜。蛋白质胶粒表面带有电荷,在一定 pH 溶液中,带有同种电荷,相互排斥,防止蛋白质分子聚合。若去除蛋白质表面水化膜和电荷这两个稳定因素,蛋白质极易从溶液中析出。分散在溶液中的蛋白质分子发生凝聚,并从溶液中析出的现象称为蛋白质的沉淀。

(三)蛋白质的变性

在理化因素作用下,蛋白质的空间构象被破坏,从而导致其理化性质改变和生物学活性丧失,称为蛋白质变性。大多数蛋白质变性时空间结构破坏严重,不能恢复,为不可逆变性。有些蛋白质变性后,去除变性因素仍可恢复或部分恢复其原有的构象和功能,称为可逆变性,也称复性。蛋白质变性后,疏水侧链暴露在外,溶解度降低,易发生沉淀。有时蛋白质沉淀并不一定发生变性。

(四)蛋白质的紫外吸收性质

蛋白质分子中含有共轭双键的酪氨酸和色氨酸,在 280nm 波长处有特征性吸收峰。在波长范围内可进行蛋白质定量分析。

(五)蛋白质的呈色反应性质

1. 茚三酮反应　蛋白质水解后产生的氨基酸也可发生茚三酮反应。
2. 双缩脲反应　在碱性条件下蛋白质分子内部肽键与硫酸铜中的铜离子共热,产生紫红色络合物,称为双缩脲反应。
3. 酚试剂反应　在碱性条件下,蛋白质分子中酪氨酸、色氨酸可与酚试剂反应生成蓝色化合物。

四、蛋白质的结构与功能的关系

蛋白质的功能与其特异的空间结构有着密切的关系。一级结构相似的蛋白质在功能上也具有相似性,因此一级结构是高级结构和功能的基础。蛋白质的一级结构决定了其空间构象,蛋白质的生物学功能主要依赖于其特定的空间构象,一旦空间构象发生改变,其功能活性也随之改变。

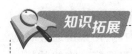

知识拓展

镰状细胞贫血

镰状细胞贫血是一种致死性疾病,该病是反映蛋白质一级结构决定其空间结构和功能的典型案例。该病特点是患者的血红蛋白 β-亚基 N 端的第六个氨基酸残基是缬氨酸(Val),而不是正常的谷氨酸(Glu)残基。酸性侧链氨基酸 Glu 变为非极性侧链氨基酸 Val,蛋白质一级结构发生改变,由此而引起三级结构层面上位于表面的 β6 Glu 变成 Val,相当于在蛋白质分子表面引入了一个非极性侧链。在低氧浓度时,突变的血红蛋白溶解度下降,分子聚集成丝,形成长链,互相黏着,进一步形成多股双螺旋的微管纤维束,将整个红细胞扭曲呈镰刀状。这种由于基因突变导致蛋白质分子发生变异,进而引起空间结构和生物学功能改变而导致的疾病称为"分子病"。

第二节 核酸的结构与功能

核酸是以核苷酸为基本组成单位的生物信息大分子,具有复杂的结构和生物学功能。核酸可分为两大类:脱氧核糖核酸(deoxyribonucleic acid,DNA)和核糖核酸(ribonucleic acid,RNA)。真核细胞中,绝大部分 DNA 与蛋白质结合形成染色质存在于细胞核中,其余的分布在线粒体中,DNA 是遗传信息储存和携带者。RNA 主要存在于细胞质中,少量存在于细胞核和线粒体内,主要参与遗传信息的表达。在 RNA 病毒中,RNA 也可作为遗传信息的载体。

一、核酸的分子结构与功能

(一)核酸的化学组成

核酸在核酸酶的作用下水解为核苷酸(nucleotide),核苷酸完全水解可释放等摩尔的磷酸、戊糖及碱基。由戊糖与碱基之间通过糖苷键连接而成的是核苷(nucleoside)。由磷酸与核苷中戊糖上的羟基脱水缩合以酯键连接而成的为核苷酸。碱基分为嘌呤和嘧啶,常见的嘌呤包括腺嘌呤(adenine,A)与鸟嘌呤(guanine,G);常见的嘧啶包括胞嘧啶(cytosine,C)、胸腺嘧啶(thymine,T)和尿嘧啶(uracil,U)。戊糖可分为核糖(ribose)和脱氧核糖(deoxyribose)。DNA 中的戊糖是脱氧核糖,碱基包括 A、G、C、T 四种;RNA 中戊糖则是核糖,碱基包括 A、G、C、U 四种。

(二)核苷酸的连接方式

核苷酸分子的连接方式是 3′,5′-磷酸二酯键,即由一个核苷酸的 3′-羟基与下一个核苷酸的 5′-磷酸基团脱水缩合而成,下一位的 3′-羟基可以继续和第三个核苷酸的 5′-磷酸基团缩合,这样的反应可以重复进行下去,从而生成一条线性的多聚核苷酸链。每条核苷酸链的两个末端分别称为 5′末端(含有游离磷酸基)和 3′末端(含有游离羟基)。

(三)DNA 的结构与功能

1. DNA 的一级结构　DNA 的一级结构是指 DNA 分子中脱氧核苷酸的排列顺序。由于核苷酸之间的差别在于碱基不同,因此核酸的一级结构就是指其碱基排列顺序。生物的遗传信息就储存记录于 DNA 的核苷酸序列中。

2. DNA 的二级结构　沃森和克里克综合前人的研究结果,于 1953 年提出了 DNA 分子的"双螺旋结构模型"(图 1-2),要点如下:①DNA 分子是由两条反向平行的多聚脱氧核苷酸链围绕同一中心轴形

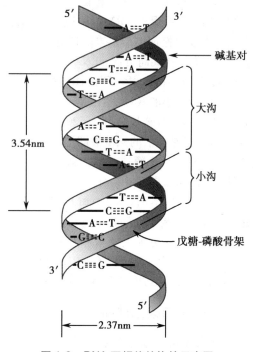

图 1-2　DNA 双螺旋结构的示意图

成的右手双螺旋结构,一条链的方向为5′→3′,另一条链的方向为3′→5′,双螺旋表面有大沟和小沟。②由磷酸和脱氧核糖连接形成的亲水骨架位于螺旋外侧,疏水碱基位于螺旋的内侧,两条链通过碱基间的氢键连接,A 与 T 配对,形成两个氢键,G 与 C 配对,形成三个氢键。③DNA 双螺旋结构的碱基对平面近乎垂直于中心轴。双螺旋结构的直径为 2.37nm,螺距为 3.54nm,平均而言,每一个螺旋有 10.5 个碱基对,碱基对平面之间的垂直距离为 0.34nm。④DNA 双螺旋结构的横向稳定性靠两条链间的氢键维系,纵向稳定性靠碱基平面间的疏水碱基堆积力维系。

DNA 双螺旋结构的发现

1951 年 11 月英国女科学家富兰克林(Rosalind Franklin)成功地拍摄了 DNA 晶体的 X 射线衍射照片。当时,美国科学家沃森(Watson)和克里克(Crick)也在剑桥大学卡文迪许实验室进行 DNA 结构的研究,1953 年 2 月,两人通过维尔金斯(Wilkins)看到富兰克林拍摄的这张漂亮的 DNA 晶体照片后,一下子产生了灵感,他们根据富兰克林和维尔金斯的高质量 DNA 分子 X 线衍射图像和前人的研究成果,确认了 DNA 双螺旋结构模型,而且分析得出了螺旋参数。DNA 双螺旋结构的发现是生物学的一座里程碑,是分子生物学时代的开端。因此,1962 年,沃森、克里克和维尔金斯三人获得了诺贝尔生理学或医学奖,而此时富兰克林已经因长期接触放射性物质而患卵巢癌英年早逝。

0102

图片:DNA
折叠、盘绕
形成有序和
致密的染色
体示意图

3. **DNA 的高级结构**　DNA 在形成双螺旋结构的基础上,要进一步旋转折叠,在蛋白质的参与下盘曲成紧密的超螺旋结构。真核生物 DNA 与组蛋白(H_1、H_2A、H_2B、H_3 和 H_4)组成核小体,形成染色质细丝,进一步折叠成中空螺旋管,再次盘旋和折叠形成超螺旋管纤维,之后染色质纤维进一步压缩成染色单体,在核内组装染色体,从而将人体每个细胞 1.7m 长的 DNA 分子压缩容纳于直径只有数微米的细胞核中。

(四)RNA 的结构与功能

1. **信使 RNA(messenger RNA,mRNA)**　mRNA 是在核内以 DNA 为模板合成得到的,是蛋白质合成的直接模板。在生物体内的丰度最小,占 RNA 总量的 2%~5%,但种类却最多,其一级结构差异很大。真核生物 mRNA 在 5′末端有一个反式的 7-甲基鸟嘌呤-三磷酸核苷(m⁷Gppp),被称为 5′-帽结构。帽子结构具有促进 mRNA 与核蛋白体结合、加速翻译起始速度的作用,同时也可以增强 mRNA 的稳定性。真核细胞 mRNA 3′-末端还有一段长度为 80~250 个碱基的多聚腺苷酸尾(polyA)。目前认为polyA 和 5′-帽结构共同负责 mRNA 从核内向胞质的转位,维持 mRNA 稳定性以及翻译起始的调控。

2. **转运 RNA(transfer RNA,tRNA)**　tRNA 作为氨基酸的载体参与蛋白质的生物合成。tRNA 是细胞内分子量最小的 RNA,占细胞总 RNA 的 15%左右。tRNA 一级结构中,核苷酸数为 74~95,含多种稀有碱基,占所有碱基的 10%~20%,分子的 5′-末端多为 pG,3′-末端都是-CCA,称为氨基酸臂,在多肽链合成时,已被激活的氨基酸即连接在此氨基酸臂 3′-末端 CCA 的-OH 上。tRNA 二级结构有 4 个螺旋区、3 个环及 1 个额外环,呈三叶草形。反密码环中部的 3 个核苷酸组成反密码子,它可与 mRNA 上密码子的碱基反向互补结合。tRNA 三级结构呈倒 L 形。

3. **核蛋白体 RNA(ribosomal RNA,rRNA)**　rRNA 与核糖体蛋白共同构成的核糖体是蛋白质合成的场所,起着"装配机"的作用。rRNA 是细胞中含量最多的一类 RNA,占 RNA 总量的 80%以上。核蛋白体在结构上可分为大亚基和小亚基。原核细胞核蛋白体含有 3 种 rRNA,其中 23S rRNA 与 5S rRNA 2 种存在于大亚基,而 16S rRNA 则存在于小亚基。真核细胞核蛋白体含有 4 种 rRNA,其中大亚基含 28S rRNA、5.8S rRNA 及 5S rRNA 3 种,而小亚基只含 18S rRNA 1 种。

二、核酸的理化性质

(一)核酸的一般理化性质

核酸是生物大分子,具有大分子的一般特性,包括黏度高、胶体特性等。核酸分子中含有酸性的磷酸基及含氮碱基上的碱性基团,故为两性电解质,因磷酸基的酸性较强,所以核酸分子通常表现为酸性。各种核酸分子大小及所带电荷不同,故可用电泳和离子交换法来分离不同的核酸。在碱性溶液中,RNA 能在室温下被水解,DNA 则较稳定。

（二）核酸分子的紫外吸收特性

由于核酸分子所含碱基中都有共轭双键,具有吸收紫外线的性质,其最大吸收峰在 260nm 处,这一特点常被用来对核酸进行定性、定量分析。

（三）核酸的变性和复性

1. **变性**　某些理化因素（温度、pH、离子强度）会导致 DNA 双链分子之间的氢键断裂,使 DNA 双链解离成单链,称为 DNA 的变性（DNA denaturation）。变性时,碱基对之间的氢键断开,DNA 双螺旋松散生成单链,DNA 的一级结构没有被破坏。DNA 解链过程中,分子内部的碱基的共轭双键得以暴露,使 DNA 溶液在 260nm 处的吸光度随之增加,称为 DNA 的增色效应。

2. **复性**　当变性的条件缓慢地去除后,两条解离的互补链可重新恢复天然的双螺旋结构,这一现象称为复性（renaturation）。在实验室常用加热使 DNA 变性,热变性的 DNA 经缓慢冷却后可复性,也称退火。将不同来源的 DNA 经热变性后,降温,可使其复性。在复性时,异源的 DNA 单链之间只要具有一定的互补序列,它们就可以结合形成杂交的 DNA 分子,DNA 单链也可以与互补的 RNA 单链形成杂交分子。形成这些杂交分子的过程,统称为核酸杂交。用标记（放射性或非放射性标记）的已知序列的寡核苷酸片段作为探针,通过核酸分子杂交技术,可以定性或定量检测目标 DNA 或 RNA 片段,可以进行基因结构分析、基因定位、遗传病的诊断及亲子鉴定等。核酸杂交技术可分为 Southern 印迹杂交、Northern 印迹杂交、斑点杂交、原位杂交等类型。

图片：核酸分子复性和杂交的示意图

第三节　现代遗传中心法则

DNA 双链打开,以每条单链为模板,合成新的互补链,将遗传信息由亲代传递给子代。以 DNA 双链中的一条链为模板,互补合成 mRNA,将遗传信息从 DNA 传递到 mRNA 分子上,再以 mRNA 为模板翻译成蛋白质,以执行各种生命功能,使后代表现出与亲代相似的遗传性状。1958 年,F. Crick 将上述遗传信息的传递方式归纳为中心法则（central dogma）。1970 年 H. Temin 和 D. Baltimore 分别从 RNA 病毒中发现了反转录酶,可以通过反转录方式将遗传信息传递给 DNA,并发现有些病毒 RNA 也可以进行复制,对中心法则进行了补充和完善,形成了公认的遗传信息传递的中心法则（图 1-3）。

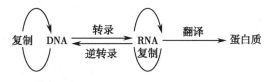

图 1-3　遗传信息传递的中心法则

微课：中心法则

一、DNA 的生物合成

DNA 的生物合成又称 DNA 复制（DNA replication）,是以 DNA 为模板的 DNA 合成,是基因组的复制过程。其化学本质是酶促脱氧核苷酸聚合反应。

（一）DNA 复制的体系

1. **模板**　DNA 复制的模板是亲代 DNA 分子,亲代 DNA 的两条链均可作为模板指导 DNA 的复制。

2. **底物**　DNA 复制的底物（原料）是 4 种脱氧核苷三磷酸（dNTP）,即 dATP、dGTP、dCTP、dTTP。

3. **引物**　DNA 聚合酶不能催化两个游离的 dNTP 直接进行聚合。因此,DNA 复制开始时,需要一小段 RNA 作为引物（primer）提供 3′-OH 末端,然后 DNA 聚合酶才能聚合 dNTP,延长 DNA 新链。

4. **酶及蛋白因子**　参与 DNA 复制的酶和蛋白因子主要有解旋解链酶类、DNA 聚合酶、引物酶及 DNA 连接酶等。

（1）解旋解链酶类：细胞内 DNA 复制时,首先需要松弛超螺旋和解开双链结构。参与此过程的酶与蛋白质主要有三种：DNA 解旋酶、拓扑异构酶和单链 DNA 结合蛋白。

（2）引物酶：催化 RNA 引物合成的酶。它以 4 种 NTP 为原料,以解开的 DNA 链为模板,按 5′→3′

方向合成 RNA 短片段作为引物。

（3）DNA 聚合酶：DNA 聚合酶全称是依赖 DNA 的 DNA 聚合酶（DNA-dependent DNA polymerase, DNA pol），催化 4 种 dNTP 通过与模板链的碱基互补配对，聚合成新的 DNA 链。

原核生物有 3 种 DNA 聚合酶，即 DNA 聚合酶 Ⅰ（DNA pol Ⅰ）、DNA 聚合酶 Ⅱ（DNA pol Ⅱ）和 DNA 聚合酶 Ⅲ（DNA pol Ⅲ），这三种聚合酶都有 5′→3′延长脱氧核苷酸链的聚合活性及 3′→5′核酸外切酶活性。DNA pol Ⅰ 还有 5′→3′核酸外切酶的活性，具有切除 RNA 引物的作用。真核细胞常见的 DNA 聚合酶主要有 5 种，即 DNA 聚合酶 α、β、γ、δ 和 ε。DNA pol δ 在真核生物的 DNA 链延长中起主要催化作用。

（4）DNA 连接酶：DNA 连接酶催化双链 DNA 中一股链缺口上的 3′-OH 端与 5′-P 端形成 3′,5′-磷酸二酯键，从而将两段相邻的 DNA 链连接成完整的链。DNA 连接酶不仅在复制中起最后接口的作用，在 DNA 修复、重组中也起接合缺口作用。

（二）原核生物 DNA 复制的过程

原核生物染色体 DNA 和质粒等都是共价环状闭合的 DNA 分子，复制过程具有共同的特点。下面以大肠埃希氏菌 DNA 复制为例，介绍原核生物 DNA 复制的过程。

1. 复制的起始　DNA 复制具有固定的起始点。复制起始时：DnaA 蛋白辨认并结合在串联重复序列上，促使 DNA 解链；在 DnaC 蛋白的协同下，解旋酶与 DNA 结合并解链；单链结合蛋白与解开的 DNA 单链结合，形成一个叉状的位点，称为复制叉；引物酶进入，形成引发体；引发体的蛋白质组分在 DNA 链上移动需要 ATP 供能，在适当位置引物酶依据模板的碱基序列，从 5′→3′催化 NTP 聚合，生成短链的 RNA 引物（图 1-4）。

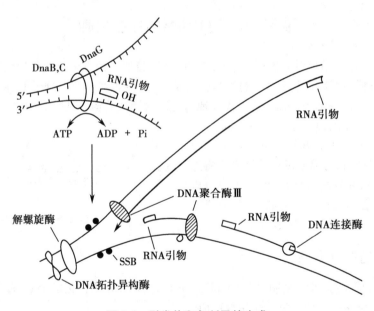

图 1-4　引发体和复制叉的生成

2. DNA 链的延长　复制中 DNA 链的延长是在 DNA pol 催化下进行的。在 DNA pol Ⅲ 催化下，以 DNA 两条链为模板，从引物的 3′-OH 端开始，按照碱基互补配对规律，沿 5′→3′逐个加入 dNTP 以合成两条新的 DNA 链。以 3′→5′链为模板合成的新链是顺着复制叉前进方向连续延长的，称为前导链；而另一条 5′→3′方向模板上合成的新 DNA 链是不能连续合成的，称为后随链。这些不连续的 DNA 片段称为冈崎片段。

3. 复制的终止　复制的终止过程包括切除引物、填补空缺和连接切口。原核生物基因是环状 DNA，复制是双向复制，从起始点开始各进行 180°，同时在终止点上汇合。前导链由 DNA pol Ⅰ 催化水解掉引物，并以短链 DNA 填补空缺。后随链在 DNA pol Ⅰ 的作用下，切除引物，延长冈崎片段填补空隙，再由 DNA 连接酶催化相邻两个片段的 3′-OH 端和 5′-P 端形成磷酸二酯键而连接成为连续的子链。

（三）逆转录

大多数生物体的遗传信息储存在 DNA 分子中,而某些病毒如 RNA 病毒的遗传信息则储存 RNA 分子中。以 RNA 为模板合成 DNA 的过程称为逆转录(reverse transcription)。

逆转录酶全称是依赖 RNA 的 DNA 聚合酶,有 3 种活性:RNA 指导的 DNA 聚合酶活性,DNA 指导的 DNA 聚合酶活性和 RNase H 活性。

逆转录过程可分为三步:首先是逆转录酶以病毒基因组 RNA 为模板,催化 dNTP 聚合生成 DNA 互补链,产物是 RNA/DNA 杂化双链。然后,杂化双链中的 RNA 被逆转录酶水解。剩下的单链 DNA 再用作模板,由逆转录酶催化合成另一条 DNA 互补链。

二、RNA 的生物合成

RNA 合成有两种方式。一种是生物体以 DNA 为模板合成 RNA 的过程称为转录(transcription),意指将 DNA 的碱基序列转抄为 RNA,转录产物除 mRNA、tRNA、rRNA 外,真核细胞内还有 snRNA、miRNA 等非编码 RNA。另一种是 RNA 依赖的 RNA 合成,也称为 RNA 复制,由 RNA 依赖的 RNA 聚合酶催化,常见于病毒。

（一）RNA 转录的体系

1. 模板 DNA 分子双链上,按碱基互补配对规律能指导转录生成 RNA 的一股链作为模板指导转录,另一股链则不转录,这种模板选择性称为不对称转录。实验证明 DNA 分子上的一个基因只有一股链可转录生成其编码产物。转录时作为 RNA 合成模板的一股单链称为模板链,相对应的另一股单链被称为编码链。

2. 底物 转录所需的底物是 4 种核糖核苷三磷酸(NTP),即 ATP、GTP、CTP 和 UTP。

3. RNA 聚合酶 RNA 聚合酶(RNA pol)全称是 DNA 依赖的 RNA 聚合酶。原核生物细胞只有一种 RNA 聚合酶,兼有合成 mRNA、tRNA 和 rRNA 的功能。大肠埃希氏菌的 RNA 聚合酶是目前研究比较清楚的分子,是由 4 种亚基 α_2、β、β' 和 σ 组成的五聚体蛋白质。大肠埃希氏菌 RNA pol 的 4 个主要亚基($\alpha_2\beta\beta'$)称为核心酶,能独立催化模板指导的 RNA 合成。σ 亚基的功能是辨认转录起始点。σ 亚基与核心酶共同称为全酶。真核生物有 3 种 RNA 聚合酶,分别是 RNA 聚合酶Ⅰ(RNA pol Ⅰ)、RNA 聚合酶Ⅱ(RNA pol Ⅱ)、RNA 聚合酶Ⅲ(RNA pol Ⅲ)。

4. 其他酶及蛋白因子 RNA 转录时还需要一些蛋白因子参与,如原核生物中控制转录终止的 ρ 因子。真核生物 RNA pol 启动转录时,需要各种转录因子的参与。

（二）转录的过程

转录过程可分为起始、延长和终止三个阶段。

RNA pol 的 σ 亚基辨认转录起始区和转录起点,带动 RNA pol 结合启动子,形成闭合转录复合体。RNA pol“挤”入 DNA 双螺旋结构内,解开双螺旋,暴露出 DNA 模板链,形成转录泡(图 1-5)。RNA pol

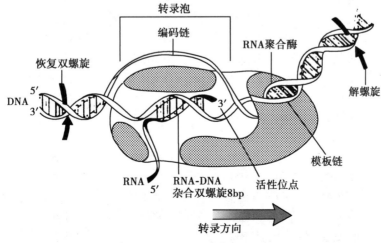

图 1-5 大肠埃希氏菌的转录泡局部结构示意图

动画:转录酶和模板的结合

进入起始部位后,直接催化与模板配对的 NTP 形成第一个磷酸二酯键。第一个核苷酸以 GTP 最常见,与第二个核苷酸结合后 GTP 仍保留 5′-端 3 个磷酸基团,形成 RNA 聚合酶全酶-DNA-pppGpN-OH-3′复合体,称为转录起始复合物。3′-端的游离羟基,可接受新的 NTP 并与之聚合。

第一个磷酸二酯键生成后,转录复合体的构象发生改变,σ 亚基从转录起始复合物上脱落,RNA 合成进入延长阶段。核心酶沿 DNA 链不断前移,催化 RNA 链从 5′→3′方向延长。DNA 链在核心酶经过后,即恢复双螺旋结构,新生成的 RNA 链伸出 DNA 双螺旋之外。

当 RNA pol 在模板上停顿不再前进,转录产物 RNA 链从转录复合物上脱落,转录终止。原核生物转录终止分为依赖 ρ 因子的转录终止和非依赖 ρ 因子两种类型。在依赖 ρ 因子的转录终止中,产物 3′-端依照 DNA 模板,产生丰富而有规律的 C 碱基。ρ 因子识别产物 RNA 上这一终止信号,并与之结合,从而使 RNA pol 的移动停止。ρ 因子中的解旋酶活性使 DNA/RNA 杂化双链解离,RNA 产物从转录复合物中释放,转录终止。在非依赖 ρ 因子的转录终止中,DNA 模板上靠近转录终止处有些特殊碱基序列,转录出 RNA 后,RNA 产物形成发夹样结构,阻止 RNA pol 的滑动,RNA 链的延伸即终止。

三、蛋白质的生物合成

生物体内蛋白质的生物合成是以 mRNA 分子中核苷酸组成的密码信息合成蛋白质的过程,在这一过程中 mRNA 上来自 DNA 基因编码的核苷酸序列信息转换为蛋白质中的氨基酸序列,因此称为翻译(translation)。

(一)蛋白质生物合成体系

蛋白质生物合成体系复杂,除氨基酸原料外,还包括 mRNA、tRNA、核糖体、有关的酶与蛋白因子、ATP 和 GTP。

1. mRNA 是合成蛋白质的信息模板,mRNA 分子的编码区(开放阅读框)中的核苷酸序列作为遗传密码(genetic codes),在蛋白质合成过程中被翻译成蛋白质中的氨基酸序列。在 mRNA 分子上沿 5′→3′方向,每 3 个连续的核苷酸组成一个三联体称为遗传密码。构成 mRNA 的 4 种核苷酸经排列组合可构成 64 个遗传密码子(表 1-2),其中 61 个编码 20 种直接在蛋白质合成中使用的氨基酸,另有 3 个(UAA、UAG、UGA)不编码氨基酸,为终止密码子。AUG 是多肽链合成的起始信号,称为起始密码子。遗传密码具有方向性、连续性、简并性、通用性和摆动性的特点。

表 1-2 遗传密码表

第一个核苷酸 (5′)	第二个核苷酸				第三个核苷酸 (3′)
	U	C	A	G	
U	苯丙氨酸	丝氨酸	酪氨酸	半胱氨酸	U
	苯丙氨酸	丝氨酸	酪氨酸	半胱氨酸	C
	亮氨酸	丝氨酸	终止密码	终止密码	A
	亮氨酸	丝氨酸	终止密码	色氨酸	G
C	亮氨酸	脯氨酸	组氨酸	精氨酸	U
	亮氨酸	脯氨酸	组氨酸	精氨酸	C
	亮氨酸	脯氨酸	谷氨酰胺	精氨酸	A
	亮氨酸	脯氨酸	谷氨酰胺	精氨酸	G
A	异亮氨酸	苏氨酸	天冬酰胺	丝氨酸	U
	异亮氨酸	苏氨酸	天冬酰胺	丝氨酸	C
	异亮氨酸	苏氨酸	赖氨酸	精氨酸	A
	*甲硫氨酸	苏氨酸	赖氨酸	精氨酸	G
G	缬氨酸	丙氨酸	天冬氨酸	甘氨酸	U
	缬氨酸	丙氨酸	天冬氨酸	甘氨酸	C
	缬氨酸	丙氨酸	谷氨酸	甘氨酸	A
	缬氨酸	丙氨酸	谷氨酸	甘氨酸	G

注:*指位于 mRNA 起始部位的 AUG 为肽链合成的起始信号,在原核生物中代表甲酰甲硫氨酸,在真核生物中代表甲硫氨酸。

笔记

2. **tRNA**　是转运氨基酸的工具,同时能识别遗传密码。tRNA 氨基酸臂上 3′-CCA-OH 通过酯键与氨基酸结合,从而特异地携带并转运氨基酸。反密码环上的反密码子通过碱基配对识别 mRNA 上的密码子,使其所携带的氨基酸"对号入座"。

3. **核糖体 rRNA**　与多种蛋白质共同构成核糖体,作为蛋白质合成的场所。核糖体由大小两个亚基组成。小亚基上有结合模板 mRNA 的功能;大亚基上有 3 个重要的功能部位(图 1-6):一个与肽酰-tRNA 结合称为肽酰位(或 P 位);另一个与氨基酰-tRNA 结合称为氨基酰位(或 A 位);第三个是空载 tRNA 的排出位称为出口位(或 E 位)。真核生物的核糖没有 E 位,空载的 tRNA 直接从 P 位脱落。

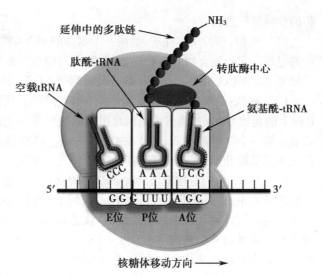

图 1-6　核糖体在翻译中的功能部位

4. **酶及蛋白因子**　参与蛋白质合成的重要酶类有:①氨基酰-tRNA 合成酶,催化氨基酸和 tRNA 生成氨基酰-tRNA;②肽基转移酶(转肽酶),核糖体大亚基的组成成分,催化核糖体 P 位上肽酰基转移至 A 位氨基酰-tRNA 氨基上,酰基和氨基形成酰胺键;③转位酶,催化核糖体向 mRNA 的 3′-端移动一个密码子,使下一个密码子定位于 A 位。

参与蛋白质合成的蛋白因子主要有起始因子(IF)、延长因子(EF),和终止因子或释放因子(RF)。

(二)氨基酸的活化与转运

氨基酸与特异的 tRNA 结合生成氨基酰-tRNA 的过程称为氨基酸的活化。此过程由氨基酰-tRNA 合成酶催化,需 ATP 供能。活化形成的氨基酰-tRNA 进入核糖体,参与多肽链合成。

$$氨基酸+tRNA+ATP \xrightarrow{\text{氨基酰-tRNA 合成酶}} 氨基酰-tRNA+AMP+ppi$$

在原核生物中,起始 tRNA 携带的甲硫氨酸需要甲酰化,即甲酰甲硫氨酸-tRNA(fMet-tRNA^{fMet});真核生物中起始 tRNA 所携带的是甲硫氨酸-tRNA(Met-tRNAi^{Met})。

(三)肽链的生物合成过程

翻译过程包括起始、延长和终止三个阶段。真核生物的肽链合成过程与原核生物的肽链合成过程基本相似,只是反应更复杂、涉及的蛋白质因子更多。

1. **起始阶段**　翻译的起始阶段是指模板 mRNA 和起始的氨基酰-tRNA 结合到核糖体上形成起始复合物的过程。

(1)核糖体大小亚基分离:在起始因子 IF-1、IF-3 参与下,核糖体大、小亚基分离。

(2)mRNA 与小亚基结合:小亚基识别阅读框的起始密码子 AUG,结合于 mRNA 的起始密码附近。

(3)甲酰甲硫氨酸-tRNA 结合在核糖体上:fMet-tRNA^{fMet} 在 IF-2、GTP、Mg^{2+} 的参与下,识别并结合对应于小亚基 P 位的 mRNA 的 AUG 处。此时,A 位被 IF-1 占据,不与任何氨基酰-tRNA 结合。

(4)核糖体大小亚基结合形成起始复合物:GTP 分解供能,促使 3 种 IF 释放,大亚基与结合了 mRNA、fMet-tRNA^{fMet} 的小亚基结合形成起始复合物。

在肽链合成中,新的氨基酰-tRNA 进入的是 A 位,形成肽键后移至 P 位。但是在翻译起始复合物装配时,结合起始密码子 AUG 的 fMet-tRNA^{fMet} 直接结合至核糖体 P 位,A 位空留,而且对应于 AUG 后的密码子,为新的氨基酰-tRNA 的进入及肽链延长做好了准备。

2. **延长阶段**　翻译起始复合物形成后,核糖体从 mRNA 的 5′-端向 3′-端移动,依据密码子顺序,从 N 端开始向 C 端合成多肽链。这是一个在核糖体上重复进行的进位、成肽和转位的循环过程,每循环一次肽链上即可增加 1 个氨基酸残基。该过程也被称为核糖体循环。

真核生物肽链延长过程与原核生物相似,只是反应体系和延长因子不同。这里主要介绍原核生物的肽链延长过程。

（1）进位：进位又称注册，是指一个氨基酰-tRNA 按照 mRNA 模板的指令进入并结合到核糖体 A 位的过程。起始复合物的 A 位是空闲的，并对应着开放阅读框的第二个密码子，该密码子决定进入 A 位的氨基酰-tRNA 种类。原核生物进位时需要 EF-Tu 和 EF-Ts。

（2）成肽：是指肽基转移酶催化两个氨基酸形成肽键的反应。在起始复合物中，肽基转移酶催化 P 位上的起始 tRNA 所携带的甲酰化甲硫氨酰与 A 位上新进位的氨基酰 tRNA 的 α-氨基酸结合，形成二肽。第一个肽键形成后，二肽酰-tRNA 占据着核糖体 A 位，而空载了氨基酸的 tRNA 仍在 P 位。从第三个氨基酸开始，肽基转移酶催化的是 P 位上 tRNA 所连接的肽酰与 A 位氨基酰基间的肽键形成。

（3）转位：指的是核糖体沿着 mRNA 的移动。成肽反应后，核糖体需要向 mRNA 的 3′-端移动一个密码子的距离，阅读下一个密码子。移动的结果是：①成肽后位于 P 位的 tRNA 所携带的氨基酸或肽在反应中结合到 A 位上的氨基酸，空载的 tRNA 则进入 E 位；②成肽后位于 A 位的带有合成中肽链的 tRNA（肽酰-tRNA）转到了 P 位上；③A 位空出，而且准确定位在 mRNA 的下一个密码子，以接受一个新的对应的氨基酰 tRNA。转位需要 GTP，此过程需要延长因子的帮助。

经过第二轮进位—成肽—转位，P 位出现三肽酰-tRNA，A 位空留并对应于第四个氨基酰-tRNA 进位。重复此过程，则有三肽酰-tRNA、四肽酰-tRNA 等陆续出现于核糖体 P 位，A 位空留，开始下一个氨基酰-tRNA 进位。这样，核糖体从 5′→3′ 阅读 mRNA 上的密码子，连续进位、成肽和转位，每次在肽链的 C-端添加一个氨基酸，使肽链从 N-端向 C-端延长。

3. 终止阶段　肽链上每增加一个氨基酸残基，需要经过一次进位、成肽和转位反应。如此往复循环，直到核糖体的 A 位对应到了 mRNA 的终止密码子上。

0107

微课：蛋白质生物合成

终止密码子不被任何氨基酰-tRNA 识别，只有释放因子 RF 可识别终止密码子而进入 A 位，这一识别过程需 GTP 供能。释放因子的结合可诱导核糖体构象改变，肽基转移酶活性转变为酯酶活性，从而水解肽链与结合在 P 位的 tRNA 之间的酯键，释放出合成的肽链，促使 mRNA、tRNA 及 RF 从核糖体解离。

原核生物有 3 种 RF。RF1 识别 UAA 或 UAG，RF2 识别 UAA 或 UGA，RF3 则与 GTP 结合并使其水解，协助 RF1 和 RF2 与核糖体结合。

（四）肽链合成后的加工和靶向输送

新生肽链不具有生物活性，必须经过加工修饰成有一定空间结构的蛋白质。有些蛋白质还需蛋白水解作用切除一些短肽或氨基酸，或对某些氨基酸残基的侧链基团进行化学修饰等处理后才能成为有活性的成熟蛋白质。这种肽链合成后的加工、修饰过程称翻译的加工。

0108

视频：蛋白质的靶向输送

蛋白质需要被输送到合适的亚细胞部位才能行使各自的生物学功能。其中有的蛋白质驻留于细胞质，有的被运输到细胞器或镶嵌入细胞膜，还有的被分泌到细胞外。蛋白质合成后在细胞内被定向输送到其发挥作用的部位的过程称为蛋白质靶向输送或蛋白质分选。

（五）蛋白质生物合成的干扰与抑制

有些药物和毒素通过阻断真核或原核生物蛋白合成体系中某组分的功能，从而干扰或抑制蛋白质的生物合成过程。真核生物与原核生物翻译过程的差别在临床医学中有重要应用价值。如抗生素能杀灭细菌但对真核细胞无明显影响，因此蛋白质生物合成所必需的关键组分可作为研究新的抗生素的靶点。

本章小结

蛋白质是机体内重要的生物大分子，构成蛋白质的基本单位是氨基酸，构成人体蛋白质的氨基酸有 20 种。蛋白质的一级结构是指自 N 末端到 C 末端氨基酸的排列顺序，氨基酸之间通过肽键相连。蛋白质空间结构包括二级、三级和四级结构，蛋白质的功能取决于一级结构为基础的蛋白质空间构象。

核酸以核苷酸为基本组成单位，分为 DNA 和 RNA，核苷酸通过 3′,5′-磷酸二酯键彼此相连形成多核苷酸链。核酸一级结构指核苷酸排列序列，DNA 二级结构是反向平行、右手螺旋的互补双链结构。RNA 包括 mRNA、tRNA、rRNA。

笔记

遗传信息的中心法则包括 DNA 复制、RNA 转录、逆转录、蛋白质翻译和 RNA 复制。

DNA 复制是以亲代 DNA 为模板合成子代 DNA,并将遗传信息从亲代 DNA 传递给子代 DNA 的过程。复制需要底物 dNTP、引物 RNA、模板 DNA 及多种酶和蛋白因子。DNA 复制过程分为起始、延长和终止,方向是 5'→3'。

RNA 生物合成包括转录和 RNA 复制。转录是绝大多数生物体内 RNA 合成的方式。RNA 转录体系包括底物 NTP、模板 DNA、RNA 聚合酶、蛋白因子等。转录过程分为起始、延长和终止,方向是 5'→3'。

蛋白质的生物合成是将 mRNA 分子中 4 种核苷酸序列编码的遗传信息,翻译为蛋白质一级结构中 20 种氨基酸的排列顺序的过程。成熟 mRNA 的开放阅读框中从 5'→3'排列的核苷酸顺序决定了多肽链中 N→C 的氨基酸顺序。蛋白质翻译过程包括氨基酸的活化、核糖体循环、翻译后的加工修饰和输送三个基本过程。其中核糖体循环是肽链合成的过程,包括起始、延长和终止三个阶段。肽链的延长是通过进位、成肽和转位循环往复实现的。新生多肽链须进行加工修饰和定向输送到特定细胞部位发挥其生物学功能。

(张　萍　冷淑萍　刘　晨)

扫一扫,测一测

思考题

1. 简述蛋白质的各层级结构及维持稳定的化学键。
2. 试述 DNA 双螺旋结构模式的要点。
3. 遗传信息为什么可以忠实地表达?
4. 如图所示,以 DNA 分子中下面一条链为模板合成的新链方向是什么? 它是怎样完成复制的?

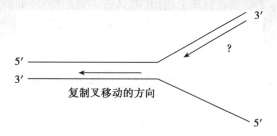

第二章 分子生物学检验标志物

分子生物标志物是生物标志物的一种类型，包括核酸、蛋白质和各种代谢产物等多种类型。目前，临床应用最广泛的为核酸分子生物标志物，包括最常见的基因突变、基因多态性、基因组片段、RNA 和循环核酸等多种形式。目前，高通量技术在分子生物标志物的发现中起核心作用，但是通过高通量技术筛选的分子生物标志物要在临床上应用，需具备一定的特征，如检测技术的可行性、灵敏度、特异性、预测能力和风险效益比等。分子生物标志物在临床应用之前，需要经过多阶段、大规模和长时间的临床试验及验证。

第一节 分子生物学标志物的概念与分类

生物标志物(biomarker)于 1989 年首次被引入医学主题词表，定义为可测定并定量的生物学参数，可作为健康和生理状态评估指标。2001 年，美国国立卫生研究院对生物标志物的定义进行了标准化，认为生物标志物的特征是可以被客观地测量和评价，作为正常的生理过程、疾病过程和药物对治疗干预的反应指标。根据来源不同，生物标志物可分为来自生物样本(血样、尿样、组织等)、记录值(体温、血压、心电图等)、影像学检查(超声、CT、MRI 等)三类。生物标志物在临床诊疗过程中具有重要的应用价值，贯穿于疾病的整个诊疗过程。利用高通量技术，结合生物信息学分析，挖掘和整合各类生物标志物的价值，是实现疾病预防和治疗个体化的重要途径。

分子生物标志物(molecular biomarkers)是生物标志物的一种类型，包括可以反映机体生理、病理状态的核酸、蛋白质(多肽)和各种代谢物等生物分子。因此，分子生物标志物又可以分为核酸分子生物标志物、蛋白质生物标志物和代谢产物生物标志物等。随着各类分子生物标志物的发现，分子诊断策略从分子杂交、PCR 等单一诊断发展到有机组合多项技术的全面诊断，范围从单基因疾病诊断发展到多基因病(肿瘤、心脑血管病、代谢病、神经系统疾病、自身免疫性疾病等)诊断。其应用目的从诊疗性诊断发展到预防性诊断评价，特别是高危人群进行疾病基因和疾病相关基因的筛查。

一、DNA 生物标志物

DNA 是最主要的分子生物标志物,DNA 序列的改变或含量的变化与疾病的发生、发展有着密切的关系。基因突变是各种单基因遗传病产生的原因,也是最直接的疾病诊断的分子生物标志物。在肿瘤的分子诊断中,癌基因、抑癌基因和错配修复基因的突变均可以作为 DNA 生物标志物,如在半数以上的散发性癌症中,编码肿瘤抑制因子 p53 的基因存在突变。

知识拓展

分子标志物检测规范化

2018 年 4 月《中华病理学杂志》上正式发布了国内首部针对结直肠癌分子生物标志物检测的专家共识——《结直肠癌分子生物标志物检测专家共识》。该共识由分子病理学专家和国内多位知名结直肠癌治疗的临床专家组成的编写组撰写。这为进一步规范中国结直肠癌患者的分子标志物检测,为临床治疗提供可靠的依据。

二、RNA 生物标志物

RNA 作为转录产物,也是重要的核酸分子生物标志物。RNA 生物标志物包括 mRNA、异常剪接转录本、miRNA 以及长链非编码 RNA 等。目前,RNA 高通量技术可以更加综合地评价 RNA 表达。RNA 的表达谱作为分子生物标志物更加精确。RNA 的表达分析可增强对疾病预后的判断和治疗反应的预测能力以及肿瘤转移的可能性判断。RNA 分子生物标志物也用于药物基因组学。

三、蛋白质生物标志物

目前,临床使用的大部分蛋白质生物标志物是单一蛋白质,主要使用免疫方法进行检测。但基于蛋白"指纹图谱"的分析会优于单个蛋白生物标志物,除差异凝胶电泳、多微蛋白鉴定技术等高通量分析技术外,质谱分析技术更加灵敏,以及新兴的纳米技术有望进一步增加检测蛋白质生物标志物的敏感性,因此蛋白质生物标志物将得到更充分的临床应用。

四、小分子生物标志物

随着高通量技术的发展、代谢组学在疾病研究中的运用,小分子代谢产物、多糖链和脂质分子等都成为新的分子生物标志物,特别是通过多元统计分析和模式识别等分析工具,对疾病的诊疗作出更准确的表征,对核酸和蛋白质的生物标志物的不足进行补充。

第二节 核酸分子生物标志物

随着基因组学技术的发展,人们对人类基因组和各类病原体基因组有了更详细的了解,核酸分子生物标志物在疾病的早期诊断、新发疾病、产前诊断等领域中得到更广泛的应用。临床分子生物学检验以核酸(DNA 和 RNA)为主,最常见的靶标是基因组 DNA。

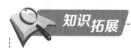

知识拓展

基因组到生命的桥梁

美国食品药品监督管理局(FDA)于 2007 年 2 月 6 日批准了第一个在美国上市的基因表达芯片检测产品,它是一款乳腺癌诊断产品。该产品通过检测 70 个基因的表达,从而预测乳腺癌患者癌症复发的风险高低。该产品的出现仅仅标志着这一时代的开端。无论是来自学术界还是企业的研究人员,目前都在积极努力,期待能够发现新的基于基因表达和表观遗传学修饰的基因组生物标志物,尤其是与癌症相关的标志。

一、基因和基因组特征

（一）基因、基因组基本概念

1. 基因　基因的概念是在 19 世纪由遗传学家提出来的。1865 年,现代遗传学的奠基人孟德尔（Mendel）提出了遗传因子学说。1909 年丹麦遗传学家将遗传因子更名为基因（gene）。但对基因化学本质及功能的真正了解是在 20 世纪 40 年代以后。随着分子生物学的快速发展,人们对基因的理解也不断深入,对基因的定义和本质展开了进一步的探讨。因此,分子生物学对基因定义的阐述是:一个基因是编码有功能的蛋白质、多肽或 RNA 所必需的全部核酸序列（通常是 DNA 序列）,包括编码序列、编码序列外的侧翼序列及插入序列。根据这个定义,一个基因不仅包含编码蛋白质、肽链或 RNA 的核酸序列,还包括其他的序列。人们将基因中编码蛋白质或 RNA 的 DNA 序列称为结构基因。另外,在有些特定的生物体内,RNA 也可以作为遗传信息的携带者,如 RNA 病毒或者类病毒,也就是说,基因不仅仅指 DNA。

2. 基因组　基因组（genome）是一个细胞或一种生物体的整套遗传信息,包括所有基因和基因间的区域。在真核生物体内,基因组是一套完整单倍体遗传物质的总和,这些序列中蕴含了生物体全部生命活动的遗传信息。基因组可以是整套核 DNA,也可用于指代拥有自身遗传物质的细胞器基因组,如线粒体基因组。自然界从简单的病毒到复杂的高等动植物,都具有自己独特的基因组。不同生物基因组结构与组织形式也有明显的不同。

（二）病毒基因组

病毒是一类只能在宿主细胞内进行复制的微生物。它不能独立复制,必须借助于宿主细胞的能量和酶才能复制繁殖。最简单的病毒颗粒是由核心和衣壳组成的,核心为核酸,构成病毒基因组,为病毒的增殖、遗传和变异提供遗传信息。与原核生物和真核生物基因组相比,病毒基因组结构简单,核酸类型多样,具有重叠基因现象,无重复序列,非编码序列少。许多病毒是人类或动植物致病的病原体。病毒基因组特征如下:

1. 基因组大小　与细菌或真核细胞的基因组相比,病毒的基因组很小,基因数少,所含的遗传信息也很少。如乙型肝炎病毒的基因组只有大约 3kb,只能编码 4 种蛋白质。但是不同的病毒之间的基因组可以相差很大,如痘病毒基因组有 300kb,可以编码几百种蛋白质。

2. 基因组核酸类型　病毒的基因组可以由 DNA 组成,也可以由 RNA 组成,每种病毒颗粒只含有一种核酸,即只能为 DNA 或者 RNA 其中的一种。病毒的 DNA 或 RNA 分子可以是单链,也可以为双链;可以是环状分子,也可以是线性分子。如乙型肝炎病毒、乳头瘤病毒的基因组是环状双链 DNA,疱疹病毒、腺病毒的基因组是线状双链 DNA;脊髓灰质炎病毒的基因组是单链 RNA,而呼肠孤病毒的基因组是双链 RNA 分子。大多数 DNA 病毒的基因组是双链 DNA 分子,而大多数 RNA 病毒的基因组是单链 RNA 分子。有的病毒自身带有基因组复制所需的部分酶,有的则完全需要依赖于宿主细胞。

3. 基因重叠　病毒基因组有重叠基因的存在,即同一段 DNA 片段可编码两种甚至三种蛋白质分子。重叠基因的结构可使较小的基因组携带更多的遗传信息。如噬菌体 ΦX174 是一种单链 DNA 病毒（图 2-1）,含有 11 个蛋白质编码基因,有些基因完全重叠,一个基因完全在另一个基因里面,如基因 A 和 B 是两个不同基因,而 B 包含在基因 A 内;有的基因部分重叠,如基因 K 和基因 A 及基因 C 的一部分重叠。虽然有些基因完全重叠在一起,但由于它们的密码子阅读框架不同,产生的蛋白质分子往往并不相同。

4. 病毒基因可连续也可间断　噬菌体（感染原核细胞的病毒）的基因是连续的,基因组中无内含子。而感染真核细胞的病毒基因是不连续的,基因组中有内含子,基因是间断的,转录后需经剪接加工才能成为成熟的 mRNA。

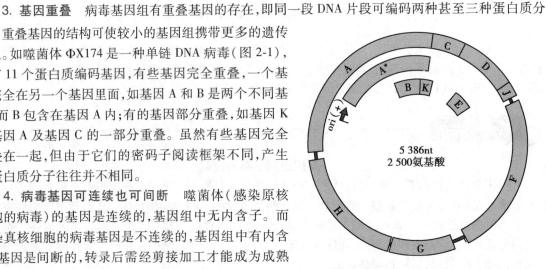

图 2-1　噬菌体 ΦX174 基因组结构示意图

5. 基因组中重复序列和非编码区少　病毒基因组的大部分都是编码蛋白质的,只有很少一部分不被翻译,这与真核细胞的 DNA 有很多重复序列和非编码区不同。如在 ΦX174 基因组中,不翻译的部分只占不到 5%,不翻译的 DNA 序列通常是基因表达的调控序列。

6. 基因组主要是单倍体　病毒基因组中,除反转录病毒的基因组有两个拷贝,其他病毒的基因组都是单倍体,即在病毒颗粒中每个基因只有一个拷贝(只出现一次)。

微课:顺反子

7. 相关基因丛集　在病毒基因组的 DNA 序列中,功能上相关的蛋白质基因或 rRNA 基因常丛集在基因组的一个或几个特定的部位,形成一个功能单位或转录单元,它们可一起转录一条含有多个多肽链编码的 mRNA 分子,该 mRNA 分子被称为多顺反子 mRNA。

(三) 原核生物基因组

原核生物结构简单,多是单细胞生物,具有独立的生存和繁殖能力。原核生物包括细菌、立克次体、支原体、衣原体、螺旋体、放线菌和蓝绿藻等,是引起人类感染性疾病的重要病原体。感染性疾病的分子生物学检验针对侵入人体的病原体基因组检测,可以确诊感染者,也能检出带菌者和潜在感染者,还可以进行分型、耐药监测和分子流行病学调查,因此病原体基因组研究具有重要意义。

1. **原核生物基因组一般特征**　原核生物基因组通常比较简单,与真核生物相比,其基因组所含的基因只有数百至数千个。一般来说,原核生物的基因数与其基因组的大小呈正相关。

(1) 类核结构:原核生物的基因组通常比较简单,它们的核物质只是散在分布于细胞质中,没有核膜,没有核仁,不含组蛋白,仅仅由一条环状双链 DNA 分子(dsDNA)构成,不形成明显的细胞核,故称为类核(nucleoid)。在有些细菌中,除了染色体中的 DNA,在细胞质中也存在有遗传物质,即质粒。

(2) 一个复制起始点:与真核生物不同,原核生物的基因组中通常只有一个 DNA 的复制起始点。

(3) 以操纵子为功能单位:操纵子(operon)结构是原核生物基因组的功能单位。原核生物绝大多数的结构基因按照功能的相关性成簇串联于染色体上,连同其上游的调控区(即启动子和操纵元件)以及下游的转录终止信号共同组成了一个基因表达单位,此即为操纵子结构。一些操纵子的表达调控机制已经研究得非常清楚,如乳糖(lac)操纵子、阿拉伯糖(ara)操纵子及色氨酸(trp)操纵子等。

(4) 结构基因大多没有内含子:除古细菌外,原核生物的结构基因中无内含子成分,mRNA 合成后通常不需要剪接加工,转录和翻译往往是耦联的。

(5) 结构基因大多单拷贝:结构基因多为单拷贝基因,只有编码 rRNA 和 tRNA 的基因有多拷贝,这有利于核糖体的快速组装和蛋白质的生物合成。

(6) 具有编码同工酶的基因:这类基因表达产物的功能相同,但基因结构不完全相同,又称同基因。如大肠埃希氏菌的基因组中含有两个编码乙酰乳酸合成酶同工酶的基因。

(7) 含有可移动 DNA 序列:原核生物基因组中的可移动序列能产生转座现象,包括插入序列、转座子和染色体外的质粒等。这些可移动的 DNA 序列通过不同的转移方式发生基因重组,改变生物体的遗传性状,使原核生物更适应环境的变化。

2. **质粒**　许多细菌除了在类核中含有较大的环状染色体 DNA 外,在细胞质中还有一个或多个小的环状 DNA 分子。这些存在于细菌染色体以外的具有自主复制能力的环状闭合的双链 DNA 分子称为质粒(plasmid),见图 2-2。质粒广泛存在于细菌内,已知 50多个属的细菌都有质粒存在。此外,酵母和其他一些真菌中也有质粒。

(1) 质粒的种类:质粒的基因可赋予细菌很多重要的生物学性状,按此可将质粒分为耐药性质粒、F 质粒、毒力质粒、细菌素质粒等。有些细菌的质粒可同时具有多种功能,如某些耐药性质粒上带有编码毒力的基因,因此携带该质粒的细菌不仅有耐药性,其致病性也得到了增强。

(2) 质粒的特性:①具有自我复制的能力,一个质

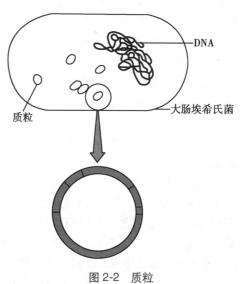

图 2-2　质粒

粒为一个复制子,在细菌内可复制出拷贝,有的质粒拷贝数只有1~2个,与细菌染色体的复制同步,为紧密型质粒;有的质粒拷贝数较多,可随时复制,与细菌染色体的复制不相关,为松弛型质粒。②质粒DNA所编码的产物能赋予细菌某些特定的性状,如致育性、耐药性、致病性和某些生化特性等。③质粒具有转移性,可以在同种、同属的细菌内转移,也可以在不同种属的细菌间转移。④质粒不是细菌生命活动所必需的物质,可自行丢失或经人工处理(如紫外线、高温、溴化乙锭等)而消除。⑤质粒可分为相容性和不相容性两种,几种不同的质粒同时共存于一个细菌内称为相容性质粒,反之称为不相容性质粒。

(3)工程质粒的应用:基因工程或称为DNA重组技术、遗传工程等,是在体外对DNA分子按照既定的目的和方案,对DNA进行剪切和重新连接,构成重组DNA分子,然后导入宿主细胞,从而能够扩增DNA片段、表达基因产物等。通过此技术可人为地改变生物的基因型和获得大量特定的蛋白质,用于许多疾病的治疗。由于质粒非常小,比较容易从细菌和酵母菌中完整地提取,因此成为基因工程最常用的载体之一。

(四)真核生物基因组

真核生物较为复杂,有真正的细胞核。遗传物质与蛋白质结合形成染色体,集中在细胞核中。多细胞动物、植物等都属于真核生物,但也有酵母等单细胞真核生物。真核生物的基因组主要是核内染色体DNA,此外还有细胞质内线粒体DNA或叶绿体DNA。

1. 真核生物基因组一般特征

(1)体细胞一般为双倍体:真核生物的基因组DNA与蛋白质结合,以染色体的形式储存于细胞核内。体细胞的基因组是双倍体,即有两份同源的基因组。

(2)真核基因组大,具有许多复制起始点:真核生物的基因组比较庞大,远远大于原核生物的基因组。如人的单倍体基因组大约含有10万个基因,由3×10^9个bp组成。由于真核生物的染色体DNA很大,所以复制速度要慢于原核生物。但是真核生物染色体DNA上有多个复制起始点,相距5~300kb,可以在多个复制起始点上同时开始复制,而且是双向复制,所以从总体上来说真核生物的DNA可以快速合成。目前真核生物基因组中,只有酵母的染色体DNA的复制起始点是已知的。

(3)单顺反子结构:真核生物的基因转录产物为单顺反子,即一条mRNA链只含有一个翻译起始点和一个终止点,即一个基因只编码一条多肽链或RNA链。

(4)断裂基因:大多数真核生物的显著特征就是结构基因的编码区内含有非编码的插入序列,这种编码序列和非编码序列相间排列的基因称为断裂基因(interrupted gene)。真核生物基因组中非编码序列多于编码序列。在人类基因组中,编码序列只约占基因组DNA总量的3%,非编码序列占95%以上。编码序列称为外显子(exon),非编码序列中,一部分是基因的内含子(intron),另一部分便是调控序列和重复序列。真核生物的基因组中,内含子比外显子长很多,如编码卵清蛋白的基因,内含子可占基因总量的85%。外显子在基因转录后经剪接连在一起,形成成熟的mRNA;但内含子在转录后加工过程中被剪切掉,所以不存在于成熟mRNA中。

(5)重复序列:真核基因组中非编码序列中存在着许多重复序列,根据DNA序列出现频率的不同,可分为单拷贝序列、中度重复序列和高度重复序列。单拷贝序列在基因组中只出现一次或少数几次,中度重复序列重复几十至几万次,高度重复序列的重复次数可达百万次以上。真核基因组的重复序列可以高达总DNA量的50%。重复序列的功能主要与基因组的稳定性、组织形式以及基因的表达调控有关。

(6)基因家族与假基因:基因家族是由某一祖先基因经重复和突变产生的结构相似、功能相关的一组基因。基因家族有成簇分布在某一染色体上的,如组蛋白基因家族成簇集中在第7号染色体上;也有散在分布于不同染色体上的,如珠蛋白基因家族。

假基因是真核生物基因组的另一大特点,从一个祖先基因演变成基因家族的进化过程中,某些基因发生倒位或缺失,可能导致调控信号丢失,或发生点突变,导致转录调控受阻或阅读框改变产生终止信号,因此不能产生具有功能的mRNA。在基因家族中,这种与正常功能的基因序列相似,但无转录功能或其转录产物无功能的基因称为假基因(pseudogene)。

2. 细胞质基因组 细胞的叶绿体和线粒体中也存在着DNA。线粒体和叶绿体中的DNA,都能够进行半自主复制,并通过转录、翻译控制某些蛋白质的合成。线粒体普遍存在于需氧呼吸的真核细胞细胞质中,其主要功能是通过呼吸链复合物产生能量。动物细胞线粒体 DNA 含有 37 个编码基因,分别编码 2 个 rRNA、22 个 tRNA 和 13 种蛋白质。目前已经发现线粒体 DNA 中有 50 多种点突变和 200 多种基因组重排与人类大脑、心脏、骨骼肌、肾脏和内分泌腺等多种器官和组织的病变有关。

二、基于基因突变的分子生物标志物

突变(mutation)是指 DNA 序列的改变或重排,从突变的程度和性质上可将其分为染色体数目改变、染色体结构改变和单基因突变三类。单基因突变也就是人们通常所讲的基因突变,是指 DNA 序列发生的改变,是形成单基因遗传病的重要基础,也是临床分子生物学检验的重点内容,基因突变包括点突变、插入/缺失突变和动态突变等类型。

(一)点突变

点突变(point mutation)是 DNA 分子中单个碱基的改变。从点突变对基因功能的影响划分,点突变主要包括同义突变、错义突变、无义突变、转录突变或启动子突变、剪接位点突变和多聚核苷酸尾信号突变等,除同义突变外,其他类型的基因突变都是致病性突变。

(二)插入/缺失突变

插入/缺失突变(indels)分为小片段和大片段插入/缺失,小片段突变是在 1~60bp 内的改变,而大片段的插入/缺失甚至可以在染色体水平检测到。如果在编码序列中插入/缺失 1 个或非 3 的整数倍数目的碱基,导致突变位点后的阅读框移位,从而造成蛋白质中氨基酸残基的排列顺序发生改变,称为移码突变(frame-shift mutation),移码突变通常会导致蛋白产物完全丧失功能。

(三)动态突变

某些单基因遗传病的发生是由于 DNA 分子中某些短串联重复序列(主要为三核苷酸,如 CAG、GTG、CGG)的拷贝数发生扩增而产生突变。其序列变异特征为:正常等位基因的这种重复序列的拷贝数低,而突变等位基因的拷贝数明显增加,而且这种三核苷酸重复次数可随着世代交替的传递而呈现逐代递增的累加突变效应,故而称为动态突变(dynamic mutation)。如脆性 X 综合征是发病率最高的一种 X 连锁的智力低下综合征,该病是由位于 X 染色体上的 *FMR-1* 基因的 5′非翻译区有一段不稳定的 CGG 三核苷酸重复序列扩增所致。正常人 *FMR-1* 基因中 CGG 重复序列拷贝数低于 35。智力正常的男性传递者和女性携带者 CGG 拷贝数为 52~200,无明显症状,处于前突变状态;当 CGG 拷贝数达到 200~2 000,甚至 2 000 以上时,CpG 岛完全或高度甲基化,这种情况称为全突变,将导致疾病。*FMR-1* 基因编码一种与人类智力发育相关的 RNA 结合蛋白,全突变可抑制 *FMR-1* 基因的正常转录,导致该蛋白的功能丧失而引起疾病。迄今为止,发现与 DNA 动态突变有关的遗传病已超过 30 种,其中三核苷酸重复序列扩增是主要形式。

课堂讨论

人类的个体有高矮胖瘦、不同肤色、不同血型之分,以及人类的指纹等均不相同,这千差万别的表型差异是如何形成的呢?

三、基于基因多态性的分子生物标志物

人类基因组的组成中,不同个体的基因组序列会存在差异,平均而言,一对同源染色体每 1 000 个碱基就会出现一个碱基的差异。当某种变异相对常见,在群体中的频率高于 1% 时,则称为多态性(polymorphism),频率低于 1% 的变异称为突变。人类基因多态性既来源于基因组中重复序列拷贝数的不同,也来源于单拷贝序列的变异,以及双等位基因的转换或替换。人类基因组中的 DNA 多态性有多种形式,主要包括限制性片段长度多态性、DNA 重复序列多态性、单核苷酸多态性等。

(一)限制性片段长度多态性

限制性片段长度多态性(restriction fragment length polymorphism,RFLP)是第一代分子标记技术。

该技术是利用限制性核酸内切酶能识别 DNA 分子的特异序列,并在特定序列处切开 DNA 分子,产生特定长度的片段。由于不同个体 DNA 序列存在差别,如果这种碱基替换恰好发生在内切酶的酶切位点,并使内切酶识别序列变成了不能识别序列或是这种差别使本来不是内切酶识别位点的 DNA 序列变成了内切酶识别位点,这样就导致了用限制性核酸内切酶切割该 DNA 序列时,会少一个或多一个酶切位点,结果产生少一个或多一个的酶切片段。这样就形成了用同一种限制性核酸内切酶切割不同个体 DNA 序列时,产生不同长度大小、不同数量的限制性酶切片段,后通过 Southern 杂交等即可分析其多态性结果。

（二）DNA 重复序列多态性

DNA 重复序列多态性(repeat sequence polymorphism, RSP),特别是短串联重复序列,如小卫星 DNA 和微卫星 DNA,主要表现在重复序列拷贝数的变异,属于第二代 DNA 分子标记。小卫星 DNA 由 15~65bp 片段的基本单位串联而成,总长通常不超过 20kb,重复次数在人群中是高度变异的。这种可变数目串联重复(variable number of tandem repeat,VNTR)决定了小卫星 DNA 长度的多态性,被广泛用于 DNA 指纹分析和遗传连锁分析。微卫星 DNA 的基本序列只有 1~8bp,而且通常只重复 10~60 次,长度小于 400bp,又称短串联重复(short tandem repeat,STR)。微卫星 DNA 由于重复单元的重复次数在个体间呈高度变异性并且数量丰富,其多态性比 RFLP 显著提高,因此,微卫星标记的应用非常广泛,可以用于个体识别,某些微卫星 DNA 重复次数的变化与人类疾病特别是神经系统疾病和癌症有着密切的关系。

（三）单核苷酸多态性

单核苷酸多态性(single nucleotide polymorphism,SNP),主要是指在基因组水平上由单个核苷酸的变异所引起的 DNA 序列多态性。它是人类可遗传的变异中最基本、最常见的一种,占所有已知多态性的 80% 以上。SNP 在人类基因组中广泛存在,已确定和分类的全世界人群的 SNP 总数超过 900 万个。SNP 通常是一种双等位基因,或称二态,由单个碱基的转换或颠换所引起,也可由碱基的插入或缺失所致。SNP 既可能在编码基因序列内,也可能在非编码序列上。一般来讲,SNP 并不直接致病,而是对疾病的易感性产生影响。SNP 是人基因组内最为广泛的遗传变异,在遗传学分析中,由于其在染色体上分布相对均匀而密度远高于微卫星 DNA 位点,其二态性更易于实现快速高通量自动化检测,因此 SNP 作为一类遗传标记得以广泛应用。

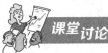

课堂讨论

血友病是一组遗传性凝血因子缺乏症。有一男性患者,27 岁,因被他人拳击致左眼外伤于 2013 年 1 月 16 日以"左眼球破裂伤,眶内血肿"急诊入院。急诊行"左眼球内容剜除术"。术后患者伤口不断有鲜血渗出,并且术后第三天结膜伤口裂开,为避免眶内感染及交感性眼炎的发生,在局麻下行"左眼球摘除术",并给予止血药物等治疗,在此期间结膜囊内仍不断有新鲜渗血,病情日渐加重,而且药物不能控制。检查白陶土部分凝血活酶时间 89 秒(正常 40 秒),诊断为"血友病甲型"。

问题:血友病是一种什么性质的疾病?

四、基于 DNA 甲基化修饰的分子生物标志物

DNA 甲基化是最早被发现的 DNA 修饰途径之一,也是 DNA 天然修饰方式,广泛存在于细菌、植物和哺乳动物,具有重要的生物学意义。DNA 的甲基化能关闭某些基因的活性,而去甲基化则诱导了基因的重新活化和表达。在人类基因组中,CpG 二核苷酸是 DNA 甲基化的主要位点。CpG 以两种形式存在,一种是分散于 DNA 中,另一种是 CpG 结构高度聚集的 CpG 岛。在正常组织里,70%~90% 的散在 DNA 是被甲基化修饰的,而 CpG 岛则是非甲基化的。DNA 甲基化在人的正常发育、X 染色体失活、衰老及许多人类遗传性疾病(如肿瘤、心血管疾病、糖尿病和神经系统疾病等)过程中发挥重要作用,已成为表观遗传学的重要研究内容。

笔记

五、基于转录产物的分子生物标志物

（一）mRNA 标志物

mRNA 生物标志物已经得到广泛应用,并建立了成熟的技术方法,如 Northern 印迹技术、荧光定量 PCR 技术、基因芯片和 RNA 测序技术等。某些单基因遗传病中,由于基因突变会形成异常剪接,因此可以在 RNA 水平检测突变基因产物。在药物基因组学中,mRNA 生物标志物可用于药物的疗效预测。mRNA 基因表达分析可用于区分疾病的类型或进展阶段。因此,不同疾病如心脏病、癌症或神经精神疾病可以通过分析特定基因的表达进行分型。

mRNA 生物标志物也可用于食品安全检测领域,特别是分析促生长剂方面。食物中的某些物质导致的生理变化可以在转录组水平上出现差异,并且这些差异表达基因应该可以作为首选的生物标志物。但是,在大多数研究中发现许多基因的表达会受到影响,因此基因表达模式识别比寻找单个的生物标志物更具优势。

（二）微小 RNA 标志物

微小 RNA（miRNA）是一类内源性的具有调控功能的非编码 RNA,为 20～25 个核苷酸大小,在细胞内主要发挥基因转录后水平调控作用。miRNA 参与生命过程中一系列的重要进程,包括胚胎发育、细胞增殖、细胞凋亡、病毒防御、脂肪代谢、肿瘤发生等。已知大多数 miRNA 表达具有生理特异性和疾病特异性。由于 miRNA 长度很短,对核糖核酸酶不太敏感,因此比平均长度 2kb 的 mRNA 更稳定。已经证实,miRNA 可以用于诊断特定类型的癌症,如来源于胃肠道的癌组织可以通过分析特定的 miRNA 与非胃肠道癌组织进行区分。与 mRNA 分析相似,根据 miRNA 表达谱特征可以了解特定疾病的进展或疾病对治疗的反应。

miRNA 不仅存在于组织细胞中,它还能随细胞分泌的含有 miRNA 的微小囊泡分泌到细胞外,进入血液中。因此,在体液中（如血浆或血清、尿液、脑脊液甚至乳汁中）也可以检测到 miRNA 分子的存在,这些循环 miRNA 是分子诊断领域具有重要价值的分子生物标志物。一些循环 miRNA 已成为特异疾病的标志物,如 miRNA-141 已被证明是前列腺癌的一个潜在的血浆标志物。

（三）长链非编码 RNA 标志物

长链非编码 RNA（long non-coding RNA,lncRNA）是指长度大于 200bp 的非编码 RNA。在生物标志物的研究中,lncRNA 正成为焦点,尤其是在癌症的研究中。根据其调节功能,已经发现了一些潜在的 lncRNA 生物标志物。

H19 为最早被鉴定的 lncRNA 分子之一,是食管癌、肝癌、膀胱癌、结肠癌以及肝转移的生物标志物。另一个 lncRNA 标志物是 HOTAIR,可以反映预后和肿瘤侵袭能力,与正常乳腺组织相比,在原发性和转移性乳腺癌组织中,其表达上调 2 000 倍。高水平的 HOTAIR 与肿瘤的转移以及低存活率相关。MEG3 也是一种 lncRNA,它在人大脑以及垂体中高表达,在各种类型脑癌中,MEG3 表达缺失,因此 MEG3 的表达水平可以作为一种脑部肿瘤的分子标志物。

六、基于循环核酸的分子生物标志物

循环核酸是一种存在于体液中细胞外游离状态的核酸,是重要的临床分子标志物,与肿瘤、相关性疾病、自身免疫病等密切相关。循环核酸检测在疾病早期诊断、分期、治疗监测、预后判断及产前诊断等许多方面有着重要意义。

（一）循环肿瘤 DNA

循环肿瘤 DNA 是指肿瘤细胞体细胞 DNA 经脱落或者当细胞凋亡后释放进入循环系统,是一种特征性的肿瘤生物标志物。循环肿瘤 DNA 是一种无细胞状态的胞外 DNA,存在于血液、滑膜液和脑脊液中。它是一种具备广泛应用前景、高敏感性、高特异性的肿瘤标志物,而且适用于多种肿瘤。对于一些不具有典型临床症状、检查无特异性和诊断困难的肿瘤,循环肿瘤 DNA 的检测可避免复杂的、具有创伤性的活检。

（二）母体血清中的胎儿 DNA

胎儿 DNA 几乎存在于所有妊娠妇女的血浆中,最早在怀孕后第 5 周就可以检测到,其含量随着妊

娠期的进程逐渐增加。分娩后,胎儿DNA从母体血浆中快速清除,半清除率为16分钟。母体血浆和血清中胎儿DNA的发现为无创产前诊断奠定了基础。胎儿DNA在母体血浆中的检测较易,但是其浓度比母亲自身的DNA浓度低,因此研究者尝试着检测胎儿从父亲遗传来的特异性的基因标志物(例如男性胎儿的Y染色体标志物或者存在于父亲的基因改变)。该项技术目前已被用于性连锁遗传性疾病、RhD水平、先天性肾上腺皮质增生症、软骨发育不全等的产前诊断。除了母体血浆中胎儿DNA的定性突变分析,胎儿DNA的定量分析也具有重要价值,特别是21-三体的无创诊断,已经用于临床。其他疾病包括一些与妊娠期有关的疾病,如子痫前期、早产、妊娠剧吐和非侵袭性胎盘形成等。目前,已经开发出多种不依赖于胎儿的性别或多态性的标志物,包括循环胎儿RNA和表观序列。

(三)循环DNA的其他应用

除了肿瘤和母婴医学,血浆DNA在分子诊断中也有其他应用。在器官移植患者的血浆中也已经检测出被移植器官的DNA。检测来源于移植DNA的浓度可能为检测移植排异反应提供无创检测方法,这与肾脏移植后检测尿液中DNA的情况相似。另外,血浆DNA和细胞死亡之间的联系也促成了研究者检测在各种与组织损伤相关的条件下的循环DNA浓度,包括外伤、心肌梗死和脑卒中。

(四)循环RNA

第一个在循环中检测的游离RNA是肿瘤来源的RNA,包括肿瘤相关病毒RNA和组织特异性mRNA。后来,在不同癌症患者的血浆和血清中鉴定了大量的RNA靶点,包括端粒酶和多种上皮来源的mRNA转录本。血浆中RNA的稳定性是其是否可以作为分子生物标志物的一个关键问题。纯化的RNA加入到血浆中后,在几秒内大部分RNA分子就会降解。但是,内源性的血浆RNA相当稳定,在室温下即使放置更长的时间,浓度也不会改变。内源性的血浆RNA的稳定性可能与RNA分子的出现与特定细胞事件有关,RNA分子与某些蛋白质结合而起到保护作用。

在孕妇的血浆中存在胎儿RNA,释放入母体血浆的胎儿RNA主要来源于胎盘组织。因此,胎盘特异性转录产物、人胎盘催乳素、β-人绒毛膜促性腺激素(β-hCG)和促肾上腺皮质释放激素的mRNA,可以在母体血浆中检测到。通过表达谱芯片分析,在母体血浆中发现了上百种胎儿RNA。母体血浆中胎盘mRNA的定量分析可以用来诊断胎儿21-三体以及其他疾病,如妊娠高血压等。

本章小结

分子生物标志物是生物标志物的一种类型,是可以反映机体生理、病理状态的核酸、蛋白质(多肽)和各种代谢物等生物分子。DNA是最主要的分子生物标志物,RNA作为转录产物,也是重要的核酸生物标志物。随着高通量技术的发展,蛋白"指纹图谱"、小分子代谢产物、多糖链和脂质分子等都成为新的分子生物标志物。

基因是编码有功能的蛋白质多肽链或RNA所必需的全部核酸序列。一个细胞或病毒的全部遗传信息称为基因组。病毒的基因组很小,其组成为DNA或者RNA其中一种,有重叠基因的存在,病毒的基因组中非编码区少,结构基因是单拷贝,多顺反子转录。原核生物基因组由一条环状双链DNA分子构成,位于类核,操纵子结构是原核生物基因组的结构特点之一,结构基因是连续的,有些细菌染色体以外还存在着具有自主复制能力的环状闭合的双链DNA分子,称为质粒。真核生物的基因组庞大,具有许多复制起始点,其转录产物为单顺反子,结构基因为断裂基因,存在着许多重复序列。

基因突变是形成单基因遗传病的重要基础,也是临床分子生物学检验的重点内容。当某种变异相在群体中的频率高于1%时,则称为多态性,频率低于1%的变异称为突变。人类基因组中的DNA多态性主要包括限制性片段长度多态性、DNA重复序列多态性、单核苷酸多态性等。其中单核苷酸多态性是人类可遗传的变异中最基本、最常见的一种。

DNA甲基化已成为表观遗传学的重要研究内容。在人类基因组中,CpG二核苷酸是DNA甲基化的主要位点。RNA作为转录产物,也是重要的核酸生物标志物。mRNA生物标志物已经得到广泛应用,并建立了成熟的技术方法。miRNA是一类内源性的具有调控功能的非编码RNA,可以用于诊断特定类型的癌症,了解特定疾病的进展或疾病对治疗的反应。已经发现了一些潜在的

lncRNA 生物标志物。循环核酸是一种存在于体液中细胞外游离状态的核酸,是重要的临床分子标志物。循环核酸检测在疾病早期诊断、分期、治疗监测、预后判断及产前诊断等许多方面有着重要意义。

（邱秀芹）

扫一扫,测一测

思考题

1. 何谓分子生物标志物？分为哪几类？
2. 病毒、原核生物和真核生物基因组各有何特征？
3. 何谓质粒？简述质粒的基本特性。
4. RFLP 的定义是什么？检测原理是什么？

第三章　临床样本处理与分离纯化技术

03章PPT

学习目标

1. 掌握:DNA、RNA、蛋白质分离纯化的方法及鉴定。
2. 熟悉:临床样本处理的一般原则和常见临床样本的处理方法。
3. 了解:自动化分离纯化系统在临床中的应用。
4. 具备对核酸、蛋白质理化性质的正确认识,不同生物样本选取不同的分离纯化方法,并在此过程中保证生物安全。
5. 能利用所学知识使用试剂盒、全自动分离纯化系统进行各种临床样本生物大分子的提取,保证分离纯化结果的可靠性。

案例

在美国康涅狄格州一家俱乐部里,一位新近从匈牙利移民的 30 岁女服务生艾尔玛不见了。警察立刻封闭了俱乐部并请法医学鉴定专家李昌钰博士搜查证据。李昌钰作为美国历史上第一位华裔首席刑侦鉴识专家被美国媒体称为"当代福尔摩斯""物证鉴识大师"。经过缜密的搜索,在俱乐部阁楼空调管道里,李昌钰发现了艾尔玛的尸体以及大量的血迹,还有两颗黑色纽扣、一块口香糖、一根牙签。经排查锁定两名犯罪嫌疑人:当天的厨师和设备维修工。李昌钰通过对牙签和口香糖上残留唾液的 DNA 进行分析,最终把设备维修工朱利奥绳之以法。

请问:

1. 如何从牙签和口香糖上提取犯罪嫌疑人的 DNA?
2. 获取 DNA 后采用何种方法确定犯罪嫌疑人?

0301
文档:案例分析

在临床分子生物学检验中,获得高质量、高纯度的样本对后续的实验操作至关重要。因此,临床样本的处理和分离纯化是分子生物学检验的关键步骤,也是分子生物学检验的基础工作。常见的临床样本有血液、尿液、组织细胞、唾液、痰液、脑脊液、羊水等,从样本检测所需化学成分上区分主要包括核酸和蛋白质。分离纯化核酸和蛋白质,需要根据检测目的制订不同的分离纯化原则和策略,以期获得高质量样本,保证后续检测结果的准确性。

核酸包括脱氧核糖核酸(DNA)与核糖核酸(RNA)两大类。真核生物细胞内的核酸与蛋白质结合成核蛋白,95%的 DNA 位于细胞核内,5%分布在细胞器中。原核生物中除了基因组 DNA 外还存在质粒 DNA。DNA 与 RNA 性质上的差异决定了两者的分离与纯化的条件是不同的。

笔记

细胞中含有成千上万种蛋白质,临床上需要从混合物中分离纯化单一的蛋白质进行分析检验。蛋白质的分离纯化通常就是利用其结构和理化性质,采用盐析、透析、离心、电泳以及色谱等不改变蛋白质空间构象的方法,获得高纯度的目的蛋白质。

第一节　临床样本的处理

一、临床样本处理的一般原则

临床分子生物学样本来源广泛,不同样本的处理和保存也不相同。在样本的采集、运送和保存过程中需符合临床标准操作要求,高度重视生物安全问题。

（一）样本的采集

生理活性物质易失活与降解,采集时要保持取材的新鲜,防止腐败、变质与微生物等的污染;生物样本在不同的时间采集会有显著差异,应严格按照所需样本的取材时间进行采集;根据不同类型的疾病、病程的不同阶段以及检测方法的要求,收集相应的临床样本,最大限度保证检测结果的可靠性。

（二）样本的运送

样本采集后,应尽快送至实验室检测,生物样本在常温条件下易失活与降解,建议大多数临床样本采集后在2~8℃的低温条件下运送。

（三）样本的保存

由于核酸样本易受到核酸酶降解,蛋白质易发生变性等特点,样本采集后应及时送检,对不能及时检测的样本,DNA样本可在2~8℃下保存一周,RNA和蛋白质样本可在-20℃下短期冻存。长期不用的样本可在-70℃或液氮中保存。

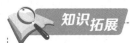

知识拓展

口腔拭子采集方法

1. 首先准备好医用棉签、纸质物证封装袋,并佩戴好一次性手套、口罩,填写物证袋,标注采集日期。

2. 采样前,被采集人清水漱口,清除口腔内残留的食物残渣(如被鉴定人为婴幼儿,可先喂服少量温开水),被采集人自然张嘴,用口腔采样棉签在颊黏膜(口腔内两侧脸颊)上旋转10~15圈,上下刮拭5~10次。用同样的方法,另取一支棉签在口腔对侧进行采集。

3. 将取好样的棉签分别放入采集试管内,贴好条形码,装入写有被采集人信息的物证封装袋,尽快送至检测中心。

二、常见临床样本的处理方法

1. **血液**　血液是分子生物学检验中常见的临床样本,采集前应考虑饮食、药物、采集时间等因素的影响,取样时应避免溶血和产生泡沫。

（1）血清:全血不加抗凝剂的情况下自然凝固,析出的淡黄色液体,为使血清尽快析出,可采用离心的方法缩短分离时间。

（2）全血:新鲜血液立即与适量的抗凝剂充分混合即可获得。

（3）血浆:抗凝的全血经离心,血细胞下沉,得到的上清液即为血浆。

（4）血细胞:抗凝的全血经离心,去掉上清液即可。

（5）无蛋白质血滤液:抗凝血加入蛋白质沉淀剂,离心或过滤即可。

2. **体液**　体液标本包括尿液、脑脊液、关节积液、浆膜腔积液等,可离心后收集沉淀,用于核酸提取。

3. **组织**　术后脏器、组织等新鲜材料,应迅速剥离脂类和结缔组织,并用生理盐水冲洗干净备用。

石蜡切片需要用二甲苯脱蜡后,浸泡于逐级降低浓度的乙醇溶液中复水,方可使用。

4. **细胞**　贴壁生长的细胞,先用胰酶消化、离心、去上清液、多次 PBS 漂洗、离心收集沉淀备用;悬浮生长的细胞,无须胰酶消化,其余步骤与贴壁生长细胞相同。

5. **痰液**　痰液中含有大量的黏蛋白和其他杂质,使用 1mol/L NaOH 或变性剂液化,可用于结核菌DNA 的检测;将痰液样本悬浮于生理盐水中,充分振荡、混匀待沉淀后取上清液,可用于肺炎支原体DNA 检测。

6. **棉拭子**　棉拭子可用于呼吸道、消化道和生殖道等处的样品采集,已采样的棉拭子置于生理盐水中,充分振荡、洗涤,室温静置 5~10 分钟,取上清液离心,留沉淀备用。

7. **特殊样本**　临床上除了常规样本外,还有一些特殊的样本,如带毛囊的毛发、唾液、牙刷、口香糖、烟蒂、口杯、鼻血、精斑(液)、指甲等。特殊样本处理较为复杂,不同样本处理方法不同,鉴定费用较常规样品高。

三、组织细胞的破碎

临床分子生物学检验中,在进行组织细胞的生物大分子提取前需要将其破碎后释放出内容物,才能进行所需分子的分离与纯化。破碎的方法有很多,如机械法、物理法、化学法和酶法等。

1. **机械法**　此种方法破碎速度较快,但是破碎时易产生大量热量,应采取冷冻措施,防止核酸、蛋白质发生变性,常用的器械有匀浆器、组织捣碎机和研钵等。

2. **物理法**　通过温度、压力、超声波等物理方法使组织细胞破碎,常用的方法有反复冻融法、超声波处理法、压力差法、温度差法、干燥法等。

3. **化学法**　某些化学试剂可以改变细胞膜的通透性,使细胞内的物质有选择地渗透出来,常用的化学试剂有有机溶剂和表面活性剂,有机溶剂主要有丙酮、丁醇、氯仿等,表面活性剂主要有 Trition X-100、Tween 等。

4. **酶法**　利用各种水解酶,如溶菌酶、纤维素酶等,可专一分解细胞壁,释放细胞中的内容物,此法适用于多种微生物。

第二节　DNA 的分离与纯化

微课:乙型肝炎病毒DNA 的提取

临床检验中脱氧核糖核酸(DNA)的样本包括真核生物 DNA、细菌 DNA、质粒 DNA、病毒 DNA 等;结构上有双链环状、双链线性和单链环状;而来源于同一生物的 DNA 又有细胞核 DNA 和细胞器 DNA之分。由于不同类型与来源的 DNA 有不同的细胞定位和理化性质,因此分离与纯化的方法与最适条件也不同。DNA 的分离与纯化要遵循保证 DNA 一级结构的完整和防止被 RNA、蛋白质及其他分子污染的原则,因此需简化操作步骤,尽量减少对 DNA 的破坏。

一、基因组 DNA 的分离与纯化

从细胞中提取基因组 DNA 的方法有很多种,不同生物基因组 DNA 提取方法有所不同,但分离纯化的原则、基本原理、主要步骤及主要试剂基本是一样的,目前临床检验中主要常用的方法如下:

（一）酚-氯仿抽提法

酚-氯仿抽提法主要是利用苯酚为蛋白质的变性剂,反复抽提使蛋白质变性,十二烷基磺酸钠(SDS)将细胞膜裂解,在蛋白酶 K 和乙二胺四乙酸(EDTA)存在下消化蛋白质、多肽及小肽分子,变性降解核蛋白,使 DNA 从核蛋白中游离出来,DNA 易溶于水,不溶于有机溶剂。蛋白质分子表面带有亲水基团,可形成稳定的胶体溶液。当有机溶剂存在时,蛋白质的胶体稳定性遭到破坏,变性沉淀。离心后有机溶剂在试管底层(有机相),DNA 存在于上层水相中,蛋白质则沉淀于两相之间。将枪头伸入水相层抽取所需的成分,经多次洗涤后获得纯化核酸(图 3-1)。

其中,酚可以使蛋白质变性沉淀,并抑制 DNA 酶的活性;氯仿有助于水相与有机相分离和除去溶液中的酚;SDS 为生物阴离子去垢剂,主要引起细胞膜的降解,并能乳化脂质和蛋白质,使它们沉淀,同时还有降解 DNA 酶的作用;蛋白酶 K 则有水解蛋白质的作用,可以消化 DNA 酶、DNA 上的蛋白质,也

笔记

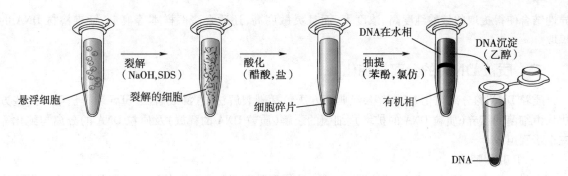

图 3-1 酚-氯仿抽提法提取 DNA 流程图

有裂解细胞的作用;EDTA 为二价金属离子螯合剂,可以抑制 DNA 酶的活性,同时降低细胞膜的稳定性。

该方法的优点是能有效变性蛋白质,并抑制了 DNA 酶的降解作用,而且采用了实验室常见的试剂和药品,做起来成本比较低廉。缺点是由于使用了苯酚、氯仿等试剂,毒性较大,长时间操作对操作人员健康有较大影响,而且 DNA 的回收率较低,损失量较大,不能进行微量操作。

（二）吸附柱法

吸附柱纯化 DNA 的原理就是在离心柱内使用一种特殊的硅基质滤膜,这种滤膜在低 pH、高浓度盐(盐酸胍、NaI、NaClO$_4$ 等)存在的条件下,可以选择性吸附 DNA 片段,而 RNA、蛋白质和其他杂质不会被吸附。再通过一系列漂洗、离心等步骤将残留的杂质去除。最后用低盐、高 pH 的洗脱缓冲液将纯净的 DNA 从滤膜上洗脱下来,以达到核酸与杂质分离的目的(图 3-2)。

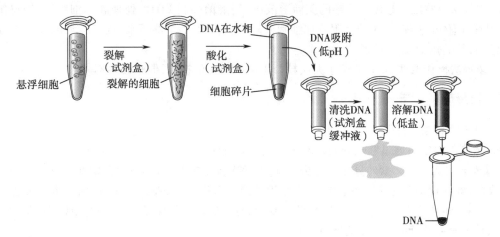

图 3-2 吸附柱法分离纯化 DNA 流程图

吸附柱法提取 DNA 比传统的酚-氯仿抽提法提取的 DNA 纯度高,而且能进行微量操作,以其低廉的价格和相对便捷的操作,逐渐取代了传统 DNA 提取方法。利用硅基质膜的过滤吸附操作,大大地简化了核酸纯化过程,提供了一种快速的纯化方式。采用不同的裂解液和吸附载体,吸附柱法还能用于分离纯化质粒 DNA、总 RNA、mRNA 等各类核酸分子。缺点是需要反复离心,不便于高通量、自动化操作。

（三）磁珠法

磁珠法的原理是采用了纳米级磁珠,这种磁珠表面标记了对 DNA 有吸附作用的特定活性官能基团,能同 DNA 发生吸附反应,通过洗涤液洗涤后,加入洗脱液,特定条件下 DNA 释放于洗脱液中。同时利用磁珠自身的磁性,在外磁场的作用下可以方便地实现定向移动与聚集,从而可彻底摆脱离心等所需的手工操作流程,达到 DNA 与杂质分离的目的。

磁珠法是纳米技术与生物技术的完美结合,最大优点就是自动化、高通量。该技术操作简单、用时短,整个提取流程只有裂解、结合、洗涤、洗脱四步,短时间内即可完成;安全无毒,不使用传统方法中的苯酚、氯仿等有毒试剂,对实验操作人员的伤害少,保护了实验人员的身体健康;磁珠与核酸的特异性结合使得提取的核酸纯度高、浓度大,而且灵敏度高,还适合法医样本等痕量、疑难检材 DNA 的提取。

二、质粒 DNA 的分离与纯化

质粒 DNA 的分离纯化方法很多,经典的方法包括碱裂解法、煮沸裂解法、SDS 裂解法等。这些方法均由细菌的培养(质粒 DNA 的扩增)、细菌的裂解(质粒 DNA 的释放)及质粒 DNA 的分离与纯化等三个步骤组成。

(一)碱裂解法

在强碱性(pH 12.0~12.6)条件下,用 SDS 破坏细胞壁,裂解细胞,使宿主细胞的蛋白质与染色体 DNA 发生变性,双链解开,在高盐条件下形成沉淀。尽管碱液能破坏核酸的碱基配对,但质粒 DNA 因其螺旋共价闭合环状结构,两条互补链不会完全分离,只要不在碱性条件下变性太久,当 pH 调至中性时,质粒 DNA 就可重新恢复其天然状态,质粒 DNA 保留在上清液中。直接通过无水乙醇沉淀质粒 DNA,并用 70% 的乙醇洗涤,其纯度可满足 DNA 测序与 PCR 等实验的要求。

碱裂解法是质粒 DNA 提取使用最常用的方法,该法快速、得率高、适用面广,制备量可大可小;缺点是容易导致不可逆变性,不适合大质粒的提取。

(二)煮沸裂解法

煮沸裂解法是将细菌悬浮于含 Triton X-100 和溶菌酶的缓冲液中,加热至 100℃ 使其裂解,当温度下降后,质粒 DNA 重新恢复其超螺旋结构。通过离心去除变性的蛋白质和染色体 DNA,然后回收上清中的质粒 DNA。煮沸裂解法是一种条件比较剧烈的方法,适用于小质粒 DNA(<15kb)的制备。

(三)SDS 裂解法

SDS 裂解法是将细菌悬浮于等渗的蔗糖溶液中,用溶菌酶和 EDTA 处理破坏细胞壁,破壁细菌再用 SDS 裂解,菌体染色体 DNA 缠绕附着在细胞壁碎片上,离心后沉淀下来,从而温和地释放质粒 DNA 到等渗液中,然后用酚-氯仿抽提。

SDS 裂解法操作条件温和,适用于大质粒(>15kb)DNA 的提取,但是效率不高。

三、DNA 的鉴定

(一)DNA 浓度的鉴定

DNA 浓度的鉴定可通过紫外分光光度法与荧光光度法进行。

1. **紫外分光光度法**　紫外分光光度法是基于 DNA 分子中的共轭双键,在紫外线 260nm 波长处有最大吸收峰,该物理特性为测定溶液中 DNA 浓度奠定了基础。通过测定 260nm 波长处吸光度值的变化来计算 DNA 样品的浓度,$A_{260}=1$ 时,A 双链 DNA 的含量大约相当于 $50\mu g/ml$,单链 DNA 的含量为 $40\mu g/ml$,单链寡聚核苷酸的含量为 $33\mu g/ml$。

图片:质粒
DNA 电泳图

2. **荧光光度法**　荧光染料溴化乙锭(ethidium bromide,EB)能嵌入核酸碱基平面,形成荧光配合物,在 254~365nm 波长紫外线激发下,发出橙红色荧光,而且荧光强度与核酸含量呈正比。该法灵敏度可达 1~5ng,适合低浓度核酸溶液的定量分析。但 EB 有较强的致癌致畸作用,目前有多种新型的荧光染料如 SYBR Green I、GeneFinder、SYBR Gold 等均与双链 DNA 有较高的亲和力,检测的灵敏度高,而且毒性较低,可以替代 EB 使用。

(二)DNA 纯度的鉴定

DNA 纯度的鉴定也可以通过紫外分光光度法与荧光光度法进行。

组图:微量
分光光度计

1. **紫外分光光度法**　该法主要通过 A_{260} 与 A_{280} 的比值来判定 DNA 中是否有 RNA、蛋白质或其他杂质的污染。纯 DNA 的 A_{260}/A_{280} 比值为 1.8,比值升高与降低均表示不纯。蛋白质的紫外吸收峰在 280nm,核酸提取中加入的酚在 270nm 有高吸收峰,因此 $A_{260}/A_{280}<1.8$ 时说明提取的 DNA 样品中有蛋白质或者是酚的污染;而 RNA 的污染可致 DNA 样品的 $A_{260}/A_{280}>1.8$。故比值为 1.8 的 DNA 溶液不一定为纯的 DNA 溶液,可能兼有蛋白质、酚与 RNA 的污染,需结合其他方法加以鉴定。

2. **荧光光度法**　用 EB 等荧光染料示踪的核酸电泳结果可用于判定核酸的纯度。由于 DNA 分子较 RNA 大许多,电泳迁移率低,多于点样孔附近处汇集,此法可以鉴定 DNA 制品中有无 RNA 的污染。

（三）DNA 完整性的鉴定

DNA 分子完整性的鉴定通常采用凝胶电泳法。该法以 EB 或 SYBR Green I 为示踪染料,凝胶电泳结果可用于判定核酸的完整性。基因组 DNA 的分子量很大,在电场中泳动很慢,如果有降解的小分子 DNA 片段,在电泳图上可以显著表现出来。

四、DNA 的保存

将 DNA 样品溶于 pH 8.0 的 TE 缓冲液中,−20℃可保存 2 年,−70℃可以保存数年。将 DNA 保存于 pH 8.0 的 TE 缓冲液中,可以减少 DNA 的脱氨反应;EDTA 作为二价金属离子的螯合剂,通过螯合 Mg^{2+}、Ca^{2+}等二价金属离子抑制 DNA 酶的活性;低温条件则有利于减少 DNA 分子的各种反应;双链 DNA 因结构上的特点具有很大的惰性,常规 4℃亦可保存较长时间;在 DNA 样品中加入少量氯仿,可以有效避免细菌与核酸的污染。

由于反复冻融产生的机械剪切力对 DNA 样品有破坏作用,在实际操作中,应将 DNA 样品进行小量分装。

第三节　RNA 的分离与纯化

一、RNA 提取的特殊要求

RNA 酶(RNase)是一类生物活性稳定的酶类,对 RNA 具有强烈的降解作用,这种酶类耐酸、耐碱、耐高温,蛋白质变性剂可暂时使之失活,但除去变性剂后又恢复活性。除了细胞内 RNase 外,实验室中的灰尘、各种实验器皿、人体的汗液及唾液中均含有 RNase。为防止 RNase 对 RNA 的水解,一要全力避免细胞外 RNase 的污染并抑制其活性,二要尽快地抑制细胞内 RNase 的活性并极力地去除 RNase。

对广泛存在的细胞外 RNase,应在 RNA 制备的全过程中保持高度的警惕,并采取严格的措施避免污染和抑制其活性。在进行 RNA 的操作过程中需要操作者佩戴一次性手套和口罩;玻璃器皿置于 200℃烘箱中烘烤 2 小时以上;不能高温烘烤的材料可用 0.1% 的焦碳酸二乙酯(diethyl pyrocarbonate,DEPC)水溶液处理;为了避免 RNA 吸附在玻璃或塑料器皿管壁上,所有器皿一律经硅烷化处理;实验所用试剂也可用 DEPC 水溶液处理,加入 DEPC 至 0.1%,置于 37℃水浴箱过夜,高压灭菌以消除残存的 DEPC。若配制的溶液不能高压灭菌,可用 DEPC 水配制,并尽可能用未曾开封的试剂。除 DEPC 外,其他 RNase 抑制剂还有异硫氰酸胍、钒氧核苷酸复合物(vanadyl-ribonucleoside complex,VRC)、RNA 酶抑制剂等。

二、RNA 的分离与纯化技术

RNA 是基因表达的中间产物,获得高质量的 RNA 分子对分子生物学检验操作十分重要。目前对 RNA 的分离纯化主要指总 RNA 和 mRNA 的分离与纯化。

（一）总 RNA 的分离与纯化

1. Trizol 试剂法　Trizol 含酚和异硫氰酸胍等成分,可以裂解组织或细胞并且灭活核酸酶,使 RNA 释放出来,同时保护 RNA 的完整性。加入酚-氯仿抽提后,分成水相、中间层和有机相,RNA 存在于水相中,DNA 存在于中间层,蛋白质留在有机相。收集上面的水样层后,RNA 可以通过异丙醇沉淀来还原。

Trizol 试剂提取法适用于从各种组织细胞中快速提取总 RNA,该法具有适用范围广、操作简便、纯度高、污染小的特点。

2. 离心柱法　旋转离心柱技术属于硅基质吸附方法的一种,不同的离心柱各有特色,其原理大致相同:利用裂解液促使细胞破碎,使细胞中的核酸释放出来;释放出的核酸特异地吸附在特定的硅载体上,这种载体只对核酸有较强的亲和力和吸附力,对其他生化成分如蛋白质、多糖、脂类则基本不吸附;把吸附在特异载体上的核酸用洗脱液洗脱下来,分离得到纯化的总 RNA。

图片:试剂提取 RNA 流程图

硅基质吸附材料具有可特异吸附核酸,使用方便、快捷,不使用有毒溶剂(如苯酚、氯仿)等特点。

3. **磁珠法** 运用纳米技术对超顺磁性纳米颗粒的表面进行改良和修饰后,制备成超顺磁性氧化硅纳米磁珠。该磁珠能与 RNA 分子特异性地识别和高效结合。利用该纳米微球的超顺磁性,在一定条件下,对 RNA 具有极强的富集能力,当条件改变时可逆地释放 RNA。经过磁珠与 RNA 结合、清洗、洗脱等步骤,最大限度地将其他杂质去除。

磁珠法具有高质量、高产量、高通量,操作简单快速,无毒无害的特点;易于实现流程自动化,免去了复杂的人工提取程序;减少酚类、氯仿等有机试剂对操作人员的伤害;极大满足临床对于核酸提取效率的要求,可用于临床疾病诊断、输血安全、法医学鉴定、环境微生物检测等多种分子生物学检验中的核酸提取。

(二) mRNA 的分离与纯化

大多数真核细胞 mRNA 的 3′-端通常带有长短不一的腺苷酸组成的 polyA 尾巴,以总 RNA 为起始材料,利用核酸碱基配对原理,寡聚胸腺嘧啶脱氧核糖核苷(OligoT)可以与之配对结合,这就是分离纯化 mRNA 最基本的原理。目前临床上 mRNA 分离与纯化常用的方法有寡聚(dT)-纤维素柱层析法、磁珠法等。

1. **寡聚(dT)-纤维素柱层析法** mRNA 上的 polyA 可与具有 OligoT 的纤维素柱在高盐条件下碱基配对发生亲和吸附,在低盐条件下,碱基配对被破坏,吸附解除,而其他成分的 RNA 则不具这一特性。因此在高盐条件下,当 RNA 抽提样品流经该柱时,mRNA 被挂在柱上,而其他 RNA 则随高盐溶液流出;当用低盐洗脱液洗柱时,mRNA 随洗脱液流出,再用有机溶剂沉淀则可得到纯化的 mRNA。

2. **磁珠法** 一般用生物素标记 OligoT,亲和素标记磁珠(生物素和亲和素间具有高度亲和力)。生物素标记的 OligoT 与 mRNA 的 polyA 高效杂交形成复合体,此复合体又与标有亲和素的磁珠结合,用磁性分离架就可以将这堆复合物分离出来,最后用无 RNase 去离子水将 mRNA 从复合物中洗脱下来即可(图 3-3)。

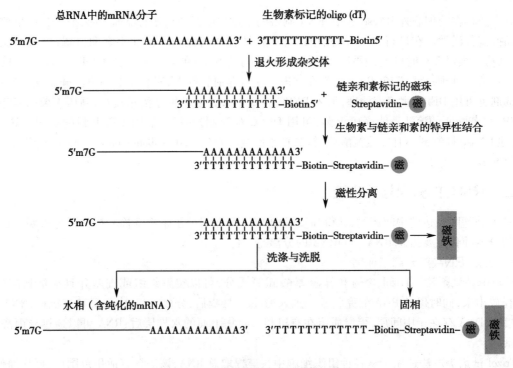

图 3-3 磁珠法分离纯化 mRNA 原理

此法可从组织细胞中快速分离纯化带有 PolyA 的 mRNA,方法简单迅速,mRNA 不易降解。此外,很多生物技术公司研发出无须以总 RNA 为原始材料,直接从标本中提取 mRNA 的试剂盒,更加方便快捷。

三、RNA 的鉴定

（一）RNA 浓度的鉴定

RNA 浓度的鉴定可通过紫外分光光度法与荧光光度法进行。

1. 紫外分光光度法　通过测定 260nm 波长处吸光度值的变化来计算 RNA 样品的浓度，$A_{260} = 1$ 时，单链 RNA 的含量为 $40\mu g/ml$。

2. 荧光光度法　RNA 溶液中加入 EB，形成荧光配合物，在 $254 \sim 365nm$ 波长紫外线激发下，发出橙红色荧光，而且荧光强度与核酸含量呈正比。

图片：RNA 电泳图

（二）RNA 纯度的鉴定

RNA 纯度的鉴定也可以通过紫外分光光度法与荧光光度法进行。

1. 紫外分光光度法　A_{260}/A_{280} 的比值是衡量蛋白质污染程度的一个良好指标，纯 RNA 的 A_{260}/A_{280} 比值为 2.0，是高质量 RNA 的标志；$A_{260}/A_{280} < 1.8$ 表明蛋白质杂质较多；$A_{260}/A_{280} > 2.2$，表明 RNA 已经降解。另外，由于受 RNA 二级结构不同的影响，其读数可能会有一些波动，鉴定 RNA 纯度所用溶液的 pH 也会影响 A_{260}/A_{280} 的读数，因此质量较好的 RNA 样品一般 A_{260}/A_{280} 在 1.8～2.1 都是可以接受的。

2. 荧光光度法　RNA 中以 rRNA 最多，占到 80%～85%，tRNA 及核内小分子 RNA 占 15%～20%，mRNA 占 1%～5%，故总 RNA 电泳后可呈现特征性的三条带。在原核生物为明显可见的 23S、16S 的 rRNA 条带及由 5S 的 rRNA 与 tRNA 组成的相对有些扩散的快迁移条带；在真核生物为 28S、18S 的 rRNA 及由 5S、5.8S 的 rRNA 和 tRNA 构成的条带。mRNA 因量少且分子大小不一，一般是看不见的。

（三）RNA 完整性的鉴定

RNA 分子完整性的鉴定同样采用凝胶电泳法。完整的无降解或降解很少的总 RNA 电泳图，除具特征性的三条带外，三条带的荧光强度积分应为一特定的比值。沉降系数大的核酸条带，分子量大，电泳迁移率低，荧光强度积分高；反之，分子量小，电泳迁移率高，荧光强度积分低。RNA 电泳系统需要严格对 RNA 酶进行处理。如果用普通琼脂糖凝胶电泳，则尽量减少电泳时间。

四、RNA 的保存

RNA 的保存主要防止 RNase 的降解作用，一般可将 RNA 溶于 0.3mol/L 的醋酸钠溶液或双蒸消毒水中，-70℃ 保存。若以 DEPC 水溶解 RNA 或者在 RNA 溶液中加入 RNA 酶阻抑蛋白（RNasin）或 VRC，可延长保存时间。另外，RNA 沉淀于 70% 的乙醇溶液或去离子的甲酰胺溶液中，可于 -20℃ 长期保存。其中，甲酰胺溶液能避免 RNase 对 RNA 的降解，而且 RNA 极易溶于甲酰胺溶液，其浓度可高达 4mg/ml。需要注意的是，这些所谓 RNA 酶抑制剂或有机溶剂的加入，只是一种暂时保存的需要，如果它们对后继的实验研究与应用有影响，则必须予以去除。实际操作中 RNA 样品与 DNA 样品一样需要进行小量分装保存。

第四节　蛋白质的分离与纯化

蛋白质作为重要的生物大分子之一，是生命活动的主要执行者。蛋白质的分离与纯化是分子生物学领域的核心技术之一，蛋白质在组织或细胞中一般是以复杂的混合物形式存在，根据蛋白质的种类、性质、所处体系及分离纯化的目的不同，分离纯化的程序也不相同。蛋白质的分离纯化通常就是利用其理化性质，采用盐析、透析、离心、电泳以及色谱等不破坏蛋白质空间构象的方法，获得高纯度的目的蛋白质。

一、蛋白质分离与纯化的一般原则

在蛋白质分离纯化过程中，要采取必要措施尽可能保证蛋白质的生物学活性，防止发生变性，如操作尽可能于冰上或低温条件下进行；选择合适的 pH 缓冲液溶解；使用蛋白酶抑制剂；避免剧烈搅动及反复冻融等。

（一）原材料的选择

依据实验目的宜选择来源方便、易获得、安全、目的蛋白质含量高的原材料。获得原材料后，通常进行预处理，将不必要的结缔组织、脂肪组织等在尽可能接近生命状态时剔除，并尽快使用或冷冻保存。

（二）分离纯化步骤

蛋白质的分离纯化一般从原材料开始，经过多种分离纯化技术联合应用，才能获得所需的目的蛋白质。分离纯化的整个过程可分为三个阶段，即前处理阶段、粗制阶段和精制阶段。前处理阶段是如本章第一节所述的组织细胞破碎，蛋白质的释放；粗制阶段是将得到的蛋白质溶液通过简单、快速、易处理的方法除去大部分的杂质蛋白质，如超滤、盐析、离心、有机沉淀等；精制阶段是利用蛋白质性质的差异，采用不同的方法进一步纯化，如离子交换色谱、电泳、结晶等。

二、蛋白质的分离与纯化技术

根据各种蛋白质的结构、理化性质不同采用不同的分离纯化方法。

（一）根据蛋白质的溶解度不同分离纯化

1. 盐析法 盐析是分离纯化蛋白质的经典方法，常用盐析进行粗分离。蛋白质是胶体分子，维持蛋白质溶液稳定性的两个因素是颗粒表面电荷和水化膜。在蛋白质溶液中加入一定浓度的中性盐时，蛋白质的水化膜被破坏，电荷被中和，溶解度会随盐溶液浓度的升高而降低，并从溶液中析出，这就是盐析。盐析法是根据不同蛋白质在一定浓度的盐溶液中溶解度降低的程度不同而达到分离的方法。常用的中性盐有硫酸铵、醋酸钠、硫酸镁、硫酸钠、氯化钠等，其中最常用的是硫酸铵。盐析法分离纯化蛋白质的缺点是蛋白质沉淀后需要除盐，才能进行后续操作。

2. 有机溶剂沉淀法 有机溶剂可减低溶液的介电常数，蛋白质分子间不同电荷的引力增加，使其互相吸引而聚集；另外有机溶剂可与水结合，破坏蛋白质分子的水化膜，使蛋白质在一定浓度的有机溶液中析出。常用的有机溶剂有乙醇、异丙醇、丙酮等。使用该法分离纯化蛋白质不用除盐，缺点是有机溶剂易使蛋白质发生变性。

3. 等电点沉淀法 当蛋白质处于等电点时，蛋白质静电荷为零，由于相邻蛋白质分子间静电排斥力减小而溶解度下降，发生聚集和沉淀。利用蛋白质在等电点的溶解度低，不同蛋白质具有不同的等电点进行分离纯化的方法称为等电点沉淀法。通过调节溶液的 pH 到目的蛋白质的等电点，使目的蛋白质沉淀，从而分离纯化蛋白质。该法与盐析法或有机溶剂沉淀法联合使用效果较好。

（二）根据蛋白质分子大小不同分离纯化

1. 透析与超滤法 透析（dialysis）和超滤（ultra filtration，UF）是利用蛋白质为大分子，不能透过半透膜的性质，使蛋白质和其他小分子物质分离。透析是通过小分子经过半透膜扩散到水（或缓冲液）的原理，将小分子和生物大分子分开的一种分离纯化技术。超滤是一种加压膜分离技术，即在一定压力下，使小分子溶质和溶剂穿过一定孔径的特制薄膜，从而使大分子蛋白质保留下来得到部分纯化。这两种方法都可以使蛋白质与小分子无机盐分开，也可选择不同孔径的滤膜截留不同分子量的蛋白质分子。这两种方法经常与盐析等方法一起使用，除盐效果较好。

2. 凝胶过滤层析法 又称为分子筛层析，主要是根据蛋白质的大小、形状进行分离纯化。层析柱中的凝胶，如最常用的葡聚糖凝胶、琼脂糖凝胶、聚丙烯酰胺凝胶等，凝胶颗粒是具有不同交联度的网状结构，可使小分子物质进入内部，而大分子物质排除在外。在层析过程中，不同分子大小的蛋白质借助重力通过层析柱内的凝胶颗粒，比"网眼"大的蛋白质被排除在凝胶颗粒外，随洗脱剂流出；比"网眼"小的蛋白质则进入凝胶颗粒内部，这样就按蛋白质分子大小的不同分离开来。该法的优点是操作简便、分离条件温和且样品回收率高。

（三）根据蛋白质带电性质不同分离纯化

1. 电泳法 在外界电场的作用下，带电粒子在电场中向与自身所带电荷相反方向移动的现象称为电泳（electrophoresis）。带电粒子移动的速度取决于分子所带的净电荷性质及多少，与分子的大小和形状也有关。蛋白质在不同 pH 环境中带电性质和电荷数量不同，可根据在电场中迁移率的不同进行分离。电泳技术类型多样,目前临床上常用的蛋白质分离纯化电泳方法有等电点聚焦电泳、十二烷基磺酸钠-聚丙烯酰胺凝胶电泳(sodium dodecyl sulfate polyacrylamide gel electrophoresis, SDS-PAGE)等。

2. **离子交换层析法**　离子交换层析(ion exchange chromatography, IEC)是以离子交换剂为固定相,依据流动相中的组分离子与交换剂上的平衡离子进行可逆交换时的结合力大小差别而进行蛋白质分离的一种层析方法。离子交换剂是含有可解离的阳离子或阴离子基团的不溶性高分子化合物,这些基团能与溶液中的其他阳离子或阴离子进行可逆的交换。常用于蛋白质分离的离子交换剂有弱酸型的羧甲基纤维素(CM纤维素)和弱碱型的二乙基氨基乙基纤维素(DEAE纤维素)。前者为阳离子交换剂,后者为阴离子交换剂。蛋白质是两性电解质,在不同的pH条件下,其带电状态不同,对交换剂的亲和力就有差异,经过离子的交换与洗脱过程,不同的蛋白质先后被洗脱下来,从而达到分离目的。

(四)根据蛋白质特异性亲和力分离纯化

有些生物分子的特定结构部位能够与其他分子特异性识别并结合,如抗原与抗体、受体与配体、酶和底物的识别结合,具有高度的特异性和可逆性。生物分子间的这种结合能力称为亲和力。蛋白质亲和层析是利用共价连接有特异配体的层析介质,分离蛋白质混合物中能特异结合配体的目的蛋白质的技术,该法是分离蛋白质的一种极为有效的方法,它经常只需经过一步处理即可使某种待提纯的蛋白质从很复杂的蛋白质混合物中分离出来,而且纯度很高。

三、蛋白质的鉴定

蛋白质分离纯化后,需要鉴定获得的产品是否是目的蛋白质,并对蛋白质的浓度和纯度进行鉴定。

(一)蛋白质浓度鉴定

蛋白质浓度鉴定方法常用的有紫外吸收测定法、Folin-酚试剂法、双缩脲法、考马斯亮蓝法、荧光法等。

1. **紫外吸收测定法**　蛋白质中的酪氨酸和色氨酸残基的苯环含有共轭双键,在紫外线波长280nm处有最大吸收峰,吸光度与蛋白质溶液的浓度服从朗伯-比尔定律,一定浓度范围内蛋白质浓度与吸光度成正比,可用紫外分光光度计比色测定蛋白质浓度。但是由于核酸在紫外线波长280nm处也有吸收峰,会对结果造成影响,故同时测定260nm的光吸收,通过计算可以消除核酸对蛋白质测定的影响。紫外吸收测定法简便、灵敏、快速、不消耗样品。

2. **双缩脲法**　双缩脲试剂是碱性的含铜溶液,呈蓝色,Cu^{2+}可与蛋白质中的肽键络合,形成紫红色络合物,颜色的深浅与蛋白质浓度成正比。此物质在波长540nm处有最大吸收峰,可通过比色法分析蛋白质浓度。双缩脲法测定蛋白质浓度简单快速、干扰物质少,但是灵敏度差。

3. **Folin-酚试剂法**　Folin-酚试剂法的显色原理与双缩脲法相同,只是加入了第二种试剂,即Folin-酚试剂,以增加显色量,从而提高了检测蛋白质的灵敏度。在碱性条件下,蛋白质中的肽键与Cu^{2+}结合形成络合物,Folin-酚试剂中的磷钼酸盐-磷钨酸盐被蛋白质中的酪氨酸和苯丙氨酸残基还原,产生深蓝色的钼蓝和钨蓝的混合物。在一定的条件下,蓝色深浅与蛋白质的浓度成正比。此物质在波长745~750nm处有最大吸收峰,可通过比色法分析蛋白质浓度。Folin-酚试剂法灵敏度高于双缩脲法,但是该法费时较长,要精确控制操作时间,标准曲线也不是严格的直线形式,且专一性较差,干扰物质较多。对双缩脲反应发生干扰的离子,同样容易干扰Folin-酚反应,而且对后者的影响还要大得多。

(二)蛋白质纯度鉴定

蛋白质纯度一般指蛋白质样品中是否含有其他杂质蛋白。当用一种方法检验蛋白质纯度时,可能有两个或者更多的蛋白质表现行为类似,这可能会导致样品被认为是均一的错误结论。因此,进行蛋白质纯度鉴定时至少要采用两种或以上不同原理的方法检测,从不同角度测定蛋白质样品的均一性,才更可靠。

组图:蛋白质双缩脲反应

通常鉴定蛋白质纯度的方法有聚丙烯酰胺凝胶电泳（polyacrylamide gel electrophoresis，PAGE）、十二烷基磺酸钠-聚丙烯酰胺凝胶电泳（SDS-PAGE）、毛细管电泳、高效液相色谱（high performance liquid chromatography，HPLC）等。

1. SDS-PAGE 是蛋白质纯度检测的常用方法，SDS 是一种阴离子表面活性剂，可以断开分子内和分子间的氢键，破坏蛋白质分子的二级和三级结构，SDS 与蛋白质结合后，使蛋白质发生变性并带有负电荷，蛋白质在电场中的泳动速率仅与蛋白质颗粒大小有关，而且聚丙烯酰胺凝胶有分子筛作用，根据蛋白质分子大小的不同进行分离，对凝胶上的蛋白质染色，用已知分子量标准确定目的蛋白质条带，通过对条带灰度分析，计算目的蛋白质纯度。该法检测蛋白纯度快速简便、灵敏度高、干扰物质少。

2. HPLC 又称为高压或高速液相色谱、高分离度液相色谱，以液体为流动相，色谱柱为固定相。采用高压输液泵将具有不同极性的单一溶剂或不同比例的混合溶剂、缓冲液等流动相泵入装有固定相的色谱柱，经进样阀注入待测蛋白质样品，样品由流动相带入柱内，在固定相和流动相之间进行连续多次交换，由于混合物中各组分在性质和结构上的差异，与固定相之间产生的作用力的大小、强弱不同，随着流动相的移动，混合物在两相间经过反复多次的分配，使得各组分被固定相保留的时间不同，从而按一定次序由固定相中流出，依次进入检测器进行检测，从而实现对待测蛋白质样品纯度的分析。该法分离效率高，选择性好，检测灵敏度高，操作自动化，应用范围广，已成为蛋白质快速分离纯化的重要方法，但缺点是分析成本较高。

四、蛋白质的保存

刚刚分离纯化的蛋白质尽量以高浓度保存，浓度最好在 1mg/ml 以上，有利于蛋白质的稳定。同时，为了防止细菌的生长，蛋白质最好在灭菌管中分装保存，减少冻融次数，避免振荡，防止变性。分离纯化的蛋白质可于 4℃ 或 -20℃ 冰箱中短期保存，-70℃ 中长期保存。若将蛋白质冻干，处于完全脱水的状态，保存效果更好。

第五节 自动化分离纯化系统

几乎在每个分子生物学实验室，与生物分子相关的分离纯化工作都是十分重要，而且必不可少。但要对多个样品进行纯化还是相当困难的，不仅需要选择合适的纯化技术，而且工作量也特别大，很难满足当前分子生物学的飞速发展对高通量样品进行分离纯化的需求。随着分子生物学技术的进一步发展，自动化分离纯化系统应运而生，大大地简化了分离纯化工作的复杂性。

一、自动化核酸分离纯化系统

临床上每天需要从大批量的临床样本中提取高质量的核酸用于后续的分子生物学检测，自动化核酸提取系统可高通量地代替传统手工提取核酸过程，有效节省人力成本，缩短工作时间，保证临床检测结果的可靠性和重复性，同时将生物安全风险和样本间交叉污染降到最低。全自动核酸提取系统分为两类：一类是大型的自动化液体工作站；另一类是小型自动核酸提取仪，利用封装好的配套试剂自动完成提取纯化过程。大型自动液体工作站因为设备成本高昂，运行成本高，适合一次提取几千个同一种类标本，所以真正得到应用的比较少；而小型自动化的仪器，因为仪器设备和运行成本低，操作方便，得到越来越多的应用，通常 30 分钟左右即可完成全部提取工作。

组图：核酸提取试剂盒及自动化核酸提取仪

二、自动化蛋白质分离纯化系统

随着生物技术的发展和对各种蛋白质结构和功能的深入研究，蛋白质分离纯化技术不断更新发展，出现了很多高效的自动化蛋白质分离纯化设备。这些蛋白纯化系统能全自动化分离纯化亲和标记的蛋白质，实验人员可以在不到 30 分钟时间内获得纯化和脱盐蛋白质。自动化系统的操作简单，仪器运行过程无须照管，以至于实验室任何人员无须培训即能使用，与传统方法相比，极大地提高了纯化工作的效率，节约大量的人力和物力。

本章小结

核酸(包括 DNA 和 RNA)和蛋白质是生物体内重要的生物大分子,是分子生物学研究的主要对象,因此核酸和蛋白质的分离纯化也成为了分子生物学检验技术中的最重要、最基本的操作,直接关系到检验结果的准确性。

分子生物学临床样本在采集、运送和保存的过程中需符合临床标准操作要求,并高度重视生物安全问题。

DNA 的分离纯化包括基因组 DNA 和质粒 DNA 的分离纯化,基因组 DNA 分离纯化常用的方法有酚-氯仿抽提法、吸附柱法和磁珠法;质粒 DNA 分离纯化常用的方法有碱裂解法、煮沸裂解法、SDS 裂解法等。RNA 的分离纯化包括总 RNA 和 mRNA 的分离纯化,总 RNA 分离纯化常用的方法有 Trizol 试剂法、离心柱法、磁珠法等;mRNA 分离纯化常用的方法有寡聚(dT)-纤维素柱层析法、磁珠法等。核酸的鉴定一般包括浓度鉴定、纯度鉴定和完整性的鉴定。

蛋白质分离纯化过程中尽可能保证蛋白质的生物学活性,防止发生变性。一般分前处理、粗制、精制三个阶段。可根据蛋白质的溶解度不同、分子大小不同、带电性质不同以及特异性亲和力等特点进行分离纯化,常用的方法包括盐析、透析、超滤、电泳、层析等。蛋白质的鉴定一般指蛋白质浓度和纯度的鉴定。

近年来随着临床分子生物学检验的发展,核酸和蛋白质样品量日益增加,自动化分离纯化系统开始进入临床领域,可有效节省人力成本,高通量地代替传统手工操作过程,更加方便快捷。

(袁丽丽)

扫一扫,测一测

思考题

1. 基因组 DNA 分离纯化的主要方法有哪些? 它们主要依据的原理是什么?
2. RNA 分离纯化过程中如何防止 RNase 对 RNA 的降解?
3. 蛋白质可以根据哪些结构和理化性质进行分离纯化?

第四章　聚合酶链反应技术

04章 PPT

学习目标

1. 掌握：PCR 技术的基本原理；实时荧光定量 PCR 的原理及方法。
2. 熟悉：PCR 反应体系与反应条件；PCR 产物分析方法。
3. 了解：其他 PCR 技术。
4. 学会使用 PCR 仪器及操作；对实时荧光定量 PCR 技术的临床应用有初步的了解。
5. 能做到对 PCR 反应体系与反应条件的优化和 PCR 产物初步分析。

第一节　聚合酶链反应

0401

文　档：PCR
发展史

聚合酶链反应（polymerase chain reaction，PCR）是 20 世纪 80 年代中期发展起来的一种选择性体外扩增 DNA 或 RNA 片段的技术，故又称为基因的体外扩增法。因其能快速特异扩增任何已知目的基因或 DNA 片段，被广泛用于涉及核酸的科学研究以及临床疾病的诊断和治疗监测，在生物医学研究领域和临床应用中发挥了重大的作用。

目前，PCR 技术已广泛应用于分子生物学的各个领域，在临床应用方面，PCR 技术开始主要用于乙型肝炎病毒、丙型肝炎病毒、人类巨细胞病毒、乳头瘤病毒和单纯疱疹病病毒等病毒检测，后来逐步扩增到细菌、原虫、霉菌、立克次体、衣原体和支原体等微生物，尤其是对于那些难培养的病原体及受染细胞很少的潜毒感染。此外，PCR 技术还可应用于基因疾病的诊断和肿瘤基因及肿瘤抑制基因突变的分析，对探讨肿瘤及肿瘤抑制基因在肿瘤中的作用、机制以及诊断都有重要意义。PCR 的灵敏度和特异性都优于传统的生物测定法和免疫测定法，现已成为生命科学实验室获取某一目标 DNA 片段的一种常规技术，已广泛地应用于医疗工程、生物工程、遗传病和传染病诊断、肿瘤机制的探查、法医学和考古学等领域。

一、聚合酶链反应的基本原理

（一）PCR 的基本原理

DNA 复制方式是半保留复制。DNA 在进行复制的时候链间氢键断裂，双链解旋分开，在 DNA 聚合酶与启动子的参与下，按照碱基互补配对原则，每条链作为模板在其上合成互补链，经过一系列酶（DNA 聚合酶、解旋酶、连接酶等）的作用生成两个新的 DNA 分子。子代 DNA 分子其中的一条链来自亲代 DNA，另一条链是新合成的，这种方式称半保留复制，见图 4-1。

PCR 技术的基本原理类似于 DNA 天然复制过程，其特异性依赖于与靶序列两端互补的寡核苷酸

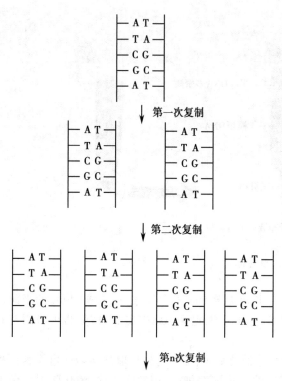

图 4-1 DNA 的半保留复制

引物。主要由高温变性、低温退火和适温延伸三个步骤反复的热循环构成：即在高温（95℃）下，待扩增的靶 DNA 双链受热变性成为两条单链 DNA 模板；而后在低温（40～60℃）情况下，两条人工合成的寡核苷酸引物与互补的单链 DNA 模板结合，形成部分双链；在 Taq DNA 聚合酶的催化（72℃）下，按照半保留复制的机制沿着模板链延伸直至完成新的 DNA 合成。通过不断重复这一过程，可以使目的 DNA 片段得到扩增。另一方面，新合成的 DNA 片段也可以作为模板，因而可使 DNA 的合成量呈指数型增长，见图 4-2。

（二）PCR 技术的基本过程

DNA 在复制时，其中两条以氢键结合的互补链必须先行分开，才能各自作为复制的模板。在实验中发现，在高温下，双股 DNA 链会分离成单股，等温度降低后，互补的两条 DNA 链又可以恢复成双股 DNA。因此，在生物体外，可通过温度变化控制 DNA 的变性和复性。

标准的 PCR 过程分为三步，每一步的转换通过温度的改变控制。

1. 变性 将反应体系加热到 90～96℃，维持较短的时间，DNA 模板双链的氢键断裂，形成单链 DNA。

2. 退火 将反应体系的温度下降至适宜温度（50～60℃），引物与模板单链 DNA 结合，形成局部双链。由于模板 DNA 链分子较引物复杂得多，加之引物量大大地超过模板 DNA 相对应的序列结合，因此，DNA 模板单链之间互补结合的机会很少。

3. 延伸 将反应体系温度升高至 70～75℃并维持一段时间，在 DNA 聚合酶的作用下，以引物为固定起点，以四种单核苷酸（dNTP）为底物，从引物的 5′-端→3′-端延伸，催化合成与模板互补的 DNA 链。

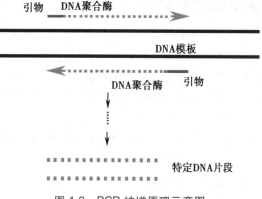

图 4-2 PCR 扩增原理示意图

PCR 技术的基本过程通过以上三步作为一个循环重复进行。每一双链的 DNA 模板，经过一次解链、退火、延伸三个步骤的热循环后就成了两条双链 DNA 分子。如此反复进行，每一次循环所产生的 DNA 均能成为下一次循环的模板，每一次循环都使两条人工合成的引物间的 DNA 特异区拷贝数扩增一倍，PCR 产物呈指数级迅速扩增，经过 25～35 个循环后，理论上可使基因扩增 10^9 倍以上，实际上一般可达 10^6～10^7 倍，而所有上述反应将在 1～2 小时内完成。

二、聚合酶链反应体系和条件

（一）反应体系

一个完整的 PCR 反应体系主要有模板、引物、DNA 聚合酶、三磷酸脱氧核苷酸（deoxynucleotide triphosphates，dNTP）、Mg^{2+} 和维持 pH 的反应缓冲液等基本要素组成，见图 4-3。

1. 模板 PCR 反应的模板可以是 DNA 或 RNA。当用 RNA 作模板时，先经过反转录生产 cDNA，

动画：PCR 工作原理

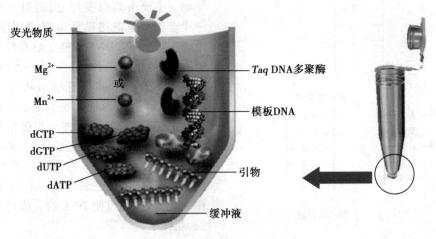

图 4-3 PCR 反应体系

然后再进行 PCR 反应。模板核酸的量与纯化程度,是 PCR 成败的关键环节之一。DNA 模板的来源广泛,可从微生物中或血细胞、绒毛、尿样、毛发、精斑、口腔上皮细胞等细胞中提取 DNA,也可将固定和包埋的组织标本脱蜡、蛋白酶 K 消化后提取 DNA。

传统的 DNA 纯化方法通常采用 SDS 和蛋白酶 K 来消化处理标本,这样提取的核酸即可作为模板用于 PCR 反应。一般临床检测标本,可采用快速简便的方法溶解细胞,裂解病原体,消化除去染色体的蛋白质使靶基因游离,直接用于 PCR 扩增。RNA 模板提取一般采用异硫氰酸胍或蛋白酶 K 法,要防止 RNase 降解 RNA。为了保证反应的特异性,基因组 DNA 作模板时浓度一般为 500~1 000ng,质粒 DNA 作模板时浓度为 10ng 左右。

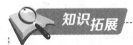

DNA 的稳定性

DNA 分子只要不与核酸酶接触,它是非常稳定的。因此,科学家用 PCR 技术可以从石蜡包埋 40 多年的宫颈癌活检组织中检测出人乳头瘤病毒 DNA,可以从多年前的血斑分析苯丙酮尿症,甚至从几千年前的埃及木乃伊中分离出的 DNA 用作 PCR 样品进行扩增。

2. 引物　引物是一段与模板 DNA 链特异结合的寡核苷酸片段,对于 DNA 的扩增起到引发的作用。扩增是从引物的 3′-端延伸的,引物决定了 PCR 扩增片段的长度、位置和结果。选择高效而特异性强的引物是 PCR 成败的一个关键因素。

引物的长度大多为 20~30 个碱基。设计引物的先决条件是与引物结合的靶 DNA 序列片段必须是已知的,而与两个引物结合的两个片段之间的靶序列未必清楚。引物设计的基本原则是最大限度地提高扩增效率和特异性,同时尽可能抑制非特异性扩增。为了节省时间和减少 PCR 过程中的问题,可以使用计算机程序对引物进行设计、选择和优化。设计引物应遵循以下原则:①引物长度,15~30bp,常用为 20bp 左右。②引物扩增跨度,以 200~500bp 为宜,特定条件下可扩增至 10kb 的片段。③引物碱基,G+C 含量以 40%~60% 为宜,G+C 太少扩增效果不佳,G+C 过多易出现非特异条带;ATGC 最好随机分布,避免 5 个以上的嘌呤或嘧啶核苷酸的成串排列。④避免引物内部出现二级结构,避免两条引物间互补,特别是 3′-端的互补,否则会形成引物二聚体,产生非特异的扩增条带。⑤引物 3′-端的碱基,特别是最末及倒数第二个碱基,应严格要求配对,以避免因末端碱基不配对而导致 PCR 失败。⑥引物中有或能加上合适的酶切位点,被扩增的靶序列最好有适宜的酶切位点,这对酶切分析或分子克隆很有好处。⑦引物的特异性,引物应与核酸序列数据库的其他序列无明显同源性。

引物与模板的正确结合是关键。引物与模板的结合及引物链的延伸是遵循碱基配对原则的。聚合酶合成反应的忠实性及 Taq DNA 聚合酶耐高温性,使反应中模板与引物的结合(复性)可以在较高的温度下进行,结合的特异性大大地增加,被扩增的靶基因片段也就能保持很高的正确度。再通过选择特异性和保守性高的靶基因区,其特异性程度就更高。

3. 酶及其浓度　目前最常用的 DNA 聚合酶为 Taq DNA 聚合酶(Taq DNA polymerase),它是一种耐热 DNA 聚合酶,最初是从一种生活在美国黄石公园水温 80~90℃ 泉水中的水栖噬热菌(thermus aquaticus)中分离出来的,故命名为 Taq 酶。此酶具有以下特点:①耐高温,在 70℃ 下反应 2 小时后其残留活性大于原来的 90%,在 93℃ 下反应 2 小时后其残留活性是原来的 60%,在 95℃ 下反应 2 小时后其残留活性是原来的 40%;②在热变性时不会被钝化,不必在每次扩增反应后再加新酶;③高催化活性,大大地提高了扩增片段特异性和扩增效率,增加了扩增长度(2.0kb)。此酶的发现是 PCR 实现自动化的关键,使 PCR 得到广泛应用。

Taq DNA 聚合酶在一个典型的 PCR 反应中常用浓度为 $1~2.5IU/100\mu l$ 体系,浓度过高可引起非特异性扩增,浓度过低则合成产物量减少。但是 Taq DNA 酶具有 $5'\rightarrow3'$ 聚合酶活性和 $5'\rightarrow3'$ 外切酶活性,没有 $3'\rightarrow5'$ 外切酶活性,在 PCR 反应中如发生某些碱基的错配,该酶是没有校正功能的。因此 Taq PCR 产物中点突变要多些。在通常的 PCR 反应条件下,Taq DNA 聚合酶的错掺率约为 2×10^{-4},即掺入 2×10^4,有一个单核苷酸错配。由于 PCR 产量很高,错配产物在 PCR 总产量中仅占很小的比例。因此,对 PCR 产物的分析而言,这一错配率不是一个严重的问题。但是 PCR 产物如用于克隆,含有错配核苷酸的产物克隆后,所有该克隆的 DNA 都会带有相同的"突变"。在这种情况下,降低错配率就显得很重要了。通过增加模板分子、减少循环次数和降低 DNA 合成的总量可以减少错配率。

目前,还发现了其他多种耐热 DNA 聚合酶,如从嗜热栖热菌(T. thermophilus)中分离出 Th DNA 聚合酶,从 Litoralis 栖热球菌(T. litoralis)分离出 Vent DNA 聚合酶等。

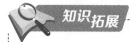

DNA 聚合酶的发展

PCR 最初使用的 DNA 聚合酶是大肠埃希氏菌 DNA 聚合酶 I 的 Klenow 片段,该片段的分子量为 76 000。Klenow 酶具有聚合酶活性,能以 DNA 为模板,将 dNTP 中的脱氧核苷酸逐个加到 $3'$-OH 末端,还有 $3'\rightarrow5'$ 外切核酸酶活性,能识别和消除错配的引物末端,以校正复制过程中错配的核苷酸。但是 Klenow 片段不耐高温,90℃ 会变性失活,在 DNA 模板进行热变性时,会导致此酶钝化,每加入一次酶只能完成一个扩增反应周期,给 PCR 技术操作程序添了不少困难。这使得 PCR 技术在一段时间内没能引起生物医学界的足够重视。

1988 年初,Keohanog 改用 T4 DNA 聚合酶进行 PCR,其扩增的 DNA 片段很均一,真实性也较高,但每循环一次,仍需加入新酶。

耐热 DNA 聚合酶的应用,不仅简化了 PCR 操作程序,而且还增加了 PCR 扩增的特异性和反应产量。目前,在 PCR 反应中广为应用的是耐热 DNA 聚合酶。

4. dNTP 的质量与浓度　标准 PCR 反应体系中包含 4 种等物质的量的三磷酸脱氧核苷酸(dNTP),即 dATP、dGTP、dTTP、dCTP,为 PCR 反应的合成原料。在常规 PCR 反应中,每种 dNTP 的浓度一般应为 $200~250\mu mol/L$,dNTP 的浓度直接影响到 PCR 反应的速度和特异性。配制过程要注意 4 种 dNTP 的浓度要相等(等摩尔配制),如其中任何一种浓度不同于其他几种时(偏高或偏低),就会引起错配。浓度过低会降低 PCR 产物的产量,而高浓度的 dNTP 可与 Mg^{2+} 结合,使游离的 Mg^{2+} 浓度下降,影响 DNA 聚合酶的活性。

5. 反应缓冲液　反应缓冲液提供 PCR 反应所必需的合适的酸碱度和某些离子。目前最常用的缓冲液是 $10~50mmol/L$ 的 Tris-HCl 缓冲液(20℃ 时 pH 8.3~8.8)。反应缓冲液中还包含有二价阳离子,因为热稳定 DNA 聚合酶要求有游离的二价阳离子,常用的是 Mg^{2+}。但 dNTP 和寡核苷酸都能结合

Mg^{2+},因而反应体系中 Mg^{2+} 的浓度必须超过 dNTP 和引物来源的磷酸盐基团的浓度。由于二价阳离子浓度的重要性,其最佳浓度必须结合不同的引物与模板用试验方法进行确定。

反应缓冲液中还包含 KCl,50mmol/L 以内的 KCl 有利于引物的退火,而 50mmol/L 以上的 KCl 则抑制 Taq DNA 聚合酶的活性。

此外,还可以向反应缓冲液中加入 Taq DNA 聚合酶保护剂,如小牛血清白蛋白(100μg/ml)、明胶(0.01%)、Tween-20(0.05%~0.1%)等。

在 PCR 扩增时,反应物上面要加一层石蜡油,以减少 PCR 过程中反应液体的蒸发,有利于维持反应体系的热稳定和盐浓度,增加扩增产量。

(二)反应条件

PCR 反应条件为温度、时间和循环次数。

1. 温度与时间的设置　基于 PCR 原理三步骤而设置变性、退火、延伸三个温度点。在标准反应中采用三温度点法,双链 DNA 在 90~95℃变性,再迅速冷却至 40~60℃,引物退火并结合到靶序列上,然后快速升温至 70~75℃,在 Taq DNA 聚合酶的作用下,使引物链沿模板延伸。对于较短靶基因(长度为 100~300bp 时)可采用二温度点法,除变性温度外、退火与延伸温度可合二为一,一般采用 94℃变性,65℃左右退火与延伸(此温度 Taq DNA 聚合酶仍有较高的催化活性)。

(1)变性温度与时间:变性温度低,解链不完全是导致 PCR 失败的最主要原因。一般情况下,93~94℃足以使模板 DNA 变性,若低于 93℃则需延长时间,但温度不能过高,因为高温环境对酶的活性有影响。此步若不能使靶基因模板或 PCR 产物完全变性,就会导致 PCR 失败。

(2)退火温度与时间:退火温度是影响 PCR 特异性的较重要因素。变性后温度快速冷却至 40~60℃,可使引物和模板发生结合。由于模板 DNA 比引物复杂得多,引物和模板之间的碰撞结合概率远远高于模板互补链之间的碰撞。退火温度与时间,取决于引物的长度、碱基组成及其浓度,还有靶基因序列的长度。通常退火温度应低于引物 T_m(解链温度)值的 25℃左右,在 T_m 值允许范围内,选择较高的复性温度可大大地减少引物和模板间的非特异性结合,提高 PCR 反应的特异性。复性时间一般为 30~60 秒。

(3)延伸温度与时间:Taq DNA 聚合酶的最适温度为 70~75℃,通常选择温度为 72℃,过高的延伸温度不利于引物和模板的结合。PCR 延伸反应的时间,可根据待扩增片段的长度而定,一般 1kb 以内的 DNA 片段,延伸时间为 1 分钟,延伸时间过长会导致非特异性扩增带的出现。对低浓度模板的扩增,延伸时间要稍长些。

2. 循环次数　PCR 循环次数决定扩增的程度。在其他参数已优化的前提下,循环次数取决于模板 DNA 最初的浓度。例如,当带扩增靶序列分别为 $3×10^5$、$1.5×10^4$、$1×10^3$ 和 50 拷贝分子时,最适的循环数分别为 25~30、30~35、35~40 和 40~45 次。循环次数越多,非特异性产物的量亦随之增多,还会导致 PCR 反应的"平台期"出现,但循环次数太少会影响正常 PCR 产量。一般的循环次数为 25~40 次。

PCR 的循环参数、反应体系中各组分及其他反应条件都是相互影响的,任何因素的改变都将引起其他反应条件的变化,从而直接影响 PCR 反应的结果。由于各种不同反应体系都有其最适反应条件,故只有 PCR 反应体系在最适反应条件下,方能达到最佳扩增结果。

第二节　聚合酶链反应产物分析

PCR 结束后必须对扩增产物进行分析才能达到最终检测目的。PCR 产物是否为特异性扩增,其结果是否准确可靠,必须对其进行严格的分析与鉴定,才能得出正确的结论。PCR 产物的分析,可依据研究对象和目的不同而采用不同的分析方法。

一、限制性片段长度多态性

限制性片段长度多态性(restriction fragment length polymorphism,RFLP)分析的基本原理是利用限

制性内切酶能对 PCR 产物进行处理,识别 DNA 分子的特异序列,并在特定序列处切开 DNA 分子,即产生限制性片段的特性,判断在酶切位点是否存在点突变的一种方法,是目前最简单的一种检测基因点突变的技术,临床应用非常广泛。RFLP 分析主要是设计适当的扩增引物,使扩增片段包括某一个或数个多态性的限制性内切酶识别序列,在 PCR 扩增后用该酶切割 PCR 产物。PCR 产物包含各种串联重复序列,因重复单位数目的不同而呈现高度多态。因此利用重复序列两侧的特异性引物进行 PCR 扩增,所得扩增片段具有高度多态性,这些不同长度的等位片段可用 PAGE 分离。用相应的限制性内切酶对 PCR 产物进行水解,则 PCR 产物能(或不能)被酶水解而产生与正常序列长度不同的片段。

二、等位基因特异性寡核苷酸

等位基因特异性寡核苷酸(allele specific oligonucleotid,ASO)分析为一种通过 PCR 产物与寡核苷酸探针杂交来检测基因突变的技术。将被检测的基因片段经 PCR 扩增后固定到膜上,与突变型寡核苷酸片段探针杂交,同时以野生型探针为对照。如出现杂交信号,则表明样品中存在与该 ASO 探针相应的点突变,ASO 需严格控制杂交条件和设置标准对照,避免假阳性和假阴性。

三、单链构象多态性

单链构象多态性(single-strand conformation polymorphism,SSCP)分析可以用来检测 DNA 序列之间的不同。在一定条件下,链 DNA 分子能自发地形成特有的二级结构,而且二级结构的空间结构取决于 DNA 分子本身的碱基组成。单链 DNA 片段呈复杂的空间折叠构象,这种立体结构主要是由其内部碱基配对等分子内相互作用力来维持的,当不同 DNA 链上有一个碱基发生改变时就可引起所形成的二级结构的改变,会影响其空间构象,使构象发生改变。单突变 DNA 由于碱基组成的改变,其 PCR 产物变性后产生的两条单链 DNA 的空间构象也发生改变。

空间构象有差异的单链 DNA 分子在非变性聚丙烯酰胺凝胶中电泳时具有不同的迁移率,从而将野生型与突变型靶基因区别开来。

PCR-SSCP 分析的基本过程是首先通常在疑有突变的 DNA 片段附近设计一对引物进行 PCR 扩增目的基因;将特异的 PCR 扩增产物用甲酰胺等变性,而后快速复性,使之成为具有一定空间结构的单链 DNA 分子;将适量的单链 DNA 进行非变性聚丙烯酰胺凝胶电泳;最后通过放射自显影、银染或溴化乙锭显色分析结果。若发现单链 DNA 带迁移率与正常对照的相比发生改变,就可以判定该链构象发生改变,进而推断该 DNA 片度中有碱基突变。PCR-SSCP 分析技术具有操作简便、快速、灵敏地检测有无点突变或多态性的优点,是被广泛应用的筛查点突变的技术之一。

四、变性梯度凝胶电泳

变性梯度凝胶电泳(denatured gradient gel electrophoresis,DGGE)主要用于检测 DNA 突变,是根据 DNA 双链分子局部变性为单链使电泳迁移率下降的特性,采用梯度变性胶来分离 DNA 片段的技术。双链 DNA 分子在一般的聚丙烯酰胺凝胶电泳时,其迁移行为取决于其分子大小和电荷,不同长度的 DNA 片段能够被区分开,但同样长度的 DNA 片段在胶中的迁移行为一样,因此不能被区分。DGGE 技术是在一般的聚丙烯酰胺凝胶基础上,加入了变性剂(尿素和甲酰胺)梯度。核酸解链的难易程度由其核酸解链温度(T_m)值决定。电泳使双链 DNA 片段通过变性剂浓度的凝胶时,当 DNA 片段迁移至其最低点熔点区域的 T_m 值相当的变性剂浓度的凝胶时,DNA 片段的低熔点区域开始解链,而高熔点区域仍为双链。这种局部解链的 DNA 分子的电泳迁移率大大地降低,将序列不同的 DNA 片段进行分离,从而能够把同样长度但序列不同的 DNA 片段区分开来。一个碱基的替换都可以引起 T_m 值的改变。因此 DGGE 技术可以检测出 DNA 分子中的任何一种单碱基的替换、移码及小于 10 个碱基的缺失突变。

五、熔解曲线分析

熔解曲线(dissociation curve)是指随温度升高 DNA 的双螺旋结构降解程度的曲线,可以用来确定不同的反应产物,包括非特异性产物。同许多荧光 PCR 技术一样,在 PCR 反应前将 LG Green 饱和荧光染料与 PCR 反应体系混合,利用特定的染料插入 DNA 双链中,然后将 PCR 产物直接放入 Light Scanner 仪器中,在一定温度范围内将 PCR 扩增产物进行加热变性,温度从 50℃ 逐渐升高到 95℃,在此过程中,随着温度升高,反应中双链 DNA 变性,荧光染料又恢复到游离状态导致荧光信号降低。实时检测荧光信号,荧光强度随温度变化即熔解曲线。用荧光信号改变与温度作图,在扩增产物的只有染料法才需要作熔解曲线,探针法没有必要,因为熔解曲线是由于染料法的特异性差,所以通过熔解曲线考察扩增产物是否是目标产物,与电泳的其中的一个目的相同,但熔解曲线毕竟是数学推导,并且结果中包含了仪器的误差。

第三节 实时荧光定量 PCR 技术

荧光定量 PCR 技术于 1996 年由美国 Applied Biosystems 公司推出,由于该技术不仅实现了 PCR 从定性到定量的飞跃,而且与常规 PCR 相比,它具有特异性更强、有效解决 PCR 污染问题、自动化程度高等特点,目前已得到广泛应用。

一、实时荧光定量 PCR 的基本原理

(一)实时荧光定量 PCR 中常用的概念

1. 扩增曲线(amplification curve) 是指在实时荧光 PCR 扩增过程中,对整个 PCR 反应扩增过程进行了实时的监测和连续地分析扩增相关的荧光信号,随着反应时间的进行,监测到的荧光信号的变化可以绘制成一条以扩增循环数为横坐标,以 PCR 反应过程中实时荧光强度为纵坐标所做的曲线,见图 4-4。

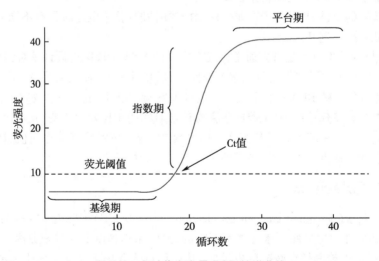

图 4-4 实时荧光定量 PCR 扩增曲线

2. 荧光阈值(threshold) 是指在实时荧光定量 PCR 扩增曲线上人为设定的一个值,它可以设定在指数扩增阶段的任意位置上。一般来说,将 PCR 反应前 15 个循环的荧光信号作为荧光本底信号,因此荧光阈值一般设置为 3~15 个循环的荧光信号标准差的 10 倍,但在实际应用时需要结合 PCR 反应扩增效率、线性回归系数参数来综合考虑。荧光信号开始由本底进入指数增长阶段的拐点(即设定阈值)所对应的循环次数,见图 4-4。

3. 循环数(cycle threshold value,Ct 值) 即 PCR 扩增过程中扩增产物的荧光信号达到设定的荧光阈值所经过的循环次数。每个模板的 Ct 值与该模板的起始拷贝数成反比,起始模板量越高,Ct 值越低,反之则 Ct 值越大,因此 Ct 值可以用来相对地判断起始模板量,见图 4-5。

4. 扩增效率(amplification efficiency,E) 是指 PCR 反应一个循环后的产物增加量与这个循环的模板量的比值,其值为 0~1。一般情况下,在 PCR 反应的前 20 或 30 个循环中,E 值比较稳定,

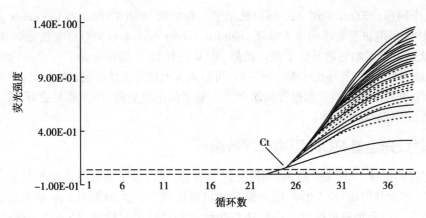

图 4-5　相同模板在同一台 PCR 仪上进行重复 96 次扩增的扩增曲线图

文　档：PCR
扩增的理论
模式

为指数扩增期,之后随着 PCR 反应的进行,E 值逐渐下降,直至为 0,此时 PCR 进入平台期,不再扩增。

（二）实时荧光定量 PCR 技术的基本原理

实时荧光定量 PCR 技术（real-time quantitative polymerase chain reaction,real-time PCR）是一种在 DNA 扩增反应中,以荧光化学物质监测每次聚合酶链反应,利用荧光信号积累实时监测整个 PCR 进程,最后通过标准曲线对未知模板进行定量分析的方法。实时荧光定量 PCR 技术无一例外均是基于荧光共振能量转移（fluorescence resonance energy transfer,FRET）的原理,即当一个荧光基团与一个荧光淬灭基团的距离接近到一定范围时,就会发生荧光能量转移,淬灭基团会吸收荧光基团在激发光作用下的激发荧光,从而使其发不成荧光。但如果荧光基团一旦与淬灭基团分离,淬灭作用即消失。因此,利用 FRET 原理选择合适的荧光基团和淬灭基团对核酸探针或引物进行标记,再利用核酸杂交和核酸水解所致荧光基团和淬灭基团结合或分开的原理,建立各种荧光 PCR 方法。

1. **荧光染料技术**　荧光染料技术目前主要应用的染料分子是 SYBR Green Ⅰ。SYBR Green Ⅰ是一种可以非特异地结合双链 DNA 小沟的荧光染料,它嵌合进 DNA 双链,但不结合单链。在 PCR 反应体系中加入过量 SYBR Green Ⅰ染料,游离的过量 SYBR Green Ⅰ染料几乎没有荧光信号,但当染料选择性掺入至双链 DNA 分子中,将会产生很强的荧光信号。在 PCR 扩增过程中,由于新合成的双链 DNA 不断增加,SYBR Green Ⅰ染料结合到双链 DNA 分子中也增加,因此 PCR 扩增的产物越多,SYBR Green Ⅰ结合得越多,荧光信号就越强。荧光信号的检测在每个循环的延伸期完成后进行。

该技术的优点在于荧光染料的成本低,而且不需要对引物或探针进行预先特殊的荧光标记,适用于任何反应体系,操作也比较简单,因此在科学研究中该技术应用得更广泛。然而,由于 SYBR Green Ⅰ染料能与任何双链 DNA 结合,因此它也会结合到非特异性扩增产物的双链分子或引物二聚体中,使实验产生假阳性信号。

图片：SYBR
Green Ⅰ荧
光染料技术
原理示意图

由于 SYBR Green Ⅰ染料对 PCR 反应具有一定的抑制效应,同时其荧光强度较低,稳定性差,近来一些试剂公司正对针对 SYBR Green Ⅰ染料存在的这些缺点开发出一些性能更好的染料,如 SYBR Green ER、POWER Green、Eva Green 等。

2. **荧光探针技术**　以 TaqMan 荧光探针为基础的实时荧光定量 PCR 技术,在目前国内的临床诊断中应用最为广泛,其指在常规 PCR 的一对引物之外,加入一个两端带有荧光标记的寡核苷酸探针,在探针完好的状态下,5′-端报告荧光基团的激发光被 3′-端的淬灭基团所抑制。PCR 过程中,随着链的延伸,Tap DNA 聚合酶沿着 DNA 模板移动到荧光标记探针的结合位置,发挥它 5′→3′外切酶活性,将荧光探针切断,释放出报告荧光基团的荧光信号。每合成一个模板,一个报告基团的信号释放,被释放的报告荧光基团的数目和 PCR 产物是一对一关系。

TaqMan 探针技术解决了荧光染料技术非特异的缺点,反应结束后不需要进行寡核苷酸熔解曲线分析,减少了实验时间。但是,TaqMan 探针只适合一个特定的目标靶基因,不便普及应用。此外,由于 TaqMan 探针两侧的荧光基团和淬灭基团相距较远,淬灭不彻底,本底较高,而且该方法也容易受 Taq DNA 聚合酶的 5′→3′外切酶活性的影响。

图片：Taq-Man探针法的基本原理示意图

针对这几个问题,2000年美国ABI公司推出了一种新的MGB-TaqMan探针(minor groove binding TaqMan),其3′-端采用非荧光性的淬灭基团(non-fluorescent quencher,NFQ),吸收报告基团的能量后并不发光,大大地降低了本底信号的干扰。此外,MGB探针的3′-端还连接了一个小沟结合物(minor groove binder,MGB)——二氢环化吲哚卟啉三肽,可以大大地稳定探针与模板的杂交,使较短的探针达到较高的T_m值,并且短探针的荧光报告基团和淬灭基团的距离更近,淬灭效果更好,荧光背景更低,短探针也简化了探针的设计成本。

二、实时荧光定量PCR引物和探针设计

进行实时荧光定量PCR实验时,必须设计好引物和探针,除了能获得高的扩增效率外,对PCR扩增的特异性、消除基因组DNA的扩增及提高的灵敏度都有很大的提高。一般先选择好探针,然后设计引物使其尽可能地靠近探针。将引物和探针互相进行配对检测,以避免二聚体和发夹结构的形成。

（一）引物设计

1. 单链引物的最适长度为15~20bp,GC含量为30%~80%,最佳为45%~55%。

2. TaqMan引物的T_m值最好反应在68~70℃,分子信标和杂交探针相关引物的T_m值变化区间可大一些,但对于同一引物而言,其T_m值应接近,差异不要超过2℃。

3. 应避免引物中多个重复的碱基出现,尤其是要避免4个或超过4个的G碱基出现。引物的3′-端最好不为G和/或C。3′-端的5个碱基不应出现2个G和/或C。

4. 避免引物内出现反向重复序列形成发夹二级结构,同时也应避免引物间配对形成引物二聚体。

5. 将引物尽量接近于探针。

（二）探针设计

1. 探针要绝对的保守,有时分型就仅仅依靠探针来决定。理论上有一个碱基不配对,就可能检测不出来。

2. TaqMan探针的长度最好为20~40bp,而且T_m值为65~72℃,确保探针的T_m值要比引物的T_m值高出5~10℃,这样可保证探针在退火时先于引物与目的片段结合。

3. 避免探针中多个重复的碱基出现,尤其是要避免4个或超过4个的G碱基。确保探针中GC含量为30%~80%。探针中的G不能多于C。

4. 探针的5′-端不能为G,因为即使单个G碱基与FAM荧光报告基团相连时,也可以淬灭FAM基团所发出的荧光信号,从而导致假阴性的出现。探针3′必须进行封闭,避免在PCR反应过程中起引物的作用而进行延伸。

5. TaqMan探针应靠近上游引物,即TaqMan探针应靠近与其在同一条链上的上游引物。两者的距离最好是探针的5′-端离上游引物的3′-端有一个碱基。

6. 避免探针与引物之间形成二聚体。引物-探针二聚体的形成,主要是因为探针与引物的3′-端末端杂交以后会导致二聚体扩增,从而同靶基因竞争反应的原料,导致扩增效率下降。

7. 用杂交探针做mRNA表达分析时,探针序列应尽可能包括外含子/外含子边界。

三、实时荧光定量PCR反应体系和条件优化

在进行实时荧光定量PCR实验的过程中,PCR的扩增效率是一个非常重要的影响因素,高的扩增效率才能保证实时荧光定量PCR结果的精准性及重复性。与普通PCR相比,实时荧光定量PCR在反应体系中加入了荧光物质,用于实时监控PCR反应的过程,这些荧光物质都能影响Taq酶的活性从而对PCR的扩增效率产生影响,因此,在进行正式实验之前,需要对实时荧光定量PCR反应体系和反应条件进行优化。

（一）反应体系的优化

1. 模板的质量和浓度　模板的质量可影响PCR的扩增效率。模板应小份量分装放置在-20℃中低温保存,避免反复冻融。模板的浓度一般可根据Ct值来选择。如果是进行首次实验,那么应选择一系列稀释浓度的模板来进行实验,以选择出最为合适的模板浓度。一般而言,使Ct位于15~30个循

笔记

环比较合适,若大于 30 则应使用较高的模板浓度,如果 Ct 小于 15 则应选择较低的模板深度。

2. 引物和探针的浓度 引物和探针的浓度是影响实时荧光定量 PCR 反应的关键因素之一。若引物浓度太低,会导致 PCR 反应不完全;若引物浓度过高,则会大大地增加发生错配以及产生非特异产物的可能性。对于大多数 PCR 反应,0.5μmol/L 是个合适的浓度,若初次选用这个浓度不理想,可在 0.3~1.0μmol/L 之间进行选择,直至达到满意的结果。杂交探针的浓度初次实验选用 0.2μmol/L,若荧光信号强度不能满足要求,可以增加至 0.4μmol/L。

3. MgCl₂ 的浓度 在 PCR 反应中,$MgCl_2$ 的浓度对酶的活性是至关重要的,不仅如此,合适的 $MgCl_2$ 的浓度还能在反应中得到较低的 Ct 值、较高的荧光信号强度以及良好的曲线峰值。所以对 $MgCl_2$ 的浓度选择应慎重。一般来说,对以 DNA 或 cDNA 为模板的 PCR 反应,应选择 2~5mmol/L 浓度的 $MgCl_2$,对以 mRNA 为模板的 RT-PCR 而言,则应选择的 $MgCl_2$ 浓度为 4~8mmol/L。

（二）反应条件的优化

1. 退火温度 首次实验设置的退火温度应比计算得出的 T_m 值小 5℃,如果两个引物 T_m 值不同,将退火温度设定为比最低的 T_m 值低 5℃,然后在 1~2℃ 内进行选择。一般来说,退火温度要根据经验来确定,这个经验值往往会与计算得出的 T_m 值有一定的差距。

2. 循环次数 通常情况下,实时荧光定量 PCR 反应只需 25~30 个循环就可以获得满意的结果,而对于一些极微量的待测样本而言,适当增加循环数可以提高实时荧光定量 PCR 反应的检查低限,一般来说,这时循环数可以设置为 40~45 个,循环次数越多,实时荧光定量 PCR 反应敏感性就越高。在实际工作中,当循环数达到一定数量值时,实时荧光定量 PCR 反应的敏感性将不再升高。

四、实时荧光定量 PCR 测定的数据分析

在实时荧光定量 PCR 中,对模板定量分析有两种方法:绝对定量和相对定量。绝对定量指的是用已知的标准曲线来推算未知的样本的量;相对定量指的是在一定样本中目的基因相对于另一参照样本的量的变化。

（一）绝对定量

绝对定量的目的是确定某个样品准确的分子数,是用已知的标准曲线来推算未知样本的量。此方法标准品的量是预先已知的,将标准品稀释成不同浓度的样品,并作为样品进行 PCR 反应。以标准品拷贝数的对数和 Ct 值绘制标准曲线,说明标准品浓度的对数与循环次数成正比。从图中可看出模板 DNA 量越多,荧光达到阈值的循环数越少,即 Ct 值越小。对未知样品进行定量时,根据未知样品的 Ct 值,即可在标准曲线中得到样品的拷贝数。

由于样本的浓度完全是通过标准曲线来确定的,所以合适的标准品是定量准确的关键。一方面标准品与未知样品应具有一致的扩增效率,另一方面标准品的定量必须准确。这就要求标准品的扩增序列与样品完全一致,标准品纯度要高,不应含有影响定量的因素(如 DNA 酶),标准品与未知样本各种反应体系的干扰因素要一致等。

如果用于 RNA 检测,这被称为逆转录实时 PCR(real-time RT-PCR),它是指对经过反转录(RT-PCR)的 RNA 通过聚合酶链反应并实时监测 DNA 的放大过程,在扩增的指数增长期就测量扩增产物,因为扩增指数增长期测量值与特异 DNA(RNA)起始量存在相关性,从而实现定量检测。real-time PCR 的基本目标是精确测量和鉴别非常微量的特异性核酸,从而可通过监测 Ct 值而实现对原始目标基因的含量定量。

实时荧光定量 PCR 法最大的优点是克服了终点 PCR 法进入平台期或饱和期后定量的较大误差,实现 DNA/RNA 的精确定量。该技术不仅实现了对 DNA/RNA 模板的定量,而且具有灵敏度和特异性高、能实现多重反应、自动化程度高、无污染、实时和准确等特点,该技术在医学临床检验及临床医学研究方面有着重要的意义。

实时定量 PCR 技术较终点法定量 PCR 具有明显的优势:首先,它操作简便、快速、高效,具有很高的敏感性和特异性;其次,在封闭的体系中完成扩增并进行实时测定,大大地降低了污染的可能性。实时定量 PCR 技术的出现使分子诊断领域发生重大的变化,目前已广泛应用于病原体感染的定量检测、细胞因子的表达分析等。

（二）相对定量

相对定量常用于临床诊断,对特定靶基因(如 HBV DNA),此方法可以高通量地准确定量,对于疾病的诊断、治疗具有指导意义。相对定量的结果一般为靶基因经处理与未处理的表达差异倍数,在生命科学理论研究中,在一些情况下不需要对靶基因含量进行绝对定量,只需分析目的基因的相对表达差异,如某种靶基因经过某种处理后其表达量是升高还是下降,这时只需用相对定量的方法就可以满足实验的要求。相对定量就是通过检测靶基因相对于内参基因的表达变化来实现的。内参基因是指在机体的各组织和细胞中,一些基因表达相对恒定,在检测其他基因的表达水平变化时常用它来做内部参照物,简称内参基因。选择正确的内参可以校正样本质与量的误差,以及扩增效率的误差,保证实验结果的准确性。

目前有两种常用的相对定量方法:标准曲线法的相对定量和比较 Ct 法的相对定量。标准曲线法的相对定量又称为双标准曲线法的相对定量,此方法与标准曲线的绝对定量方法基本类似,不同之处在于绝对定量中只需构建靶基因的标准曲线,而且用于构建标准曲线的标准品的量是已知的;而相对定量中需要同时构建靶基因和内参基因两条标准曲线,而且所用的标准品的量未知,只知其相对稀释度。在标准曲线法的相对定量实验中,需将标准品稀释成不同浓度(常用 10 倍的倍比稀释),作为模板进行实时荧光定量 PCR 反应,扩增靶基因和内参基因并作标准曲线,同时扩增待测样本中靶基因和内参基因,然后根据各自标准曲线计算待测样本中初始表达量。

比较 Ct 法的相对定量与标准曲线法的相对定量的不同之处在于其运用了数学公式来计算相对量。用比较 Ct 相对定量法进行基因表达定量时,样本的靶基因和内参基因均需进行实时荧光定量 PCR 反应,定量的结果是通过目的基因与内参基因 Ct 之间的差值(ΔCt)来反映。具体来说,在进行比较 Ct 法相对定量实验时,实验体系必须包含实验组和对照组、目的基因和内参基因。该方法不需要再对内参基因和靶基因做标准曲线,而只需对待测样品分别进行 PCR 扩增即可。但该方法以靶基因和内参基因的扩增效率基本一致为前提的,效率的偏移将影响实际拷贝数的估计,而真实扩增情况下,目的基因和内参基因的扩增效率总会存在一定的偏差,因此实验条件需要严格优化。

相对定量是一种更简单、更方便的方法,因为更加容易实施,并且对于疾病状态的检测更加有意义。但不同类型的相对定量方法各有优势和缺陷,在实际应用时应根据实验目的和研究条件合理选择。

第四节　其他 PCR 技术

PCR 技术广泛用于生物和医学领域的同时,PCR 技术本身也得到了充分的发展。目前已发展过许多 PCR 为基础的相关技术,形成了适用于不同目的的 PCR 技术系列。以下是几种临床研究和诊断中应用较多的 PCR 相关技术:

一、逆转录 PCR

逆转录 PCR(reverse transcription PCR,RT-PCR)是以细胞内总 RNA 或 mRNA 为材料进行核酸扩增的技术,即是将 RNA 的逆转录(RT)和 cDNA 的聚合酶链式扩增(PCR)相结合的技术。由于耐热 DNA 聚合酶不能以 RNA 作为模板,因此首先必须经逆转录酶的作用从 RNA 合成 cDNA,再以 cDNA 为模板,扩增合成目的片段。逆转录酶是从 RNA 病毒分离出的依赖 RNA 的 DNA 聚合酶,具有依赖 RNA 的 DNA 聚合酶活性。常用的逆转录酶有:鸟类成髓细胞性白细胞病毒(AMV)逆转录酶,它有强的聚合酶活性和 RNA 酶 H 活性,最适温度为 42℃;莫罗尼鼠类白血病病毒(M-MLV)逆转录酶,它有强的聚合酶活性,RNA 酶 H 活性相对较弱,最适温度为 37℃。

RT-PCR 的指数扩增是一种很灵敏的技术,可以检测拷贝数很低的 RNA。RT-PCR 的关键步骤是 RNA 的逆转录,要求 RNA 模板完整,而且不含 DNA、蛋白质等杂质。在总 RNA 的提取过程中,注意避免 mRNA 的断裂,防止 RNA 酶降解 RNA,保持 RNA 的完整性。

进行逆转录时,可采用的引物主要有以下 3 种:

1. 随机引物　以人工合成的随机序列(6bp)混合物作为引物,也称为随机引物(random primer),特异性低,引物在整个转录本的多个位点退火,产生短的,部分长度的 cDNA。随机引物能与靶 RNA

的任何序列互补,引发逆转录反应。随机引物能将标本中的所有 RNA 逆转录合成 cDNA,体系中所有 RNA 分子充当了 cDNA 第一链模板,通常用此引物合成的 cDNA 中 96% 来源于 rRNA。

2. 寡脱氧胸腺苷酸　以合成的寡脱氧胸腺苷酸[oligo(dT)]作为引物,一般为 18 个碱基,是一种对 mRNA 特异的方法。因绝大多数真核细胞 mRNA 具有 3′-端 Poly(A)尾,所以此引物能与 mRNA 配对,使其被转录。由于 Poly(A) RNA 仅占总 RNA 的 1%~4%,故此种引物合成的 cDNA 比随机作为引物得到的 cDNA 在数量和复杂性方面均要小。

3. 基因特异性引物　基因特异性引物(gene specific primer,GSP)是特异性最好的引物。GSP 是反义寡聚核苷,可以特异性地同 RNA 目的序列杂交,而不像随机引物或 oligo(dT)那样同所有 RNA 退火。用此类引物仅生成所需要的 cDNA,导致更为特异的 PCR 扩增。

不管哪种方式合成 cDNA,其最终产物的特异性仍然由 PCR 引物决定。RT-PCR 被广泛应用于遗传病的诊断,并且可以与荧光定量 PCR 技术相结合用于定量监测某种 RNA 的含量。

二、多重 PCR

多重 PCR(multiplex PCR),又称多重引物 PCR 或复合 PCR,它是在同一 PCR 反应体系里加上 2 对以上引物,同时扩增一份 DNA 样品中的同一靶 DNA 或不同靶 DNA 的多个核酸片段的 PCR 反应,其反应原理、反应试剂和操作过程与一般 PCR 相同。进行多重 PCR 时应保持各对引物之间的扩增效率基本一致,否则它们之间将会发生竞争,影响最终扩增结果。各个引物的 3′-端要避免互补,引物长度比一般 PCR 反应引物稍长,引物的浓度需根据具体实验确定。

一般 PCR 仅应用一对引物,通过 PCR 扩增产生一个核酸片段,主要用于单一致病因子等的鉴定。多重 PCR 在同一 PCR 管中同时检测或鉴定多种病原微生物,可以对某些遗传病及癌基因进行分型鉴定。如肝炎病毒的感染,在同一患者或同一供血者体内,有时存在多种肝炎病毒重叠感染,有时是甲、乙、丙型肝炎病毒重叠,有时可能是甲、乙型肝炎病毒重叠,有时是乙、丙型肝炎病毒重叠。此外,多重 PCR 经济简便,多种病原体在同一反应管内同时检出,大大地节省时间,节省试剂,节约经费开支,为临床提供更多、更准确的诊断信息。

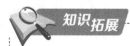

假肥大性肌营养不良症的多重 PCR 检验

半数假肥大性肌营养不良症(DMD)的患者是由于 *Dystrophin* 基因的部分缺失引起的。根据 *Dystrophin* 基因中易于缺失的 9 个区域的序列,设计合成一系列引物,同一实验中同时扩增这 9 个区域,进行电泳分析。正常人多重 PCR 电泳图谱为 9 个片段,如果 *Dystrophin* 基因中某一个区域缺失,在电泳图谱上就没有相应的条带,由此可诊断 DMD。

三、等位基因特异性 PCR

等位基因特异性 PCR(allele specific PCR,AS-PCR)是根据单核苷酸多态性(single nucleotide polymorphism,SNP)设计两种特异引物。由于 PCR 过程中引物延伸是 3′-端开始的,所以 3′末端的碱基对引物的延伸来说处于至关重要的位置。如果这个碱基与模板互补,则引物能不间断延伸,PCR 可以正常进行,得到特定长度扩增带。反之,亦然。所以只要将突变与正常等位基因所不同的那个碱基安排在 3′最末端,当用某一含突变序列的引物进行 PCR 时,如果得到特异扩增带,表明被测基因含有该种突变;没有特异扩增带出现,则表示没有这种突变。用凝胶电泳就能够很容易地分辨出扩增产物的有无,从而确定基因型的 SNP。

图片:AS-PCR 的基本原理示意图

等位基因特异性 PCR 可以用于研究疾病易感性,当一个遗传标记的频率在患者中明显超过非患者,表明该标记与疾病存在关联,通过比较分析两者的单倍型和研究连锁不平衡性,可将基因组中任何未知的致病基因定位。此外,SNP 可以精细地反映个体的遗传差异,与个体的药物反应进行相关分析,从而确定基因在药物作用中的功能和意义。这样既可以根据患者的遗传特性设计治疗方案,实现

"个性化治疗",提高药效,降低药物的毒副作用,又可以在临床试验阶段为特定药物选择合适的受试者,提高效率,减少费用。

SNP 的等位基因特异 PCR 标记已逐渐成为一种快速、简便、低成本、可靠、高通量的检测基因型 SNP 的方法。

四、巢式 PCR

巢式 PCR(nested PCR)是对靶 DNA 进行二次扩增,第二次扩增所用的模板为第一次扩增的产物。巢氏 PCR 通常设计两对引物,第二对引物(第二次扩增所用引物)在靶序列上的位置应设计在第一对引物的内侧。巢氏 PCR 使用两对 PCR 引物扩增完整的片段,第一对 PCR 引物扩增片段和普通 PCR 相似。第二对引物称为巢式引物(因为他们在第一次 PCR 扩增片段的内部)结合在第一次 PCR 产物内部,使得第二次 PCR 扩增片段短于第一次扩增。巢式 PCR 可提高反应的灵敏度和特异性,适用于靶基因的质/量较低或其他原因导致常规 PCR 无法获得理想的扩增产物。它的好处在于,如果第一次扩增产生了错误片段,则第二次能在错误片段上进行引物配对并扩增的概率极低。因此,巢式 PCR 的扩增非常特异。

巢式 PCR 相对普通 PCR 其优点是:克服了单次扩增平台期效应的限制,使扩增倍数提高,从而极大地提高了 PCR 的敏感性;由于模板和引物的改变,降低了非特异性反应连续放大进行的可能性,保证了反应的特异性;内侧引物扩增的模板是外侧引物扩增的产物,第二阶段反应能否进行,也是对第一阶段反应正确性的鉴定,因此可以保证整个反应的准确性及可行性。但其亦有缺点:进行第二次 PCR 扩增引起交叉污染的概率大。为了克服此缺点,可采用同一反应管中巢式 PCR,主要利用内外引物 T_m 值不同。如果已排除引物、酶、RNA 提取、逆转录等其他原因引起的 PCR 不成功,确定关键原因是模板量低的话,可以用巢式。

五、数字 PCR

数字 PCR(digital PCR,dPCR),也可称单分子 PCR,1999 年,由 Vogelstein 和 Kinzler 首先提出,一般包括两部分内容,即 PCR 扩增和荧光信号分析。在 PCR 扩增阶段,与传统技术不同,数字 PCR 一般需要将样品稀释到单分子水平,并平均分配到几十至几万个单元中进行反应。该技术主要采用微流控或微滴化方法,将稀释后的待测品核酸溶液分散至芯片的微反应器或微滴中,每个反应器含有的待测分子数不会超过 1 个,再将所有样品在相同条件下进行 PCR 扩增,这样经过 PCR 循环之后,有一个核酸分子模板的反应器就会给出荧光信号,没有模板的反应器就没有荧光信号。不同于 qPCR 对每个循环进行实时荧光测定的方法,数字 PCR 技术是在扩增结束后对每个反应单元的荧光信号进行统计学分析。最后通过直接计数或数字 PCR 泊松分布公式计算得到样品的原始浓度或含量。

数字 PCR 是一种核酸分子绝对定量技术。相比 qPCR,数字 PCR 可直接数出 DNA 分子的个数,是对起始样品的绝对定量。尽管这两种技术有些类似,都是估计起始样品中的核酸量,但它们有一个重要的区别。定量 PCR 是依靠标准曲线或参照基因来测定核酸量,而数字 PCR 则让你能够直接数出 DNA 分子的个数,是对起始样品的绝对定量,因此特别适用于依靠 Ct 值不能很好分辨的应用领域:拷贝数变异、突变检测、基因相对表达研究(如等位基因不平衡表达)、二代测序结果验证、miRNA 表达分析、单细胞基因表达分析等。

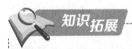

临床基因扩增检验实验室

由于临床基因扩增检验的灵敏度及影响因素众多,为了保证临床基因扩增检验的质量,医疗机构应规范临床基因扩增检验实验室的设置,加强工作人员的培训和考核,使临床基因扩增检验技术更好地为疾病的预防、诊断和治疗服务。

一般来说,临床基因扩增检验实验室应设有 4 个工作区域,包括试剂准备区、标本制备区、扩增区和扩增产物分析区。各个工作区域必须相互独立,有各自独立的通风系统,同时严格控制工作区域的空气流向,以防止扩增产物顺空气气流进入扩增前区域。

图片:临床基因扩增检验实验室设置模式图

本章小结

　　聚合酶链反应(PCR)是20世纪80年代中期发展起来的一种选择性体外扩增DNA或RNA片段的技术。其反应原理与细胞内的DNA复制相似,它具有特异、灵敏、产率高、快速、简便、重复性好、易自动化等突出优点;能在一个试管内将所要研究的目的基因或某一DNA片段在数小时内扩增至十万乃至百万倍,使肉眼能直接观察和判断。PCR技术是生物医学领域中的一项革命性创举和里程碑。

　　PCR技术实际上是在模板DNA、引物和4种脱氧核苷三磷酸(dNTPs)存在的条件下,依赖DNA聚合酶的酶促合成反应。根据扩增的片段设计需要的上、下游引物;人为地建立合成体系的离子强度和pH;控制体外合成体系的温度,使DNA热变性成为单链;继而单链的DNA和人工合成的引物退火,然后在dNTPs存在下,耐热的DNA聚合酶使引物沿单链模板延伸成为双链DNA。通过高温变性、低温退火和适温延伸3个步骤的循环反应,使目的DNA得以迅速扩增。

　　荧光定量PCR技术不仅实现了PCR从定性到定量的飞跃,而且与常规PCR相比,它具有特异性更强、有效解决PCR污染问题、自动化程度高等特点,目前已得到广泛应用。在常规PCR技术的基础上衍生出许多新的技术,如逆转录PCR、多重PCR、等位基因特异性PCR、巢氏PCR、数字PCR等。

　　PCR技术的灵敏度、简便性和准确性使其在基因疾病的诊断与肿瘤基因和肿瘤抑制基因突变的分析中,对探讨肿瘤基因及肿瘤抑制基因在肿瘤中的作用、机制以及诊断都有重要意义。此外,PCR技术在分子克隆、法医学鉴定、DNA序列分析、致病基因的检测及考古学等方面也都发挥着重要作用。

（胥振国）

扫一扫,测一测

思考题

　　1. 简述PCR技术及其临床应用。

　　2. 实时荧光定量PCR中,为什么通常把前15个循环作为荧光本底信号? 样本荧光循环阈值Ct的设定有何意义?

第五章　DNA 序列测定技术

学习目标

1. 掌握:双脱氧链终止法的基本原理;第二代测序技术的基本流程;自动 DNA 测序仪的基本原理。
2. 熟悉:第一代测序技术的基本原理及优、缺点。
3. 了解:新一代测序技术的应用和 DNA 测序技术的发展趋势。
4. 学会分析 DNA 测序结果,判读测序图中等位基因突变位点。
5. 能做到对实验方法的正确选择和初步评价。

案例

  2009 年 H1N1 流感病毒疫情时,有一名患者死于呼吸系统引起的多器官衰竭,然而其具体的死因不明。科学家把患者肺部穿刺组织的 DNA 拿来做高通量测序。最终在 950 万条序列中,发现 0.85% 的序列来自 H1N1 病毒基因组,从而发现了该患者的真正死因。在这样高人类基因组干扰的背景下,目前其他技术都难以快速发现致病病毒序列及其分子分型。

  请问:

  1. 什么是 H1N1 病毒?

  2. 该患者的最终诊断用到什么技术?

  核酸序列分析,也称核酸测序技术,简称测序(sequencing)。测序技术最早可以追溯到 20 世纪 50 年代,早在 1954 年就已经出现了关于早期测序技术的报道,即 Whitfeld 等人用化学降解的方法测定多聚核糖核苷酸序列。核酸序列分析技术最初是进行 RNA 序列测定,1965 年 Holley 等人历时 7 年完成了酵母丙氨酸转运 RNA 的 76 个核苷酸序列测定。同期 Sanger 等人发明了 RNA 的小片段序列测定法,并完成了大肠埃希氏菌 5S rRNA 的序列测定。DNA 测序技术(DNA sequencing)出现得较晚,Sanger 和 Coulson 建立了 DNA 序列的"加减法",又于 1977 年引入双脱氧核苷三磷酸(ddNTP),形成了双脱氧链终止法,使得 DNA 序列测定的效率和准确性大大地提高。20 世纪 90 年代初出现的荧光自动测序技术将 DNA 测序带入自动化测序的时代。

第一节　第一代 DNA 序列测定

  DNA 的序列测定即 DNA 分子一级结构的测定,是分子生物学研究中的一项非常重要的和关键的内容,DNA 测序的目的就是为了认识生命的本质,了解生物的差异性,以及不同的生物进化和发展的历史。快速和准确地获取生物体的遗传信息对于生命科学研究一直具有十分重要的意义。对于每个生物体来说,基因组包含了整个生物体的遗传信息。测序技术能够真实地反映基因组 DNA 上的遗传信息,进而比较全面地揭示基因组的复杂性和多样性,因而在生命科学研究中扮演了十分重要的角色。

第一代 DNA 序列测定技术主要有双脱氧链终止法和化学降解法,它们在原理上差异很大,但都是根据核苷酸在某一固定的点开始,随机在某一特定的碱基处终止,产生 A、T、C、G 四组不同长度的一系列核苷酸,然后在变性的 PAGE 胶上电泳检测,经放射自显影后,从放射自显影胶片上直接读出待测 DNA 上的核苷酸顺序。

一、双脱氧链终止法

双脱氧链终止法(chain termination method)是 Sanger 等在加减法测序的基础上发展而来的。其原理是利用大肠埃希氏菌 DNA 聚合酶 I,以单链 DNA 为模板,并以与模板事先结合的寡聚核苷酸为引物,根据碱基配对原则将脱氧核苷三磷酸(dNTP)底物的 5′-磷酸基团与引物的 3′-OH 末端生成 3′,5′-磷酸二酯键。通过这种磷酸二酯键的不断形成,新的互补 DNA 得以从 5′→3′ 延伸。Sanger 引入了双脱氧核苷三磷酸(ddNTP)作为链终止剂。ddNTP 比普通的 dNTP 在 3′ 位置缺少一个羟基(2′,3′-ddNTP)(图 5-1),可以通过其 5′-三磷酸基团掺入到正在增长的 DNA 链中,但由于缺少 3′-OH,不能同后续的 dNTP 形成 3′,5′-磷酸二酯键。因此,正在增长的 DNA 链不再延伸,使这条链的延伸终止于这个异常的核苷酸处。

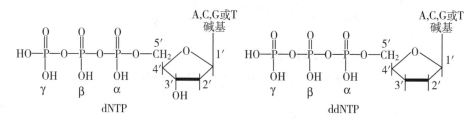

图 5-1 ddNTP 和 dNTP 的结构比较

这样,在 4 组独立的酶反应体系中,在 4 种 dNTP 混合底物中分别加入 4 种 ddNTP 中的一种,ddNTP 被加到正在合成的链上,由于它的 3′-OH 已被氧化,下一个 dNTP 的 5′-磷酸基团不能与之形成磷酸二酯键,使合成终止。在引物等延伸反应过程中,ddNTP 在不同位置掺入,产生了一系列不同长度的新的 DNA 片段,4 组分别终止于模板链的每个 A、每个 C、每个 G 和每个 T 位置上的一系列长度的核苷酸链。

测序反应产物被放射性标记,通过高分辨率变性聚丙烯酰胺凝胶电泳,再通过放射自显影检测后,从凝胶底部到顶部按 5′→3′ 方向读出新合成链序列,由此推知待测模板链的序列(图 5-2)。

Sanger 法因操作简便,得到广泛的应用。后来在此基础上发展出多种 DNA 测序技术,其中最重要的是荧光自动测序技术。

二、化学降解法

1977 年,美国哈佛大学的 Maxam(马克萨姆)和 Gilbert(吉尔伯特)发明了以化学切割为基础的 DNA 测序法,称为 Maxam-Gilbert DNA 测序法,也称为化学降解法。

化学降解法原理是利用特异的选择性试剂,专一性地随机断裂 DNA,生成不同长短的片段。根据试剂的选择性及片段在高分辨力的聚丙烯酰胺凝胶电泳上的区带位置,判断 DNA 片段末端核苷酸的种类,从而测出 DNA 的序列(图 5-3)。

在 4 种反应体系中,化学试剂特异性断裂 DNA 机制是:①G 反应,硫酸二甲酯(dimethyl sulphate,DMS)是一种碱性化学试剂,可以使 DNA 链上的腺嘌呤 A 的 N_2 和鸟嘌呤 G 的 N_7 甲基化,但是鸟嘌呤 G 的 N_7 甲基化速度比腺嘌呤 A 的 N_2 甲基化速度要快 4~10 倍,并且在中性 pH 环境中,DMS 主要作

图片:"双脱氧链终止"的含义

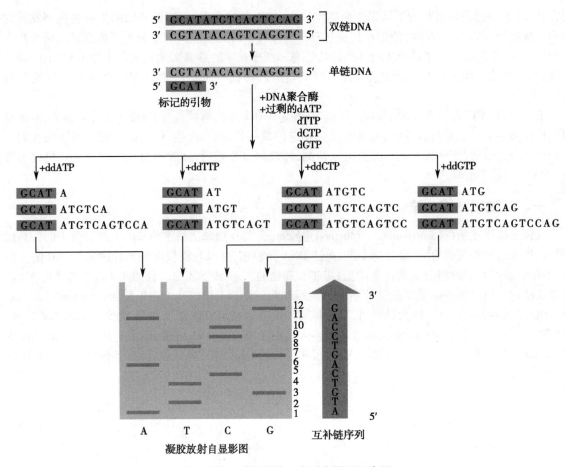

图 5-2　双脱氧链终止法测序原理示意图

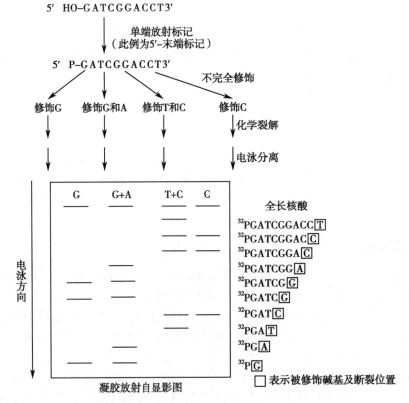

图 5-3　化学降解法测序原理示意图

用于鸟嘌呤 G,使之甲基化,导致糖苷键断裂。②A+G 反应,哌啶甲酸可以使 DNA 链上的嘌呤在酸的作用下发生糖苷水解,导致 DNA 链在脱嘌呤位点(G 和 A)发生断裂。③C+T 反应,在碱性环境中,肼(hydrazine)作用于胞嘧啶 C 和胸腺嘧啶 T 的 C_4 和 C_6 位置,导致糖苷键断裂。④C 反应,在高浓度的盐条件下,肼只对胞嘧啶起作用使之断裂(表 5-1)。

表 5-1　化学降解法所用的化学技术

碱基	特异修饰方法
G	pH 8.0 硫酸二甲酯对 N_7 进行甲基化,使 C_8-C_9 键对碱基裂解有特殊敏感性
A+G	pH 2.0 哌啶甲酸可使嘌呤环的 N 原子化,从而导致脱嘌呤,因此削弱腺嘌呤和鸟嘌呤的糖苷键
C+T	肼打开嘧啶环,后者重新环化成五元环后易除去
C	1.5mol/L NaCl 存在时,可用肼除去胞嘧啶

化学降解法的优点是不需要进行酶催化反应,因此不会产生由于酶催化反应而带来的误差;对未经克隆的 DNA 片段可以直接测序。化学降解测序法既可以标记 5′-末端,也可以标记 3′-末端。如果从两端分别测定同一条链的核苷酸序列,相互参照测定结果,可以得到准确的 DNA 序列。

化学降解法的缺点是操作繁琐,化学试剂的毒性大,放射性同位素标记效率偏低,需要较长时间曝光。目前,仅在分析特殊 DNA 链的核苷酸序列和分析 DNA 和蛋白质相互作用中的 DNA 一级结构时才使用化学降解法。

双脱氧链终止法和化学降解法自 1997 年被提出并逐渐完善,无疑是目前公认的两种最通用、最有效的 DNA 序列分析方法,Sanger、Maxam 和 Gilbert 等人也因此分享了 1979 年度诺贝尔化学奖。但实际操作中这两种方法都存在一些共同的问题,如放射性核素的污染、操作步骤繁琐、效率低和速度慢等缺点,特别是结果判断的读片过程是费时又乏味的工作。随着计算机软件技术、仪器制造和分子生物学研究的迅速发展,DNA 自动化测序技术取得了突破性进展,以其简单(自动化)、安全(非同位素)、精确(计算机控制)和快速等优点,已成为今天 DNA 序列分析的主流。

三、荧光自动测序技术

Sanger 法因操作简便,得到广泛的应用。20 世纪 80 年代末期开始,随着计算机软件技术、仪器制造和分子生物学研究的迅速发展,在此基础上发展出多种 DNA 测序技术,其中最重要的是荧光自动测序技术。虽然各种 DNA 自动测序系统差别很大,但大都沿用 Sanger 的双脱氧核苷酸链终止法原理进行测序反应。

（一）自动 DNA 测序仪的工作原理

荧光自动测序技术与链终止法测序原理相同,只是用不同的荧光色彩标记 ddNTP,如 ddATP 标记红色荧光,ddTTP 标记绿色荧光,ddCTP 标记蓝色荧光,ddGTP 标记黄色荧光。由于每种 ddNTP 带有各自特定的荧光颜色,当 DNA 聚合酶合成互补链时,每添加一种 ddNTP 就会释放出不同的荧光,通过电泳将各个荧光标记片段分开,同时激光检测器同步扫描,激发的荧光经光栅分光,以区分代表不同碱基信息的不同颜色的荧光,并在 CCD 摄影机上同步成像。

一个 DNA 样品进行四组测序反应,但分别以带有不同荧光的 ddNTP 作为终止物,每个产物在光激发下会产生不同的荧光。四组测序反应产物混合后,在一个凝胶泳道或同一个毛细管中进行电泳,其激发能源装置发生激光,激发泳道中的寡核苷酸片段产生荧光,然后经荧光检测器收集不同的荧光信号。由于每种 ddNTP 带有各自特定的荧光颜色,而简化为由 1 个泳道同时判读 4 种碱基。产物条带经过检测仪时给出特定信号,由计算机判读并记录。

（二）自动 DNA 测序仪的主要构成

自动 DNA 测序仪(DNA automated sequencer or sequenator)一般包括 4 个主要的系统:

1. 测序反应系统　在加入 DNA 样品后,能根据设定自动进行测序反应和荧光标记。

2. 电泳系统　主要有平板凝胶电泳、毛细管凝胶电泳和微槽管道凝胶电泳,一般有多个通道,可多达 384 道。

图片:自动化测序原理图

3. 荧光检测系统　其激发能源装置能发生激光以激发样品荧光,其荧光检测装置能探测和收集荧光信号。有三种类型的荧光检测装置被应用于自动 DNA 测序仪中,包括光电倍增光(PMT)、电荷耦联检测器(CCD)和光电二极检测器(PD)。

4. 电脑分析系统　能将荧光检测系统收集到的数据,按设定的程序将颜色信息转变为碱基序列信息。

总之,由激光发射器产生的激光束,通过精密的光学系统后被导向凝胶表面的检测区。在此,激光束垂直射向凝胶,同经过检测孔的 DNA 片段发生作用,并提供能量激发荧光发色基团发射出具特异性波长的荧光。这些荧光通过聚焦镜集中后传给滤光镜/棱镜组件,以便将四种碱基产生的不同标记波长区别开来。经成像透镜最后由高灵敏度的相机分段收集信号,传送给计算所分析处理(图 5-4)。

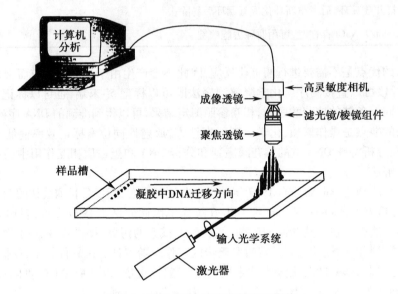

图 5-4　自动 DNA 测序仪的主要构件

第二节　第二代测序技术

第一代测序技术在分子生物学研究中发挥过重要的作用,如人类基因组计划(human genome project,HGP)主要基于第一代 DNA 测序技术。目前基于荧光标记和 Sanger 的双脱氧链终止法原理的荧光自动测序仪仍被广泛地应用。

随着人类基因组计划的完成,人们进入了后基因组时代,即功能基因组时代,第一代测序技术存在成本高、通量低等缺点,严重影响了其真正大规模应用,这促使了新一代 DNA 测序技术的诞生,即第二代测序技术(next-generation sequencing)。

第二代测序技术的核心是边合成边测序(sequencing by synthesis),即通过捕捉新合成的末端的标记来确定 DNA 的序列。

第二代测序技术是对传统 Sanger 法测序的一次革命性的改变,是一次可对几十万到几百万条 DNA 分子进行序列测定的高通量的测序技术,同时高通量测序使得对一个物种的转录组和基因组进行细致全貌的分析成为可能,所以又被称为深度测序(deep sequencing)。

一、第二代测序技术基本原理

第二代测序技术基本原理是将片段化的基因组 DNA 两侧连上接头,随后用不同的方法产生几百万个空间固定的 PCR 克隆阵列,每个克隆由单个文库片段的多个拷贝组成,然后进行引物杂交和酶延伸反应。由于所有的克隆都在同一平面上,这些反应就能够大规模平行进行,每个延伸反应所掺入的荧光标记的成像检测也能同时进行,从而获得测序数据。DNA 序列延伸和成像检测不断重复,最后经过计算机分析就可以获得完整的 DNA 序列信息。

第二代测序技术包括 454 测序技术、Solexa 测序技术和 SOLiD 测序技术。下面以 Solexa 测序技术为例介绍第二代测序技术的原理和基本流程。

Solexa 测序技术的原理是将基因组 DNA 的随机片段附着到光学透明的玻璃表面(即 flow cell),这些 DNA 片段经过延伸和桥式扩增后,在 flow cell 上形成了数以亿计簇(cluster),cluster 是具有数千份相同模板的单分子簇。然后利用带荧光基团的四种特殊脱氧核糖核苷酸,通过可逆性终止的边合成边测序技术对待测的模板 DNA 进行测序。

二、第二代测序技术工作流程

1. **构建 DNA 测序文库** 把待测序列打断成 200~500bp 的小片段,并在小片段两端加上不同的接头,连接载体,构建 ssDNA 文库。

2. **cluster 簇生成**

(1) 锚定桥接:锚定桥接(surface attachment and bridge amplification)是将 ssDNA 随机地附着在流动槽(flow cell)表面。flow cell 又称流动槽,被细分成 8 条泳道。每条泳道包含 2 列,每列分布 60 个小区,合计 120 个小区,每个小区在一次 SBS 循环反应中会拍照 4 次。在每个 flow cell 上随机布满着能够与 DNA 文库两端接头分别互补配对的寡核苷酸(A 接头引物、B 接头引物)。第 1 步得到的带接头的 DNA 片段变性成单链后与测序通道上的 A 接头引物结合形成桥状结构,以供后续的预扩增使用。以待测 DNA 单链为模板,以 5′→3′ 方向合成新链。接着将新合成的双链 DNA 变性,丢弃原始模板链,即待测 DNA 单链被冲洗走。新合成的链留在 flow cell 上。

(2) 桥式 PCR:向反应体系中添加未标记的 dNTP 和普通 Taq 酶,进行固相桥式 PCR 扩增,单链桥型待测片段被扩增成为双链桥型片段。新合成的单链 DNA 与 flow cell 表面 B 接头引物杂交,形成"桥"。以 B 接头引物为引物,新合成单链为模板进行扩增。扩增完成,形成双链的"桥"。变性双链的"桥",形成两条单链,即得到了与 flow cell 相连的两条互补的单链 DNA 分子。重复以上步骤,进行第二轮 PCR 扩增,共进行 20~30 轮的桥式 PCR 扩增后,会在 flow cell 的固相表面上获得上百万条成簇分布的双链待测片段,每一种 DNA 都在各自的位置集中成簇,从而达到能支持下一步测序反应所需信号强度的模板量。

(3) DNA 簇线性化:通过变性,释放出互补的单链,锚定到附近的固相表面。通过不断循环,将会在 flow cell 的固相表面上获得上百万条成簇分布的双链待测片段。将桥型双链 DNA 变性成单链 DNA(ssDNA),继续扩增。经过不断的扩增变性循环,每一种 ssDNA 都在各自的位置集中成簇(cluster),每一个簇含有单个模版分子的 500~1 000 个克隆拷贝,从而达到能支持下一步测序反应所需信号强度的模板量。

切割并冲走与 A 接头引物相连的 DNA 链,阻断留下来的单链 DNA 3′-OH,防止在后续测序过程中继续延伸 DNA 链。

3. **测序** 测序方法采用边合成边测序的方法。向反应体系中添加 DNA 聚合酶、接头引物和带有碱基特异荧光特异标记的 4 种 dNTP。这些 dNTP 的 3′-OH 被叠氮基团保护,因而每次只能添加一个 dNTP,这就确保了在测序过程中,一次只会被添加一个碱基。同时在 dNTP 被添加到合成链上后,所有未使用的游离 dNTP 和 DNA 聚合酶会被洗脱掉。接着,再加入激发荧光所需的缓冲液,用激光激发荧光信号,并由光学设备完成荧光信号的记录,最后利用计算机分析将光学信号转化为测序碱基。当荧光信号的记录完成后,加入化学试剂淬灭荧光信号并去除 dNTP 的 3′羟基保护基团,以便进行下一轮测序反应。通过"去阻断—延伸—激发荧光—切割荧光基团—去阻断"这样一个循环的方法来依次读取目的 DNA 上的碱基排列顺序。如此继续下去,直到每条模板序列都完全被聚为双链。这样,统计每轮收集到的荧光信号结果,就可以得知每个模板 DNA 片段的序列。

4. **数据分析(data analyzing)** 生物的基本遗传信息都存储在核酸序列特别是 DNA 的序列之中。数据分析能够揭示生物的基本遗传特性。生物的各种表型的内在控制因子都蕴藏在这些遗传信息之中。DNA 数据分析就是要揭示 DNA 序列与功能之间的关系。

测序得到的原始数据是长度只有几十个碱基的序列,要通过生物信息学工具将这些短的序列组装成长的重叠群(contigs)甚至是整个基因组的框架,或者把这些序列比对到已有的基因组或者相近物种基因组序列上,并进一步分析得到有生物学意义的结果。

微课:第二代测序技术基本流程

三、第二代测序技术的特点

第二代测序技术最显著的特征是高通量,一次能对几十万到几百万条 DNA 分子进行序列测序,使得对一个物种的转录组测序或基因组深度测序变得方便易行。第二代测序技术与第一代 Sanger 测序法的原理都是基于边合成边测序的思想,在测序原理上没有本质的飞跃,那么测序的时间和费用都大大地降低的原因是什么呢? 其关键在于第二代测序技术采用了高通量测序技术,使测序通量大大地提高,从 Sanger 测序法一次读取 1 条序列到毛细管测序的一次读取 96 条序列,再到现在的一次读取几百万条序列的实现,不得不说这是对第一代测序技术的一次革命性的变革。

与第一代技术相比,第二代测序技术不仅保持了高准确度,而且大大地降低了测序成本并极大地提高了测序速度。使用第一代 Sanger 的测序技术完成的人类基因组计划,花费了 30 亿美元巨资,用了三年的时间;然而,使用第二代测序技术,完成一个人的基因组测序现在只需要一周左右的时间。

然而第二代测序技术并不完美,由于其在测序前要通过 PCR 手段对待测片段进行扩增,因此增加了测序的错误率,比较适合重测序,而不太适用于没有基因组序列的全新测序。

同时,测序通量的不断提高,海量数据也给后续的生物信息分享带来了巨大的挑战,需要开发出能满足数据存储、处理和利用的分析软件和方法,才能充分体现出高技术、高通量和高准确度的应用价值。

四、第二代测序技术的应用

DNA 测序在疾病诊断和基因分型中有重要的实用价值。

1. 感染性疾病的预防与诊断 高通量测序非常适合细菌、真菌和病毒等微生物的全基因组测序,可用于这些微生物感染导致的疾病,可对微生物进行鉴定分型,了解感染的类型,以达到预防和诊断的目的。

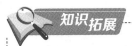

钩端螺旋体的二代测序

Dr. James Gern 和 Joseph DeRisi 合作,用二代测序技术从一个病危的十几岁的男孩的脑脊液中抽提出核酸样本,测了 8 百万条核酸序列,从中检出了 475 条钩端螺旋体的序列,从而判定这个男孩的病是因为钩端螺旋体感染。

Dr. James Gern 依据上述的判断,给男孩进行青霉素治疗,治好了这个男孩的病。脑脊液是较难取得的体液,只能采集很少的量,这就限制了所能得到的核酸总量。

钩端螺旋体,在病原体的常见程度排名中是较靠后的种类。在本案例中,如果用 PCR 方法,逐个排查病原体,核酸余量可能无法检测到钩端螺旋体。但高通量测序克服了核酸量不足的问题。

在本案例中,钩端螺旋体 DNA 只占总 DNA 的 0.6/10 000,含量极微,但经过高通量测序,得到了 475 条钩端螺旋体的 DNA,这让钩端螺旋体无处遁形。

2. 无创产前诊断 通过家系和/或对照研究、运用连锁和相关分析可以找到与疾病高度相关的短片段重复序列(short tandem repeat,STR)位点。一般来讲,目的基因若与 STR 位点有连锁关系,则其位置必定与 STR 位点邻近,故而对其附近区域进行克隆测序,就有可能发现目的基因。

目前已知唐氏综合征、苯丙酮尿症、脆性 X 综合征、脊髓性肌肉萎缩、肌强直营养不良、Ⅰ型小脑共济失调等 13 种疾病与三核苷酸重复单位拷贝数的异常扩增有关。

唐氏综合征,又称先天愚型,是由染色体异常(多了一条 21 号染色体)而导致的疾病。60% 患儿在胎内早期即流产,存活者有明显的智能落后、特殊面容、生长发育障碍和多发畸形。传统唐氏综合征诊断以羊水穿刺为主要诊断依据,具有一定的创伤性和风险性。研究发现,怀了唐氏胎儿的孕妇在3 月龄时,其外周血中 21 号染色体片段比怀正常胎儿的孕妇多了约 2.5%,无创产前诊断技术通过分离提取孕妇外周血血浆中含有的胎儿 DNA,经文库制备、上机测序、序列分析,显示 2.5%差异,从而推断胎儿是否有 21 三体综合征(唐氏综合征)。与羊水穿刺技术相比,无创产前诊断技术应用于唐氏综合征诊断具有安全、无痛苦等优点。

3. **肿瘤研究和诊断**　癌症是由基因组的突变积累引起的。通过第二代测序,对癌基因组序列和结构的分析可以为了解癌症机制、诊断与治疗提供新的视野。

循环肿瘤 DNA(ctDNA)是由肿瘤细胞坏死或凋亡后释放入血液循环系统中的具有 DNA 双螺旋结构的核苷酸片段,由于肿瘤细胞增殖能力旺盛,其释放入血液中的 ctDNA 浓度高达 1 000μg/ml,平均值为 180μg/ml,是正常人血液循环 DNA 的 6 倍。高通量核酸测序技术应用于 ctDNA 检测具有检测灵敏度高、特异性强、相对成本较低等优势,具有重要的临床应用意义。利用核酸测序技术对肺癌患者ctDNA 分析结果表明该方法可检测到浓度低至 0.019%的 ctDNA,特异性达到 96%。因此,ctDNA 核酸序列分析对于实施肿瘤疾病的精准治疗提供重要检测数据依据。

4. **药物研发**　通过测序可寻找新的药物靶点,进行药物筛选。同时可重新评估过去未通过的新药。对原来一些证明"无效"或"毒副反应大"的药物,药物基因组学研究有可能证明其对某些人群有较好的作用,或者说根据基因选择治疗药物可提高药物的有效性,避免不良反应的发生。这样,所有在临床试验中失败的药物都有可能"推倒重来"。

赫赛汀(Herceptin)是一种抗 HER2 单克隆抗体,可选择性作用于人类表皮生长因子受体 2(HER2),从而干扰癌细胞的生物学进程,抑制癌细胞的增生,美国食品药品监督管理局(Food and Drug Administration,FDA)已批准其用于治疗转移性乳腺癌,以及手术后的 HER2 阳性乳腺癌患者。研究发现赫赛汀对 *PIK3CA* 基因突变人群的疗效欠佳。*PIK3CA* 基因突变检测可为乳腺癌患者的合理用药提供参考依据。

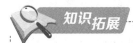

知识拓展

人 *EGFR*、*KRAS*、*BRAF*、*PIK3CA*、*ALK*、*ROS1* 基因突变检测试剂盒上市

2018 年 8 月国家药品监督管理局批准了"人 *EGFR*、*KRAS*、*BRAF*、*PIK3CA*、*ALK*、*ROS1* 基因突变检测试剂盒"上市,该多基因检测试剂盒应用高通量核酸测序技术体外检测非小细胞肺癌(NSCLC)患者肿瘤组织样本中基因的变异状态,辅助临床医生对吉非替尼、奥希替尼、克唑替尼等靶向药物的临床治疗评估,这是核酸测序技术在个体化临床诊疗上的成功应用。

随着核酸测序技术的日益成熟,未来将有更多的核酸测序试剂盒产品应用于临床治疗评估、临床疾病辅助诊断、临床重大疾病早期检测以及预防医学等领域。

第三节　测序技术的发展趋势

第二代的高通量测序技术已经得到了很好的发展和应用,但是由于其测序速度、成本、准确度等关键问题的解决仍存在困难,研究者们很快将目光转向了更高、更新的测序解决方案,第三代测序技术也就应运而生。

第三代测序技术是以单分子测序为特点的测序技术。与前两代相比,他们最大的特点就是单分子测序,测序过程无须进行 PCR 扩增。

单分子测序基本原理是边合成边测序的原则,DNA 聚合酶和模板结合,4 种碱基(荧光标记dNTP),在碱基配对阶段发出不同光,根据光的波长与峰值可判断进入的碱基类型。

纳米单分子测序技术读取数据的速度更快,而且成本会大大地降低。在该测序技术平台中,DNA分子以一次一个碱基的速度依次通过纳米小孔,利用核酸外切酶的特性来识别出不同的 DNA 碱基,同时还能检测出碱基是否被甲基化等相关的重要信息。与以往的测序技术皆不同,纳米单分子测序技术是基于电信号而不是光信号的测序技术。该技术的关键之一是,他们设计了一种特殊的纳米孔,孔内共价结合有分子接头。当 DNA 碱基通过纳米孔时,它们使电荷发生变化,从而短暂地影响流过纳米孔的电流强度(每种碱基所影响的电流变化幅度是不同的),灵敏的电子设备检测到这些变化从而鉴定所通过的碱基。

纳米单分子测序技术的优点是采用了一种新的荧光类似物和更加灵敏的监测系统,能够直接记录到单个碱基的荧光,从而克服了第二代测序必须用 PCR 扩增出数千个拷贝以增加信号亮度的缺陷。

目前还有一种基于半导体芯片的新一代革命性测序技术——Ion Torrent。该技术使用了一种布满小孔的高密度半导体芯片,一个小孔就是一个测序反应池。当 DNA 聚合酶把核苷酸聚合到延伸中的 DNA 链上时,会释放出一个氢离子,反应池中的 pH 发生改变,位于池下的离子感受器感受到 H^+ 离子信号,H^+ 离子信号再直接转化为数字信号,从而读出 DNA 序列。

传统的核酸测序技术需要将所要测序的 DNA 或者 RNA 从细胞或者组织中分离出来,在体外进一步扩增后进行测序反应。第四代 DNA 测序技术应运而生,第四代测序技术是原位测序技术。原位测序技术第一次实现了在细胞或者组织中对目的 RNA 分子进行测序,极大地保留了 RNA 分子的位置信息。也就是说,得到序列的同时,还能够知道这些序列来自哪些细胞或者组织的哪个部位。

病例讨论

患者,男,57 岁,身高 175cm,体重 70kg,有鸡胸,左右前胸廓不对称,有平足,二维彩超显示主动脉窦部扩张(50.7mm),主动脉瓣关闭不全伴反流+++~++++,左室内径扩大,二尖瓣关闭不全伴反流++。有汉族马方综合征(Marfan's syndrome,MFS)家族史。

取患者外周静脉血 2ml,EDTA 抗凝,全血 DNA 抽提试剂盒抽提基因组 DNA。对患者的原纤蛋白-1(fibrillin-1,*FBN1*)基因进行突变筛查。对 *FBN1* 的 65 个外显子进行 PCR 扩增,扩增片段包括 65 个外显子及侧翼内含子。对电泳条带清晰的 PCR 产物进行 DNA 测序,以确定突变位点及类型。该患者 DNA 测序结果如图所示:

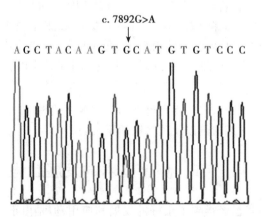

问题:请分析该患者的基因突变类型。

随着新的测序技术的出现,大规模测序的成本迅速下降,花费 1 000 美元测一个人的基因组的目标相信很快就可以实现。届时,对于遗传病的诊治将变得简单、快速,并能从基因组水平上指导个人的医疗和保健,从而进入个人化医疗的时代。同时,生物学研究的进展将会更多地依赖于测序技术的进步,不同领域的科学家花很少的钱就可以对自己熟悉的物种基因组进行测序,从而更好地指导实验设计,取得更多新的发现。

本章小结

　　DNA 测序技术是现代生物学研究中重要的手段之一。自从 1977 年第一代测序技术问世以来,经过几十年的努力,DNA 测序技术已经取得了很大的发展,在第一代和第二代测序技术的基础上,以单分子测序为特点的第三代测序技术、原位测序技术的第四代测序技术已经诞生。本章回顾了每一代测序技术的原理和特点,并对测序技术的发展趋势和它在临床医学中的应用作了展望,以期更好地帮助人们理解测序技术在生命科学研究中的重要作用。

（魏碧娜）

05章 扫一扫测一测

扫一扫,测一测

思考题

1. 请简述化学降解法的基本原理。
2. 请简述双脱氧链终止法的基本原理。
3. 请简述荧光自动测序技术的基本原理。

学习目标

1. 掌握：核酸分子杂交的基本原理；核酸探针的种类。
2. 熟悉：菌落杂交、Southern 印迹杂交、Northern 印迹杂交、原位杂交、基因芯片的基本原理和特点；荧光原位杂交技术的原理及在产前诊断、恶性肿瘤分子诊断中的应用。
3. 了解：常用的探针标记物及检测方法。
4. 学会各种印迹杂交的基本操作方法；具备运用荧光原位杂交技术和 DNA 芯片技术解决临床实际问题的能力。
5. 能做到对实验方法的正确选择和初步评价。

　　核酸分子杂交技术最初是 Hall 等人于 1961 年开始进行的，他们将探针与靶序列在溶液中杂交，然后通过平衡密度梯度离心分离杂交体，再进行检测。该方法很慢，费力且不精确，但它开拓了核酸分子杂交技术研究的先河。随后，人们对核酸分子杂交技术进行改造，相继发明了各种固相杂交技术，并对这些技术进行了改进，提高了杂交水平和灵敏度，应用也越来越广。核酸分子杂交技术是分子生物学研究中应用最广泛的技术之一，可用于 DNA 和 RNA 定性或定量分析。

知识拓展

亲缘关系的鉴定

　　鉴定不同种生物之间的亲缘关系，可通过比较各种生物 DNA 分子差异进行鉴定，常用 DNA 分子杂交法，将两种生物的 DNA 分子单链放在一起，如果这两个单链具有互补的碱基序列，就会形成杂合双链区。互补的碱基序列越多，形成的杂合双链就越多，则两种生物间的亲缘关系就越近。或者将两个物种的 DNA 单链融合在一起，然后对这条新的 DNA 加热。两个物种 DNA 序列的相似程度越高，让这条 DNA 双链解开的温度也越高。用这种方法，科学家推测出黑猩猩和人的 DNA 相似程度大约是 98.5%，即黑猩猩是人类亲缘关系最近的动物。

第一节　分子杂交的基本原理及主要类型

　　根据参与杂交反应的核酸分子种类、杂交探针标记物、杂交介质不同，核酸分子杂交可分为不同的种类，但基本原理相同。

一、核酸分子杂交的基本原理

核酸分子具有一定的空间结构,维持这种空间结构的作用力主要是氢键和碱基堆积力。某些理化因素(温度、pH、离子强度等)会导致 DNA 双链互补碱基对之间的氢键断裂,使 DNA 双链解开为单链,空间结构改变,理化性质发生改变,这种现象称为变性(denaturation)(图 6-1)。

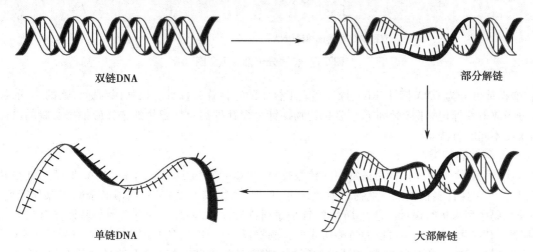

双链DNA　　　　　　　　　　　　　　部分解链

单链DNA　　　　　　　　　　　　　　大部解链

图 6-1　DNA 解链过程的示意图

DNA 解链过程中,由于有更多的共轭双键暴露,其 260nm 的吸光度随之增加,这种现象称为增色效应(hyperchromic effect)。多种因素可引起核酸变性,如加热、酸、碱、某些变性剂(如尿素、酰胺)、有机溶剂等都可以使 DNA 变性。在实验室内最常用的使 DNA 变性的方法之一是加热。在加热引起的变性过程中,当紫外吸光度值达到最大值一半时的温度称为解链温度(melting temperature,T_m)或熔解温度(图 6-2)。在此温度时,50% 的 DNA 双链解离成为单链。T_m 值与 DNA 分子长度和碱基的 GC 含量有关,GC 含量越高,T_m 值越大。T_m 的计算通常由经验公式进行：$T_m = 69.3 + 0.41(G+C)\%$；对于小于 20bp 的寡核苷酸：$T_m = 4(G+C) + 2(A+T)$。

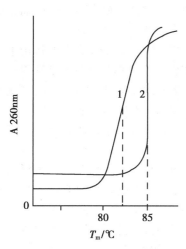

图 6-2　解链温度(T_m)示意图
1. 细菌 DNA；2. 病毒 DNA。

当变性因素缓慢去除后,两条解离的互补链可重新互补配对,恢复原来的双螺旋结构,这种现象称为复性(renaturation)。DNA 热变性后经缓慢冷却可复性,这一过程称为退火(annealing)。但是,将热变性的 DNA 迅速冷却,两条解离的互补链还来不及形成双链,则 DNA 不能复性,这一特性被用来保持 DNA 的变性状态。

DNA 分子是由两条方向相反的多核苷酸链,彼此通过碱基互补配对由氢键的连接而形成的双螺旋结构。在一定的条件下,DNA 的两条链可以解开成为两股单链。根据核酸变性与复性的原理,如果将不同种类的 DNA 单链或 RNA 放在同一溶液中,只要两种核酸单链之间存在一定的碱基配对关系,它们就有可能形成杂化双链(heteroduplex)。这种杂化双链可以在不同的 DNA 单链之间形成,也可以在 RNA 单链之间形成,还可以在 DNA 单链和 RNA 单链之间形成。这种现象称为核酸分子杂交(nucleic acid hybridization)。核酸分子单链之间的互补碱基序列,以及碱基对之间非共价键的形成是核酸分子杂交的基础(图 6-3)。

在核酸分子杂交实验中,必须将单链核酸分子与杂交体区分开来,因此需要对参与杂交反应的核酸分子进行标记(放射性核素或非放射性物质),这一被标记的核酸分子称为探针(probe),利用探针可以有效地显示靶核酸的位置和数量信息。探针指的是带有特殊可检测标记的核酸片段,能与特定的靶核酸序列(DNA 或 RNA)互补结合,从而检测核酸样品中特定核酸序列。根据来源和性质的不

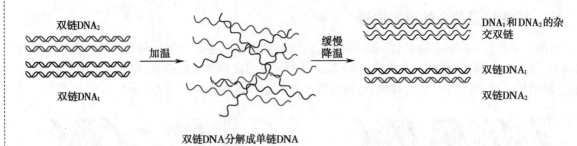

双链DNA分解成单链DNA

图6-3　核酸分子杂交示意图

同,核酸探针可分为 DNA 探针、RNA 探针和人工合成的寡核苷酸探针。根据探针标记物的不同,探针可以分为放射性标记物探针和非放射性标记物探针。探针种类及标记物的选择应根据实验的具体需要而采用不同的方法。

（一）探针的种类

1. DNA 探针　DNA 探针是最常用的核酸探针,可以是双链 DNA 或单链 DNA,长度通常在几百 bp 以上。DNA 探针多根据某一生物(细菌、病毒、真菌、动物或人类)某一基因的全部或部分序列,或某一非编码序列来进行设计。这些 DNA 探针是序列特异性的,如细菌的毒力因子基因探针或人类的 Alu 探针。DNA 探针的制备可以通过酶切或聚合酶链反应(PCR),从基因组中获得特异的 DNA 后将其克隆到质粒或噬菌体载体中,随着质粒的复制或噬菌体的增殖而获得大量高纯度的 DNA 探针。

互补 DNA(complementary DNA,cDNA)探针是与 mRNA 序列互补的 DNA 分子,是通过反转录过程完成的。它的制备是以 mRNA 为模板,在反转录酶的催化下,合成一条与 mRNA 互补的单链,形成 DNA-RNA 杂交体,然后在 RNase H 酶活性的作用下将 mRNA 消化掉,再以单链 DNA 为模板合成另一条 DNA 链,从而形成双链 cDNA。用这种技术获得的 cDNA 探针不含内含子序列,尤其适用于基因表达的检测。

DNA 探针的长度通常为 400~500bp,探针不宜过长,如果超过 1 500bp,杂交的本底就会很高。在探针标记过程中可以调整 DNA 探针的长度。DNA 探针有三大优点:第一,制备方法简便,它们通常克隆在质粒载体中,可以无限扩增,取之不尽;第二,DNA 探针相对稳定,不易降解(相对 RNA 而言);第三,标记方法相对成熟,有许多标记方法可供选择,如随机引物法、缺口平移法、PCR 标记法等,而且能用于同位素和非同位素标记。

2. RNA 探针　RNA 探针可以是标记的分离 RNA,但更多的是重组质粒在 RNA 聚合酶作用下的转录产物。早期采用的 RNA 探针是细胞 mRNA 探针和病毒 RNA 探针,这些 RNA 是在细胞基因转录或病毒复制过程中得到标记的,标记效率往往不高,而且受多种因素的制约。这类 RNA 探针主要用于研究目的,而不是用于临床检测。例如,在筛选逆转录病毒人类免疫缺陷病毒(HIV)的基因组 DNA 克隆时,因无 DNA 探针可利用,获得 HIV 的全套标记 mRNA 作为探针,成功地筛选到多株 HIV 基因组 DNA 克隆。

随着体外逆转录技术不断完善,目前的 RNA 探针多采用基因工程方法获得。将目的基因插入载体启动子下游的多克隆位点,利用限制性内切酶对重组质粒进行切割,使之成为线性 DNA。特定的 RNA 聚合酶催化启动下游目的基因的转录,以含有目的基因的 DNA 片段为模板合成 RNA 探针。这种体外转录反应效率很高,在 1 小时内可合成近 $10\mu g$ 的 RNA 产物。只要在底物中加入适量的放射性或生物素标记的 dUTP,则所合成的 RNA 可得到高效标记。该方法能有效地控制探针的长度并可提高标记分子的利用率。由于 RNA 是单链分子,复杂性低,也不存在自身复性的现象,与靶序列的杂交反应效率极高,因此是一类很有前途的核酸探针。但 RNA 探针也存在易于降解和标记方法复杂等缺点。

RNA 探针的长度相对于 DNA 探针而言不那么容易控制。在 RNA 探针的标记过程中,长度实际上取决于重组 DNA 分子线性化的限制性内切酶的酶切位点。

3. 寡核苷酸探针　随着 DNA 人工合成技术的进步,寡核苷酸探针的应用越来越广泛。寡核苷酸探针一般由 17~50 个核苷酸组成,可以是寡聚核糖核酸或寡聚脱氧核糖核酸,也可以是修饰后的肽核酸。

与其他探针相比,寡核苷酸探针所具有的优点:①如果严格控制杂交条件,可以区分仅 1 个 bp 的靶核酸序列;②可以在短时间内由自动化仪器大量合成,在合成时可同时进行标记;③比长探针杂交速度快;④可合成单链探针,避免杂交中自我复性。缺点主要是不如长的探针分子稳定,需优化杂交和洗脱条件以保证寡核苷酸探针杂交的特异性。

在设计寡核苷酸探针时必须注意:①如该序列已知,可将该序列在核酸库中进行搜索,以确定该序列在靶序列中是特异的;②G+C 含量通常为 40%~60%,G+C 含量高会增加非特异杂交;③探针长度一般以 18~50 个碱基为宜,探针过长会使杂交时间延长,合成量也低,探针太短特异性较差;④避免探针分子内部的自身互补结构,以免探针分子自身杂交形成"发夹"结构;⑤避免单一碱基的重复出现。

DNA 探针因易于制备,使用和检测效果良好而得到广泛应用。RNA 探针和 DNA 探针的应用范围基本相同,但如果用于 Northern 印迹杂交和 RNA 点杂交,必须注意 RNA 探针的序列和靶序列是反义序列。寡核苷酸探针被广泛地应用于重组文库的筛选,也被用于点突变的检测。

图片:常用放射性核素的物理性质和特点

(二)标记物

核酸分子杂交技术在分子生物学中得到广泛应用,很大程度上依赖于各种高敏感性的标记物。要对待测核酸进行检测,必须将与待测核酸进行杂交反应的探针用某种可以检测的分子(标记物)进行标记。

理想的探针标记物应具备以下特性:①高度灵敏性;②与探针的结合不影响探针的主要理化特性、杂交特异性和杂交稳定性;③显示或检测要简便、省时、准确可靠、重复性好;④对环境无污染,对人体无损伤。

目前用于标记杂交探针的标记物有 20 多种,根据标记物本身的性质及检测的特点,可分为放射性标记物(放射性核素)和非放射性标记物两大类:

1. **放射性标记物**　原位杂交技术最初建立时就是以放射性核素作为标记物。用放射性核素标记探针的优点包括:①敏感性高,特异性好,可用敏感性高的放射自显影技术检测,具备良好的杂交特异性,假阳性结果较少。②放射性核素标记的核苷酸易掺入 DNA 和 RNA 分子中。③标记反应的情况可通过特殊的仪器(闪烁计数器)进行监测。放射性核素标记的缺点是:①放射性核素存在辐射危害,需要防护;②有些放射性核素半衰期短,探针需要重复制备,随用随制;③放射自显影检测时间长。由于这些缺点,放射性核素标记探针的实际应用受到了限制。

常用的放射性核素有 32P、3H、35S 等。32P 标记的放射性探针灵敏而可靠,可以检测到含量极微的核酸分子(1μg DNA 探针可以检测出单一拷贝的 DNA 靶序列)。

放射性标记物杂交的检测基于放射性核素释放的能量使照片纸感光成像的原理,即放射自显影。该方法简便,只需将漂洗后的杂交膜与 X 线片贴紧在暗盒中曝光,放射性核素衰减释放的能量使 X 线片感光,将 X 线片在暗室中显影、定影即可得到清晰的图像,图像的位置与杂交膜上杂化分子的位置相对应,图像的深浅反映了杂化分子的数量。对于杂交信号较弱的固相膜,可以用增感屏并延长曝光时间即可增强曝光强度。

2. **非放射性标记物**　目前,常用的非放射性标记物主要有以下几类:①半抗原,生物素(biotin)是一种小分子可溶性维生素,地高辛(digoxin,DIG)是一种植物固醇,它们都是半抗原,可以利用这些半抗原的抗体进行免疫学检测,这两种物质是目前使用较普遍的非放射性标记物。②配体,生物素不仅是半抗原,还是抗生物素蛋白-亲和素及链亲和素的配体,可用生物素与链亲和素反应进行杂交信号的检测。③荧光素,如异硫氰酸荧光素(fluorescein isothiocyanate,FITC)、罗丹明、荧光染料如 cyanine-3 (Cy3)等,可以被紫外线激发产生荧光进行检测,主要适用于细胞原位杂交。④化学发光探针,一些标记物可与某种物质反应产生化学发光现象,通过化学发光可以像素一样直接使 X 线胶片上的乳胶颗粒感光,化学发光探针可能是今后非标记放射性标记物研究的主要方向,具有广阔的应用前景。

非放射性标记物标记的探针虽然在灵敏度方面不如放射性核素标记探针,但有放射性标记的探针无法比拟的优点:①稳定性好,无半衰期问题;②检测所需的时间短,一般在 24 小时即可得到结果;③操作简便,不存在放射性污染的安全问题;④不需特殊的防护设备。因此非放射性标记物的应用日趋广泛。放射性和非放射性探针的优、缺点的比较见表 6-1。

笔记

表 6-1　放射性和非放射性探针的比较

	放射性探针	非放射性探针
优点	定量准确;灵敏度高;本底低;易于除去旧探针,重新杂交新探针	对人体危害小;稳定,可供长时间内持续使用;检测过程快;本底低
缺点	短半衰期的探针需临用前制备;放射性递减使探针降解;放射性物质对人体有害;费用高	杂交条件受报告基团的限制;灵敏度不如放射性探针;重新杂交新探针比较困难

非放射性探针的检测方法均涉及酶学反应。一般分为直接检测法和间接检测法:

（1）直接检测法:由于可检测的标记分子与核酸探针直接结合,杂交后直接观察结果。如果酶本身作为标记分子掺入到核酸中,那么在洗脱后就可以直接进行检测,酶直接作用于显色或发光的底物,产生颜色沉淀或发光。荧光素标记的探针分子也可以直接检测,杂交后通过光照射发出荧光。

（2）间接检测法:其他非放射性标记的核酸分子(地高辛、荧光素或生物素)需与检测系统耦联(耦联反应),然后才能显色检测(显色反应)。大多数非放射性核素标记物是半抗原,可通过抗原-抗体免疫系统与检测体系耦联。如生物素是链亲和素的配体,可利用生物素-链亲和素-显色系统耦联检测。间接检测比直接检测的应用更广泛,因为它适用于苛刻的杂交条件。间接检测体系又可分为三类:①酶促显色法,常用的显色系统有碱性磷酸酶(alkaline phosphatase,ALP)显色系统和辣根过氧化物酶(horseradish peroxidase,HRP)显色系统,ALP 作用于 5-溴-4-氯-3-吲哚基-磷酸盐(BCIP)生成不溶性的紫色化合物;HRP 能利用过氧化氢作用于芳香胺类的显色底物,如 3,3′-二甲基联苯胺(DBA)和 3,3′,5,5′-四甲基联苯胺(TMB),产生棕红色或蓝色沉淀物。②荧光法,不同荧光素在激光照射下发出不同颜色的荧光,用荧光显微镜或荧光检测系统可以检测荧光信号,主要用于原位杂交。③化学发光法,是指在化学反应过程中伴随有发光现象,从而实现对结果的检测,目前应用最广的是 HRP 催化的鲁米诺(luminol)伴随的发光反应,其原理是 HRP 在过氧化氢存在下催化鲁米诺氧化,产生高反应的内过氧化物,在分解至基态时发射 425nm 的光。

二、分子杂交的类型及主要步骤

（一）分子杂交的类型

根据杂交介质的不同,可分为固相杂交、液相杂交和原位杂交。固相杂交又可分为菌落杂交、Southern 印迹杂交、Northern 印迹杂交、点与狭缝杂交。尽管分子杂交种类繁多,但是各型杂交的基本原理和步骤是基本相同的,只是选用的杂交原材料、点样方法有所差别。

1. **固相杂交**　固相杂交是把欲检测的靶核酸样品先结合到某种固相支持物上,再与溶解在溶液中的探针进行杂交反应,杂交结果可用仪器进行检测。固相杂交的类型很多,而且各具特点,但操作流程基本一致,可大致概括为:靶核酸分子的制备和探针分子的制备与标记→靶核酸分子固定于固相支持物上→预杂交和杂交→漂洗→检测杂交信号→分析杂交结果。

（1）菌落杂交:①细菌菌落平板培养;②灭菌薄膜平铺在细菌平板上,静置 1 分钟,使菌落黏附到薄膜上;③将薄膜上的细菌裂解,释出 DNA,并用碱处理使 DNA 变性;④将 DNA 烘干固定于膜上,与 32P 标记的探针杂交;⑤放射自显影检测杂交信号,并与主板上菌落进行对位,确定阳性克隆。菌落杂交是从众多细菌阳性克隆中快速筛选阳性克隆的重要方法(图 6-4)。

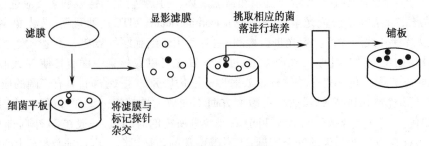

图 6-4　菌落杂交示意图

（2）Southern 印迹杂交：Southern 印迹杂交（Southern blot hybridization）由英国爱丁堡大学的 E. Southern 首次应用，因此命名为 Southern blotting。DNA 样品经限制性内切酶消化后行琼脂糖凝胶电泳，将含有 DNA 区带的凝胶经变性溶液处理，使 DNA 变性，然后将胶中的 DNA 转印至膜上，烘干固定，与探针杂交。Southern blotting 主要用于基因组 DNA 的定性和定量分析，例如对基因组中特定基因的定位及检测等，也可用于分析重组质粒和噬菌体（图 6-5）。

（3）Northern 印迹杂交：相对于 Southern blotting，将 RNA 印迹称为 Northern blotting，其技术原理与 Southern blotting 相同。与此原理相似的蛋白质印迹技术则被称为 Western 印迹（Western blotting）。在转移前无须进行核酸酶切割，而且变性 RNA 的转移效率较高。Northern 印迹杂交所使用的探针常常是克隆的基因，采用这一方法可得到有关基因表达的信息，如表达的转录本数量和大小。Northern 印迹技术主要用于检测某一组织或细胞中已知的特异 mRNA 的表达水平，也可以比较不同组织和细胞中的同一基因的表达情况。因特异性强，假阳性率低，被认为是检测基因表达水平的"金标准"。基因芯片的分析结果也需要经过 Northern 印迹技术进一步验证。

例如：在运用基因芯片技术研究乳腺癌细胞中过表达基因的过程中，发现了四种基因，分别命名为 *RAD51C*、*S6K*、*PAT1* 和 *TBX2*，在乳腺癌组织中超表达。运用原位杂交和 Northern 印迹的方法对正常组织和癌组织进行了比较后，得出了一致的结果，最终肯定了基因芯片的分析结论。

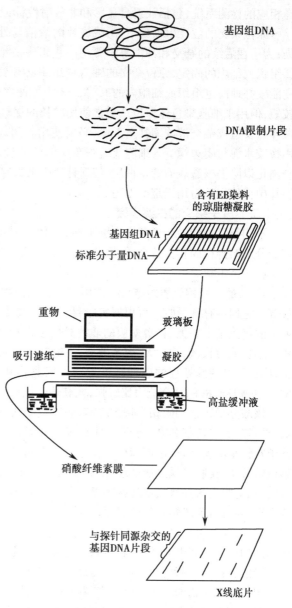

图 6-5　Southern 杂交原理

文档：拓展阅读

微课：Southern 杂交和 Northern 杂交原理

2. 液相杂交　液相杂交是一种研究最早且操作简便的杂交类型，其基本原理是将待测的变性核酸样品和放射性核素标记的探针同时溶于杂交液中进行反应，然后分离杂交双体，用仪器检测并通过计算机分析杂交结果。由于液相杂交后过量的未杂交探针在溶液中去除较为困难，因此一段时间以来液相杂交技术基本上被固相杂交技术取代。随着乳胶颗粒技术的成熟，液相杂交技术再度得到广泛应用，其中之一就是液相芯片技术。液相芯片技术已广泛应用于感染性疾病的鉴别诊断、遗传病的分子诊断、药物敏感性和分子病理学研究等。

3. 原位杂交　原位杂交（in situ hybridization，ISH）是应用核酸探针与组织、细胞中待检测的核酸进行杂交，然后再应用于标记物相应的检测系统，通过组织化学或免疫组织化学方法检测的杂交信号，在显微镜或电子显微镜下进行细胞内定位。原位杂交是在保持细胞、甚至染色体形态的情况下完成的，因此通常被用于正常或异常染色体的基因定位、转录水平的分析及病毒和病原体感染的检测。

原位杂交技术的基本方法包括：①杂交前准备，固定、取材、玻片和组织的处理，杂交前准备应考虑如何增强核酸探针的穿透性、减低背景染色等；固定是为了保持细胞形态结构，最大限度地保存细胞内的 DNA 或 RNA 的水平。②杂交，使探针与细胞中核酸的靶序列结合。③杂交后处理，一系列不同浓度、不同温度的盐溶液的漂洗，降低背景颜色。④杂交结果检测，根据核酸探针标记物的种类选

笔记

择相应的检测系统,包括放射自显影和非放射性标记的组织化学或免疫组织化学显色。

原位杂交的注意事项如下:①载玻片的清洁与处理,载片的清洁很重要,特别不能有核酸酶的污染;为了在后续的杂交和冲洗等步骤中防止组织或细胞从载片上脱落,可以用多聚赖氨酸涂抹载片。②组织或细胞的固定,原位杂交的细胞或组织必须经过固定处理,常用 40g/L 的多聚甲醛进行固定,它能较好地固定组织或细胞内的 RNA。③为方便探针的渗入,用于细胞或组织原位杂交的探针均比较短,但用于细胞染色体原位杂交常使用较长的探针以增强杂交信号。④湿盒,为防止杂交体系中的液体蒸发造成杂交液浓缩甚至干燥,必须使用封闭的湿盒,还可在杂交液上盖一片硅化的盖玻片,并用橡胶水泥封闭边缘。⑤细胞或组织杂交前的处理,必须使用去污剂或蛋白酶对组织或细胞进行部分消化以除去核酸表面的蛋白质,使探针获得最大穿透力。为保持核酸和细胞形态,在包埋或冷冻的切片中待检样品需用固定剂处理。

(二)分子杂交的主要步骤

不同类型的核酸分子杂交方法不同,但是其主要步骤是相同的。固相杂交的主要步骤一般包括核酸分子结合在固相支持介质上、杂交和杂交后信号的检测三个过程。而杂交又可分为预杂交、杂交和洗脱 3 个步骤。

1. 核酸与固相介质的结合　常用的固相支持物有硝酸纤维素膜、尼龙膜、带电荷的尼龙膜、PVDF膜等。它们各有优、缺点,可根据实验目的进行选择。普通的硝酸纤维素膜是最早使用的杂交介质,最大的优点是本底低(探针对膜的非特异性结合),因而最容易检测杂交信号;缺点是对小于 500bp 的核酸结合能力较低,脆性大,容易破裂,不适宜同一膜上重复杂交。因此,要对硝酸纤维素进行反复杂交,应选用经特殊处理的硝酸纤维素膜。尼龙膜和带电荷的尼龙膜比硝酸纤维素膜耐用,对 DNA、RNA 和寡核苷酸的结合能力比较强,尤其适于核酸量较少的情况,因此,其应用越来越广泛。

核酸分子转移到固相支持物之前,必须经变性处理。从凝胶中转移 DNA 的方法有许多:如毛细管虹吸转移、真空转移和电泳转移。①毛细管虹吸转移:利用毛细管的虹吸作用由转移缓冲液带动核酸分子转移至滤膜上;先用琼脂糖凝胶电泳将不同大小的 DNA 条带分开,再利用滤纸的毛细虹吸作用转移核酸分子;凝胶经碱溶液处理,使 DNA 变性,再经中和液中和;在凝胶上放置一张和凝胶大小一致的薄膜,在薄膜上放一些吸水的材料以吸取转移到薄膜上的水分,DNA 转移到薄膜表面并与薄膜结合。②真空转移:将薄膜贴在凝胶表面,并将其放入真空印迹装置内(图 6-6),用轻柔的负压将转移溶液吸到薄膜上,整个过程约需 1 小时;这一方法不仅适用琼脂糖凝胶,也适用于聚丙烯酰胺凝胶,但难以保持均衡的负压。③电泳转移:利用电泳使凝胶中的 DNA 转移至滤膜上,特别适用虹吸转移法不理想的大片段的转移,是一种快速、简单、高效的转移法(图 6-7)。

用以上方法转印到硝酸纤维素薄膜或尼龙膜上的核酸与薄膜结合松散,需要进一步的固定,否则DNA 很容易从膜上脱落下来。用于核酸固定的常用方法:

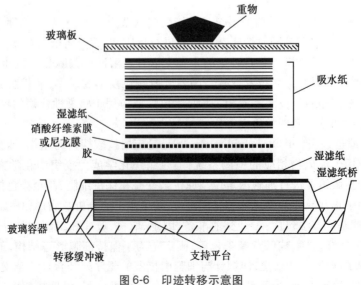

图 6-6　印迹转移示意图

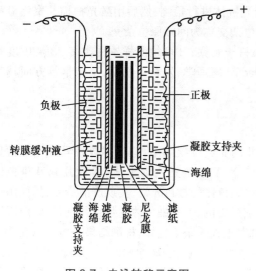

图 6-7　电泳转移示意图

负极

正极

转膜缓冲液

凝胶支持夹

海绵

凝胶支持夹　海绵　滤纸　凝胶　尼龙膜　滤纸

（1）烘烤法：传统的做法将薄膜在 80℃烤箱中烘烤 2 小时，对硝酸纤维素薄膜进行烘烤时要注意防止膜的爆裂与自燃。需要指出的是，烘烤固然可以将核酸牢牢地固定在薄膜上，但核酸与薄膜之间是非共价结合，这会导致以下结果：当薄膜在高温下时间过长时，核酸可能会脱落；如果探针与靶核酸是完全互补的，杂化核酸可能会从薄膜上脱落；虽然以上两种情况会影响杂交的灵敏度，但烘烤仍然是常用的固定核酸的方法。

（2）紫外线固定：紫外线（UV）的照射可以实现核酸与薄膜的共价结合。这种固定方式快，仅需几分钟，而且同时使用高离子强度的转印溶液比烘烤的方法固定更牢靠。UV 可以使核酸中少量的胸腺嘧啶与薄膜共价结合，如果薄膜过度曝光，过多的胸腺嘧啶与薄膜结合，DNA 失去杂交能力，杂交的灵敏度会有所下降，如果薄膜曝光不充分，过少的胸腺嘧啶与薄膜结合又会使核酸分子易于脱落而丢失。因此，为了达到最佳的灵敏度，要优化 UV 照射的时间，而这一时间长短由薄膜湿润度决定，薄膜越干，所需时间越短。可以使用紫外分析仪（UV transilluminat）固定核酸，注意必须将薄膜点样面朝向紫外线。由于紫外线强度会随着仪器的使用和老化而递减，为此，需要经过实验确定固定时间。

（3）碱固定：使用碱溶液转印 DNA 或 RNA 的过程中，DNA 或 RNA 可以自动共价结合到带正电荷或不带电荷的尼龙膜上，而且此时的 DNA 或 RNA 不会自动复性。

2. 杂交　杂交反应主要由预杂交、杂交和洗脱组成。最简单的杂交方法是将薄膜和杂交溶液放入杂交盒，并在水溶液中水浴加热。如果使用杂交炉，可以将薄膜卷好贴在杂交瓶的内壁上，杂交瓶被固定在杂交炉内的转轴上。杂交瓶在杂交炉中不停地转动，杂交溶液就会不断地覆盖到薄膜上。①预杂交：目的在于消除尼龙膜对探针的非特异性结合，降低杂交背景；典型的预杂交液含去垢剂、封闭剂和不同的核酸；去垢剂常为 10g/L SDS；最常用的封闭液是 Denhardt 液，更经济的是用肝素和脱脂牛奶。②杂交：在有利于核酸与靶序列杂交的优化条件下，将标记的探针与靶序列孵育；双链的 DNA 探针需经加热或碱处理成为单链，也可以用水浴或微波炉加热；习惯上，预杂交和杂交溶液的成分是不同的，预杂交溶液含更高浓度的封闭剂和更高的缓冲容量；现今随着预杂交和杂交时间的缩短，有使用同一种成分的趋势。③洗脱：杂交后，要对薄膜进行充分的洗脱，可以除去溶液中未被杂交反应的探针以及非特异性结合的探针；洗脱步骤还可以解离错配的探针；洗脱液常含盐和去垢剂如 SDS，调整洗脱液的盐浓度和温度可以控制杂交反应的特异性。

3. 信号检测　杂交后的信号检测方法许多，不同的杂交类型需要采用不同的检测方法。放射性标记探针与非放射性标记探针的检测是完全不同的，不同标记物采用不同检测方法。

第二节　荧光原位杂交技术

一、荧光原位杂交技术的基本原理

原位杂交是美国耶鲁大学 Gall 和 Pardue 于 1969 年首先创立的，他们用爪蟾核糖体基因探针与其卵母细胞杂交，确定该基因定位于卵母细胞的核仁中。

Bauman（1981）等首先应用荧光素标记 cDNA 探针做原位杂交，然后用荧光显微镜观察获得成功，从而创立了荧光原位杂交技术。荧光原位杂交（fluorescence in situ hybridization，FISH）是指用荧光素直接或间接标记探针进行的原位杂交技术，可以分为直接荧光原位杂交和间接荧光原位杂交。直接用荧光素，如 FITC 等标记核苷酸探针，与组织细胞内靶核酸杂交形成杂交体的方法称为直接荧光原位杂交。其杂交结果可以用激光扫描共聚焦显微镜直接观察，此方法操作简单，但敏感性差。用生物素或地高辛标记探针,再采用针对生物素或地高辛的荧光抗体进行检测,然后用激光扫描共聚焦显微镜观察的方法称为间接标记,用间接标记进行的荧光原位杂交称为间接原位杂交。

FISH 技术的特点包括:①操作简单,检测快速,结果易于观察;②可检测样本种类多;③灵敏度和特异性高;④空间定位精确。因此,FISH 技术在临床诊断学、病理学、发育生物学、遗传学等方面越来越广泛地得到应用。

二、荧光原位杂交技术的临床应用

FISH 技术在产前诊断中的应用较为广泛。在新生儿的先天性疾病中,染色体数目异常是最常见的染色体病,包括三体征和单体征,最常见的是 21、13、18、X、Y 五条染色体的异常。采用这些染色体重复序列制备的 DNA 探针,利用 FISH 技术可以确定这些染色体的数目异常,实现产前诊断,如使用针对 21 号染色体的荧光探针可以检测被检者血细胞或体细胞中的 21 号染色体的数目,从而诊断唐氏综合征。目前,采用 FISH 方法进行检测的试剂盒主要是针对上述 5 条染色体,检测结果一般可以在 24~48 小时就可以获得,而且检测结果与核型分析结果的一致性可以达到 99.5% 以上。该检测结果直观且便于解释,满足了临床的需要,有利于临床决策和减轻孕妇过于焦虑的情形。FISH 技术在恶性肿瘤、血液病中的应用也较为常见(详见第八章分子生物学检验技术的临床应用)。

图片:DNA 芯片技术原理示意图

第三节 DNA 芯片技术

一、DNA 芯片技术的基本原理

基因芯片(gene chip),又称 DNA 芯片(DNA chip)或 DNA 微陈列(DNA microarray),是指根据核酸分子杂交的原理,将大量核酸探针分子固定于固相支持介质上,然后与标记的样品进行杂交,通过自动化仪器检测杂交信号的强度及分布进行分析,从而得知靶核酸的序列和数量信息。基因芯片可以同一时间内分析大量的基因,高密度基因芯片可以在 $1cm^2$ 面积内排列数万个基因用于分析,实现了基因信息的大规模检测。基因芯片技术是核酸分子杂交技术在现代最大的突破,本质上是集成化的核酸分子杂交技术。

基因芯片技术的主要特点是:①高通量和并行性,可以同时对成百上千个基因进行研究;②微型化,每平方厘米的支持介质上固定大量核酸探针(通常每平方厘米点阵密度高于 400),支持介质可以是硝酸纤维素薄膜、玻片或尼龙膜;③自动化,芯片设计制作、杂交、洗片、结果分析等全部过程都可实现自动化,这样可以大幅提高工作效率。

二、杂交与结果分析

基因芯片特别适用于分析不同组织细胞或同一细胞不同状态下的基因差异表达情况,其原理是基于双色荧光的探针杂交。该系统将两个不同来源样品的 mRNA 逆转录合成 cDNA 时用不同的荧光分子(如正常用红色、肿瘤用绿色)进行标记(图 6-8),标记的 cDNA 等量混合后与基因芯片进行杂交,在两组不同的激发光下检测,获得两个不同样品在芯片上的全部杂交信号。呈现绿色荧光的位点代表该基因只在肿瘤组织表达,呈现红色信号的位点代表该基因只在正常组织表达,呈现两种荧光互补色——黄色的位点则表明该基因在两种组织中均有表达。

三、DNA 芯片技术的临床应用

基因芯片在临床医学具有非常广泛的应用价值。

(1)基因诊断中的应用:基因芯片技术在感染性疾病、遗传性疾病、肿瘤的诊断中都具有重要的作用。与传统方法相比,基因芯片具有独特的优势,它可以在一张芯片上同时对多种疾病进行检测,在短时间内可为医务人员提供大量疾病诊断信息。如针对感染性疾病人们研制了 HIV-1β 基因芯片,用于检测病毒的抗药性,国内研制的丙型肝炎病毒基因芯片,灵敏度好、分辨率高,准确率接近 100%。如针对遗传病人们研制了 β-珠蛋白突变检测芯片,用于诊断地中海贫血,其高准确性和高度自动化特

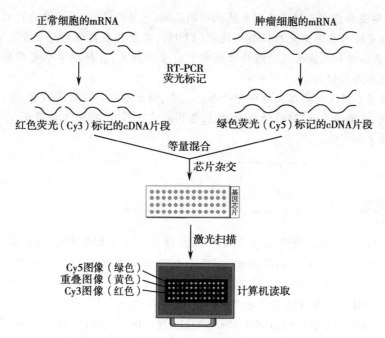

图 6-8　双色荧光标记探针基因芯片工作流程示意图

性有望成为诊断这一疾病的常规技术。肿瘤的发生发展与基因突变有重要的关系,对基因突变进行检测已成为研究和诊断肿瘤的重要手段,基因芯片技术正好具备了这种优势。

（2）基因表达分析:应用基因芯片可以大规模分析同一组织在不同的发育阶段、不同细胞周期、不同组织细胞、不同分化时期、不同个体、不同病理状态下的基因表达的差异。这种用于分析基因表达时空特征和检测基因差异表达的芯片称为表达谱芯片。例如利用基因表达谱芯片对胸膜间皮瘤细胞与正常细胞的 6 500 个基因进行比较,发现 300 多个基因有表达差异,其中几个典型基因的表达经 RT-PCR 定量后,可作为胸膜间皮瘤诊断的标志物。

（3）药物筛选与新药研发:临床许多细菌对药物具有抗药性,但是不同的亚型对同一种药物的敏感性不同。DNA 芯片技术已被用于鉴定结核菌及非典型分枝杆菌的基因型与耐利福平的相关性以及 HIV 产生抗药性与其逆转录酶及蛋白酶基因突变的相关性。这为临床选择敏感药物提供了有效手段。

（4）指导临床用药:种族、个体等因素都会导致遗传背景的差异。临床上,不同患者对同样剂量的药物疗效和副作用方面会有很大差异。同时,相同疾病的具体病因也不同,所以在临床用药也应不同。

（5）其他领域:如法医学鉴定、食品工业、环境监测等方面,基因芯片技术也具有极大的潜力。

尽管基因芯片技术已经取得了长足的发展,得到世人的瞩目,但仍然存在着许多有待解决的问题,例如技术成本昂贵、复杂、检测灵敏度较低、重复性差、分析范围狭窄等问题。

本章小结

核酸分子杂交是分子生物学的常用技术,其基本原理是核酸变性与复性。将核酸杂交双链中的一条链标上特殊的标记,即可检测另一条链,这一被标记的核酸分子即为探针。探针可分为 DNA 探针、RNA 探针和寡核苷酸探针。探针的标记物有放射性标记物和非放射性标记物,根据标记物的不同可以采取不同的检测方法,可以分为直接检测法和间接检测法,所有的检测方法最终都涉及酶学反应。

核酸分子杂交根据杂交介质的不同可分为固相杂交、液相杂交和原位杂交。常用的固相杂交技术有菌落杂交、Southern 印迹杂交、Northern 印迹杂交。固相杂交的主要步骤包括核酸与固相介质的结合、杂交、杂交后信号的检测 3 个步骤。Southern 印迹杂交和 Northern 印迹杂交的区别主要在于靶核酸的不同。Southern 印迹杂交不仅可以用于单基因疾病的诊断,还可以用于基因突变的检测。Northern 印迹杂交主要用于基因表达水平的检测,也可用于 RNA 病毒的检测。用荧光素标记探针的原位杂交技术称为荧光原位杂交技术(FISH),是应用最广泛的原位杂交技术。FISH 技术在产前诊断、实体瘤和血液系统肿瘤的诊断中具有重要意义,在病理学研究及基因定位研究等方面也有重要的应用价值。

基因芯片技术本质上是高度集成化分子杂交技术,由于基因芯片的高通量、并行性等特点,因此在遗传性疾病、感染性疾病、肿瘤的分子诊断,基因表达分析,药物筛选与研发,个体化用药检测等方面的应用越来越广泛。

病例讨论

患者 31 岁,G_1P_0,因母血清学筛查高风险于孕 18 周行羊膜腔穿刺术。采用 GLP13/GLP21/CSP18/CSPX/CSPY 探针的羊水间期细胞 FISH 分析未见异常发现,羊水细胞核型分析结果为 47,XY,+20[7]/46,XX[9],20-三体细胞系占 43.75%(7/16),出现在同一培养瓶中的多个集落中。进一步行脐静脉穿刺查脐血细胞染色体核型分析,脐血染色体核型为 46,XY,随后对羊水间期细胞行 D20Z1(20p11.1-q11.1)、D20S1157/20QTEL14(20per/qter)探针的 FISH 分析,各个探针在所有细胞中均只出现两个信号,24 周行系统胎儿超声检查未见异常,综合分析上述情况,考虑该 20-三体嵌合体为假性嵌合体。

针对上述检查结果对孕妇进行产前咨询,孕妇及其丈夫决定继续妊娠,至孕 39 周分娩一男活婴,儿科查体未见异常。婴儿一直随访至 7 个月,外观及发育未见异常。

文档:病例讨论分析

病例讨论

患者,女,45 岁,因左乳腺肿块 1 年余,左上肢肿胀 3 个月就诊。双乳表面皮肤片状红斑,左乳外上象限表面破溃,面积 20mm×10mm,其深部可扪及 100mm×80mm×70mm 大小肿块,质硬、固定、边界不清,左腋下可及约 30mm×20mm×10mm 大小肿块,质硬、固定;右乳腺中央区可扪及 80mm×80mm×7mm 大小肿块,质硬、固定,双侧锁骨上及右腋下淋巴结未及肿大。

磁共振成像(MRI):左乳不规则分叶状肿块,病灶大小为 110mm×83mm×58mm,符合乳腺癌表现,病灶累及左乳皮肤及乳头。CT:双肺多发结节,多为转移。头颅未见异常。病理学检查(左乳腺肿瘤穿刺取材):左乳浸润性导管癌。免疫组化:ER(−)、PR(−)、Ki67(40%)、*HER2*(3+)。FISH 检测:*HER2* 基因扩增。

(王鹏翔)

扫一扫,测一测

思考题

1. 简述分子杂交的基本原理。
2. 分子生物学中常用的印迹杂交实验方法有哪些?主要用途是什么?有何共同点?主要不同之处有哪些?
3. Southern 印迹技术的基本流程是什么?

笔记

第七章 　　**质谱技术**

学习目标

　　1. 掌握：质谱的基本概念与术语；质谱仪的主要组成部分；质谱离子源的种类及区别；质谱的原理。

　　2. 熟悉：进样系统、质量分析器、检测器的功能及分类；气相色谱-质谱联用中质谱方法的建立；液相色谱-质谱联用中质谱方法的建立。

　　3. 了解：质谱技术在病原微生物检测中的应用；质谱技术在遗传代谢病中的应用；质谱仪的主要性能指标。

　　4. 具有在生命科学领域建立质谱方法的能力，为质谱技术的临床应用打下理论基础。

　　5. 能够正确认识质谱技术在生命科学领域的应用现状及发展趋势。

　　质谱法(mass spectrometry, MS)是利用电磁学原理,应用多种离子化技术,将物质分子转化为气态离子并按质荷比(m/z)大小进行分离和记录,从而分析物质结构的分析方法。质谱法可以对有机化合物和无机化合物进行定性和定量分析,并能解析化合物的分子结构,也能对样品中各同位素以及固体表面结构和组成进行分析。质谱分析具有灵敏度高、样品用量少、分析速度快、与色谱联用可以分离和鉴定同时进行等优点,被广泛应用于化工、环境、能源、医药、运动医学、刑侦科学、生命科学、材料科学等各个领域,特别是色谱-质谱联用法已经成为生物医药领域研究中的主要分析手段。

第一节 质谱技术概论

一、质谱的基本概念与术语

（一）常用离子术语

1. **离子** 携带一定数目电荷的原子或分子。

2. **前体离子** 又称母离子,指能通过反应形成特定产物离子的离子。

3. **产物离子** 指某一前体离子通过特定反应生成一种或多种带电粒子。产物离子只是相对而言,因为产物离子还可能进一步反应生成新的产物离子。

4. **分子离子** 指分子失去或获得一个或多个电子形成的正离子或者负离子。

5. **加合离子** 指在分子上加上一个具有明显质量的带电微粒如质子(H^+)、钠离子(Na^+)、氯离子(Cl^-)等形成的离子。

6. **碎片离子** 指前体离子解离生成的产物离子。由于前体离子变为产物离子可能只发生了电荷

笔记

态的改变,也可能生成了加合离子,因此产物离子未必是碎片离子,但碎片离子一定是产物离子。

7. 复合电荷离子　指带有两个或两个以上电荷的离子,常由电喷雾电离源产生,多见于多肽、蛋白质等分子。复合电荷离子使在较低质量范围上操作的仪器对大分子进行质量分析成为可能。

8. 质荷比(m/z)　指离子的质量数除以它所带的电荷数得到的比值。若离子所带电荷为 z=1,则质荷比等于该离子的质量数。

9. 强度　指检测器对离子响应信号的强弱或谱图中峰的高低,可分为绝对强度和相对强度。绝对强度可用检测器每秒计数(counter per second,CPS)来表示,相对强度则以最高峰的强度为 100%,其他峰的强度用占最高峰强度的百分比表示。

10. 丰度　指离子数量的多寡,可分为绝对丰度和相对丰度。绝对丰度指离子的绝对数量,相对丰度则以最高丰度离子的丰度为 100%,其他离子的丰度用占最高丰度离子的百分比表示。

(二)同位素

同位素是指具有相同质子数,不同中子数的同一元素的不同核素。如氢有三种同位素:氕(H)、氘(D)、氚(T),它们原子核中都有 1 个质子,但却分别有 0 个中子、1 个中子及 2 个中子,因此它们互为同位素。

同位素原子在元素周期表上占有同一个位置,化学性质几乎相同,但因原子质量或质量数不同,从而其质谱性质、放射性转变和物理性质(例如在气态下的扩散本领)有所差异。根据元素的稳定性分为稳定同位素和放射性同位素,不发生或极不易发生放射性衰变的同位素是稳定同位素;放射性同位素则是不稳定的,此类同位素的原子核会不间断地、自发地放射出射线,直至变成另一种稳定同位素,这就是核衰变。

同位素相对丰度是指自然界中存在的某一元素的各种同位素的相对含量(以原子百分数计)。大多数元素都是由具有一定自然丰度的同位素组成的,这些同位素以一定的丰度分布在化合物中,该特性成为鉴别一个化合物的重要指标。如在一个离子的元素组成已知时,稳定同位素类型可以用于预测其质谱峰的相对丰度;同样,根据一组质谱峰中的离子强度之比,用元素类型可以估计出分子的元素组成。

(三)质量数

质量数是指原子核内质子数和中子数的总和。根据计算方式的不同,化合物的质量数分为整数质量、单一同位素质量、平均质量等。

图片:胰岛素 B 链质子化分子 MH⁺
(C₁₅₇H₂₃₄N₄₀O₄₇S₂)的同位素分布图

元素的整数质量是其最大丰度稳定同位素的整数质量,而一个分子、自由基或离子的整数质量是其所有组成元素的整数质量之和。元素的单一同位素质量为其最大丰度同位素的准确质量;平均质量是依据所有天然同位素丰度的该元素原子量来计算。由于元素同位素的存在,有机化合物的分子式实际上包括了其组成元素的各个同位素的排列组合。以计算出的这些同位素质量及其归一化(最大质量的丰度为 100%)的丰度作图即可获得一张该化合物的理论预测质谱图,成为同位素分布图。

(四)质谱图

质谱图(mass spectrum)指以离子的 m/z 为横坐标,质量峰的(相对)强度或离子的(相对)丰度为纵坐标绘制的谱图。质谱图中强度最大的峰称为基峰(base peak),每一个完全分离的峰对应的是某一特定 m/z 离子的集合。若峰形对称,峰顶点的横坐标即为该离子的 m/z。

质谱图有连续图、棒图和质量表三种形式,见图 7-1。

1. 连续图　是将所有数据点连接起来形成的谱图。这种图经过数学处理以扣除电子噪声,从而获得平滑的曲线。与棒图相比,连续图保留了质谱图的原貌,而且数据信息量较大。

2. 棒图　将整个谱图中的各个质谱峰各自进行加权平均后以一条垂直在横坐标 m/z 处标出质谱峰的重心,并对各峰高度进行归一化,即将丰度最高的峰高定位 100%,以此来提供各个峰的相对丰度信息。棒图的简化有可能导致 m/z 值发生漂移和有价值信息的丢失。

3. 质量表　对原始质谱图数据加以归纳以质核比为序排成表格的形式即为质量表,质量表内容包括峰的绝对丰度、半峰宽、面积百分比等。

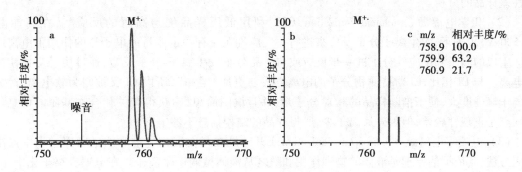

a. 连续图；b. 棒图；c. 质量表。

图 7-1　$C_{54}H_{110}$ 三种质谱峰谱图

二、质谱仪

（一）质谱仪的主要组成部分

进行质谱分析的仪器称为质谱仪。质谱仪的基本组成包括真空系统、进样系统、离子源、质量分析器、检测器和计算机控制及数据处理系统 6 大部分，见图 7-2。

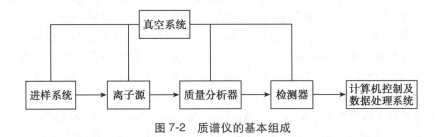

图 7-2　质谱仪的基本组成

1. **真空系统**　在真空条件下，离子与气体分子发生相互碰撞的概率减少，从而减少离子碎裂或飞行轨迹改变，保证离子束有良好的聚焦以得到应有的分辨率和灵敏度。因此，进样系统、离子源、质量分析器和检测器等均需在真空状态下工作。

一般质谱仪采用两级真空系统，先由机械泵或分子泵预抽真空，再由高效扩散泵连续抽至高真空。

2. **进样系统**　进样系统的作用是在不降低系统真空度的情况下高效重复地将样品引入到离子源中，不同的进样方式需与不同种类的离子源配套使用。常用的进样方式有：间歇式进样、直接进样及色谱联用进样。

对于有机化合物的分析，进样方式较多采用色谱联用进样。样品经色谱柱分离后经接口单元进入质谱仪的离子源。色谱-质谱联用技术兼有色谱法的优良分离性能和质谱强有力的鉴定能力，是目前分析复杂混合物的最有效的分析手段。

3. **离子源**　质谱技术的核心是产生离子、分离离子及检测离子，离子源（又称电离源）即是把样品分子或原子电离成离子，并使其具有一定能量的装置，因此，离子源是质谱仪的核心，很大程度上决定了质谱仪的灵敏度和分辨率等性能。由于离子化所需要的能量因分子不同差异较大，因此，不同的分子选择不同的解离方法。离子源的种类很多，不同种类的离子源原理和用途也各不相同。下面主要介绍常用的几种离子源：

（1）电子电离源（electron ionization，EI）：电加热锑或钨丝到 2 000℃，产生高速的电子束，样品经过气化进入电离室，与电子流撞击，若获得能量高于分子的电离能，则分子失去电子而发生电离或碎裂，通常失去一个电子而形成分子离子，即轰击电子的能量大于样品分子的电离能使样品分子电离。电子轰击质谱能提供有机化合物最丰富的结构信息，有较好的重现性，其裂解规律的研究也最为完善，已经建立了数万种有机化合物的标准谱图库可供检索。其主要缺点在于不适用于难挥发和热稳定性差样品的分析。

（2）化学电离源（chemical ionization，CI）：利用低压样品气与高压的反应气，在高能电子流（~500eV）轰击下，发生离子分子反应来进行。反应气在具有一定能量的电子流的作用下电离或者裂解。生成的离子和反应气分子进一步反应或与样品分子发生离子-分子反应，通过质子交换使样品分子电离。与 EI 相比，CI 对待测物分子的电离方式要更加"柔和"，所以 CI 又被归为软电离方法，准分子离子峰强度大，便于推断样品的相对分子量，并且谱图简单，易获得有关化合物基团的信息。其主要缺点是重现性较差，但因碎片离子少，所得样品的结构信息不够丰富。

（3）电喷雾电离源（electrospray ionization，ESI）：是在开发液相色谱和质谱联用过程中提出的软电离方法，其依据的原理是液体的物理作用和随之从液体微滴产生离子。在电喷雾离子化中，喷雾和离子化都是在常压下进行的，因此，电喷雾电离源的问世，给离子的生成只能依赖样品气化的经典质谱技术带来了一场革命，与经典离子源相比，ESI 最大的优点是样品分子不发生裂解，不产生任何碎片，对不稳定和不挥发的化合物（如蛋白质、多肽、低聚核苷酸、低聚多糖等）的软离子化有突出的效果。

（4）大气压化学电离源（atmospheric pressure chemical ionization，APCI）：与化学电离在100Pa 或电子电离在 10^{-2}Pa 压力下进行离子化相比，是在大气压下进行化学电离的离子源。这个离子化过程与 CI 类似，即过量的溶剂分子首先被离子化，然后导致待测物分子质子化（正离子分析）或去质子化（负离子分析）。电离时低能电子首先将反应气体离子化，然后通过一系列复杂的分子-离子反应，将待测物质离子化产生正离子或负离子。由于整个电离过程是在大气压条件下完成的，样品分子和离子之间的碰撞概率大大地提高，使得灵敏度也大大地提高。由于这种方法要求样品分子在进入离子源时必须气化，因而适用于 APCI 分析的对象多为小到中等分子质量和极性较弱的化合物。

（5）大气压光致电离源（atmospheric pressure photoionization，APPI）：是使用波长为 10~200nm，能量为 6.20~124eV 的真空紫外线产生的光子所携带的高能量使待测化合物电离。这个离子源的结构与 APCI 离子源类似，不同的是 APCI 的电晕针被一个真空紫外光源取代。

（6）基质辅助激光解吸电离（matrix assisted laser desorption/ionization，MALDI）：是一种高灵敏和高选择的电离源，与 ESI 同属于软电离技术之一，MALDI 技术是将待测物与固体有机小分子基质以 1：5 000 以上的比例混合后以激光照射，基质在吸收激光能量后将激光的能量传递给待测物分子，使之气化并形成离子（图 7-3）。基质是 MALDI 的核心组成，其主要作用是吸收激光能量并将能量传递给待测物分子并使之离子化，基质的选择取决于所采用的激光波长和被分析对象的性质。MALDI-MS 现已成为分析蛋白质、肽类化合物和核酸等生物大分子样品的最有力的工具之一，最大相对分子质量可达 $5×10^5$。

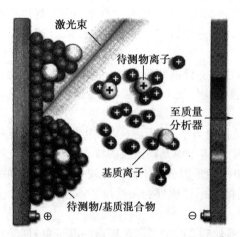

图 7-3　基质辅助激光解吸电离工作原理示意图

4. **质量分析器**　质量分析器是质谱仪的核心部分，其作用是将带电离子根据其质荷比大小加以分离，并允许足够数量的离子通过，产生可被快速测量的离子流，用于记录各种离子的质量数和丰度。目前应用到的质量分析器有电磁扇形质量分析器、飞行时间质量分析器、四极杆质量分析器、离子阱质量分析器、离子回旋共振质量分析器、静电场轨道阱质量分析器等。

质量分析器不同的类型构成了不同种类的质谱仪器。不同的质量分析器串接在一起可以更大限度地发挥质谱仪的检测功能。目前常用的串接技术有 MS/MS 联用，如 LC-MS/MS、GC-MS/MS，其中最常用的有四极杆与四极杆质量分析器串接，也就是常说的三重四极杆质谱仪（QQQ），还有四极杆与离子阱质量分析器串接 QTRAP LC-MS/MS，四极杆与飞行时间质量分析器串接 QTOF LC-MS/MS，四极杆与 Orbitrap 质量分析器串接 Q-Orbitrap。以上各种质量分析器的多联串接，使得质谱仪的灵敏度、分辨率、特异性大大地提升。

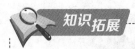

串联质谱

两个或更多的质谱连接在一起,称为串联质谱。最简单的串联质谱(MS/MS)由两个质谱串联而成,其中第一个质量分析器(MS1)将离子预分离或加能量修饰,由第二级质量分析器(MS2)分析结果,如三级四极杆串联质谱、四极杆-飞行时间串联质谱(Q-TOF)和飞行时间-飞行时间(TOF-TOF)串联质谱等,大大地扩展了应用范围。

5. **检测器** 检测器在质谱仪中的作用是检测从质量分析器出来的离子信号,被视为质谱仪的"眼睛"。通常可采集到的离子数目微少,因此需通过放大才能成为可用的信号。理想的检测器应具有离子检测效率一致、低或无噪声、高稳定性、质量非依赖性响应、质量和动态范围宽、响应速度快、恢复时间短、饱和度高等分析属性,以及寿命长、易维护和成本低等运行属性。但目前尚没有检测器能同时满足上述要求,各种检测器各有优、缺点,常用的检测器有法拉第杯(faraday cup)、电子倍增管检测器(electron multiplier detector)、电光离子检测器(electro-optical ion detector)、深冷检测器(cryogenic detector)、镜像电流感应器(image current detection)。除法拉第杯和镜像电流感应器外,大多数检测器都能将信号强度放大数百万倍。

6. **计算机控制及数据处理系统** 计算机控制及数据处理系统将由检测器输出的信号经计算机采集和处理,得到按不同质荷比排列和对应离子丰度的质谱图。与质谱仪联用的计算机不仅可以接收、存储和处理由质谱仪得到的数据,并且使质谱分析有了可控性。计算机还可以存储十几万个原子、分子或化合物的标准图谱、可用于样品数据的自动检索,并给出可能的结构式。

（二）质谱仪的主要性能指标

1. **质量范围** 是指质谱仪能够测量离子的质荷比的范围,通常采用原子质量单位(unified atomic mass unit,amu)进行度量。质量范围的大小取决于质量分析器,不同用途的质谱仪的质量范围差别很大,例如气体分析用质谱仪的质量范围为2~100amu,而有机质谱仪一般可达几千,现代质谱仪可以研究相对分子质量达几十万的生物样品。

2. **分辨率(resolution power,R)** 指质谱仪分开相邻质量峰的能力。一般规定对两个相等强度的相邻质谱峰,若两峰间的峰谷低于峰高的10%时,则认为两峰已经分开,这时分辨率用R(10%)表示。根据R值的高低,可将质谱仪分为低分辨质谱仪和高分辨质谱仪,一般低分辨质谱仪分辨率在2 000左右,若要进行同位素质量及有机分子质量的准确测定,则需要使用分辨率大于10 000的高分辨质谱仪。

3. **灵敏度** 质谱仪的灵敏度有绝对灵敏度、相对灵敏度和分析灵敏度等几种表示方法。绝对灵敏度是指产生具有一定信噪比的分子离子峰所需的样品量;相对灵敏度是指仪器可以同时检测的大组分与小组分含量之比;分析灵敏度则是指仪器在稳态下输出信号变化与样品输入量变化之比。

常用绝对灵敏度表示质谱仪的灵敏度。其中,信噪比=检测信号/背景噪声,一般要求信噪比大于10∶1。还可以同时规定检测信号的绝对值,如峰高或峰面积下限。

4. **质量稳定性和质量精度** 质量稳定性主要是指仪器在工作时质量稳定的情况,通常用一定时间内质量漂移的质量单位来表示。质量精度是指测定质量的精确程度,常用相对百分比表示。

三、质谱的基本原理

质谱法一般采用高速电子来撞击气体分子或原子,将电离后的离子加速导入质量分析器中,然后按照质荷比(m/z)的大小顺序进行收集和记录,从而得到质谱图。

一个典型的质谱分析过程包括以下四个步骤(图7-4):①将样品引入质谱仪中,样品组分被多种电离方式中的一种方式电离后离子化,产生带电离子;②在质量分析器中,在电磁场的作用下,带电离子按照质荷比的不同实现分离;③带电离子到达检测器,被定量检出;④离子信号被数据处理系统转变成质谱图。

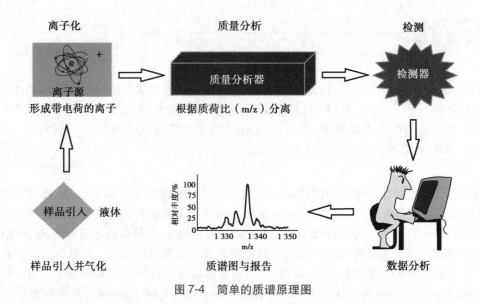

离子化　　　　　　　质量分析　　　　　　检测

形成带电荷的离子　　根据质荷比（m/z）分离

样品引入　液体

样品引入并气化　　　质谱图与报告　　　数据分析

图 7-4　简单的质谱原理图

0702

微课：质谱
的原理

0703

图片：气相
色谱-质谱联
用仪组成结
构

四、质谱方法的建立

（一）气相色谱-质谱联用中质谱方法的建立

气相色谱-质谱（gas chromatography-mass spectrometry，GC-MS）联用技术，简称气质联用，是将气相色谱仪与质谱仪通过接口组件进行连接，以气相色谱作为样品的分离和制备手段，以质谱作为气相色谱的在线检测手段，对样品进行定性和定量分析，并与相应的计算机数据收集和控制及系统构建组成的一种技术。目前 GC-MS 已经是非常成熟的联用技术，在临床上主要用于尿液有机酸、尿液类固醇激素、脂肪酸和临床毒理学等方面。

GC-MS 中质谱方法的建立主要包括离子源的选择、质量分析器的选择、扫描方式的选择和谱库检索等。

1. 离子源的选择　GC-MS 用到的离子源主要有电子电离源（EI）和化学电离源（CI），根据样品的特点及目标分析物的理化性质不同，所选择的离子化方法也不同。EI 只能检测正离子，不能检测负离子，CI 正负离子均可检测，因此 CI 一般都有正 CI 和负 CI，可以根据样品情况进行选择。EI 是一种"硬"电离技术，离子化过程中化合物分子碎裂大，能提供较多信息，对化合物的鉴别和结构解析十分有利，但所得到的分子离子峰不强，有时不能识别，而且不能得到分子量。CI 是一种"软"电离技术，碎片非常少，有些用 EI 方式得不到分子离子的样品，改用 CI 后可以得到准分子离子求得分子量，因此这两种离子源除单独使用外，还可同时配合使用，EI 可获得丰富的结构信息，CI 提供 EI 源得不到的分子量信息，两者可以互相补充。

2. 质量分析器的选择　GC-MS 用到的质量分析器主要有四极杆质量分析器、飞行时间质量分析器和离子阱质量分析器等。GC-MS 最常用的是四极杆质量分析器，主要适用于中小分子化合物的常规定性和定量分析。离子阱质量分析器在 GC-MS 技术中，主要用于化合物的结构鉴定，定性分析优于定量分析。飞行时间质量分析器适合于生物大分子的测定及要求研究过程极快的分析，是高分辨或近高分辨定性分析的首选。

3. 扫描方式的选择　GC-MS 根据质量分析器及其连接方式的不同，存在多种扫描采集模式，在临床检测工作中，最常使用的是全扫描模式（SCAN）和选择离子扫描模式（SIM）。SCAN 是指在一定的扫描质量范围内，依次对所有质量数的离子按照从小到大的顺序连续进行扫描的方式，主要用于定性分析。SCAN 扫描的质量范围覆盖待测组分的所有离子，故得到的是待测组分的全谱，可以提供未知物的分子量和结构信息，便于进行谱库检索，同时可为使用 SIM 扫描进行定量分析时，提供特征的定量和定性离子。SIM 是对选定的某个或数个特征质量峰进行单离子或多离子检测，获得这些离子流强度随时间的变化曲线。SIM 主要用于定量分析，因其灵敏度高，适用于量少且不易得到的样品的分析，SIM 扫描所得的色谱图不能用于谱库检索。

4. 谱库检索 标准质谱谱库收录了在标准电离条件(EI,70eV 电子束轰击)下得到的常见化合物的标准质谱图,一般的 GC-MS 联用仪都会配有一个或两个通用质谱谱库,目前使用最广泛的是由美国国家标准与技术研究院(NIST)、美国国家环境保护局(EPA)和美国国立卫生研究院(NIH)共同出版的 NIST/EPA/NIH 库,此谱库收有 192 262 种化合物,共 2 045 张质谱图。为了能使用标准质谱谱库检索预测样品,预测样品也必须采用标准电离条件(EI,70eV 电子束轰击)电离,得到的质谱图才能与标准谱图进行比对。谱库检索的过程是计算机按预定程序比对两张谱图(预测样品谱图与标准谱图),并根据峰位和峰强度比对结果计算出匹配度,最后按照匹配度由大到小的方式将谱库检索结果进行排列,包括化合物的匹配度大小、名称、分子量、分子式和结构式,匹配度越大,表明相似度越高。

(二)液相色谱-质谱联用中质谱方法的建立

液相色谱-质谱(liquid chromatography-mass spectrometry,LC-MS)联用技术,简称液质联用,是以液相色谱作为分离系统、质谱作为检测系统对样品进行定性和定量分析的一种重要的现代分离分析技术。与 GC-MS 相比,LC-MS 在简化样品制备步骤、提升色谱分析速度方面有明显优势,一定程度上满足了临床色谱质谱实验室对检测通量和报告时间的要求,同时可检测的目标化合物范围广泛,该技术已成为临床色谱-质谱实验室应用最多的质谱技术。

图片:液相色谱-质谱联用仪组成及工作原理

LC-MS 中质谱方法的建立主要包括离子源的选择、质量分析器的选择、离子扫描方式的选择等。

1. 离子源的选择 LC-MS 用到的离子源主要有电喷雾电离源(ESI)、大气压化学电离源(APCI)和大气压光致电离源(APPI),根据不同分析物的极性及稳定性的不同,需采用不同的电离方法。以下分别对三种离子源的主要特点进行介绍:

(1)ESI 的特点:ESI 通过离子蒸发方式使样品分子电离,对热不稳定的极性化合物能够产生高丰度的分子离子峰,离子化效率高,灵敏度高。ESI 也适合于蛋白质、多肽类生物分子的分析,因为它能产生一系列稳定的多电荷离子。虽然 ESI 离子化效率高,但在分析时易受基质效应的影响,特别是离子抑制作用,因此在临床应用时需对基质效应进行评估,并采取恰当的方法进行消除和监控。

(2)APCI 的特点:APCI 通过放电尖端高电压放电促使溶剂和其他反应物电离、碰撞及电荷转移等方式形成反应气等离子区,样品分子通过等离子区时,发生了质子转移而离子化。离子化时探头处于高温,易导致热不稳定化合物的分解,产生碎片,因此 APCI 更适合于中等极性和弱极性化合物的分析。由于 APCI 一般情况下只能产生单电荷离子,所以不适合分析生物大分子。

(3)APPI 的特点:APPI 是指被分析物在气相中吸收由真空-紫外灯发出的光子(10eV 或 10.6eV)后放出电子,从而离子化的过程。APPI 直接将待测物电离,比较适用于非极性或弱极性化合物的分析,可以将 ESI、APCI 无法电离的化合物离子化,目前在药物及其代谢物分析、环境分析和有机合成等领域有一定的应用,但主要还是集中在环境领域的研究。APPI 应用范围与 APCI 有所重叠,但 APPI 可测定 APCI 不可准确测定的极端非极性化合物。

图片:ESI 和 APCI 离子源特点的比较

ESI、APCI、APPI 三种离子源的适用范围有很大不同(图 7-5),这三种离子源可以在实际的临床检验工作中得到相互补充。

2. 质量分析器的选择 目前临床色谱质谱实验室应用最为广泛、最为常见的串联质谱仪为三重四极杆质谱仪,其他较为常见的还有四极杆-离子阱质谱仪和四极杆-飞行时间质谱仪等。

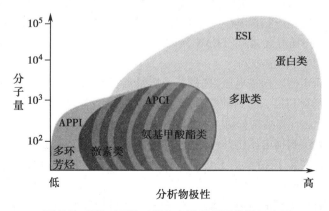

图 7-5 ESI、APCI、APPI 离子源适用范围示意图

（1）三重四极杆质谱仪（QQQ）：由三组四极杆组成，第一组四极杆（Q1）和第三组四极杆（Q3）分别作为第 1 个质量分析器（MS1）和第 2 个质量分析器（MS2），第二组四极杆（Q2）作为碰撞室（CAD），碰撞室用作母离子碰撞反应的场所。其结构如图 7-6 所示。

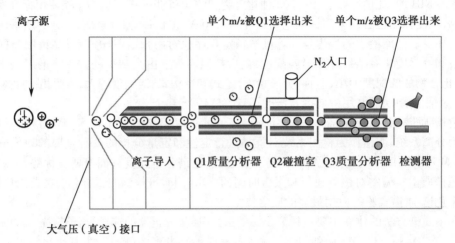

图 7-6　三重四级杆串联质谱仪的结构示意图

样品在离子源中被离子化，并在 Q1 质量分析器中进行质量分析。然后按质荷比被选定的分子离子在 Q2 碰撞室中与惰性反应气体碰撞发生碎裂，产生一系列新离子。所得二级产物离子被 Q3 质量分析器检测。在这种方式下，共进行了两级质谱分析，通过解析碰撞反应后生成的子离子信息，可得到母离子更多的结构定性和定量信息。该方法具有特异性强、灵敏度高、准确度高、重现性好等特点。因此，QQQ 能较好地应用于复杂基质中痕量物质的定量分析研究，特别适用于临床小分子化合物的定量检测。

（2）四极杆-离子阱质谱仪（QTRAP）：将 QQQ 中的 Q3 改进为离子阱，Q3 同时具有四极杆的所有功能和离子阱功能，一针进样即可同时得到定量和定性结果。QTRAP 与 QQQ 的所有功能相比，增加了离子阱的多级子离子扫描功能，并且可以使全扫描方式的灵敏度显著提高。目前，QTRAP 在临床色谱-质谱实验室的应用主要集中在法医毒（药）物筛查及其代谢物定性定量分析和蛋白分析方面。

（3）四极杆-飞行时间质谱仪（QTOF）：将四极杆和飞行时间质量分析器进行串联，即得到四极杆-飞行时间质谱仪。QTOF 采用四极杆作为质量过滤器，以 TOF 作为质量分析器，分辨率和质量精度明显优于 QQQ，也是一类能够同时定性定量的质谱仪。相比于 QTRAP 和 QQQ，QTOF 的扫描质量范围更宽，扫描速度更快，特别是对大分子的分析优势更为明显，能够得到物质的准确分子量。在临床检测中 QTOF 既可用于药物滥用监测、毒物筛查、快速中毒急救分析等，也可用于众多的科研研究领域，如疾病标志物的分析，代谢组学的研究等。

3. 离子扫描方式的选择　目前临床色谱-质谱实验室大部分检测项目仍聚焦于小分子定量分析，因此应用最为普遍的是三重四极杆质谱仪，三重四极杆质量分析器包含两个单四极杆质量分析器（MS1 和 MS2），可以通过固定或扫描其中一个质量分析器电压，或者同时扫描或固定两个质量分析器的电压，从而组成不同的扫描方式，除了 SCAN 和 SIM 以外，还有子离子扫描、母离子扫描、中性丢失扫描和多反应监测（MRM）四种扫描方式。

（1）子离子扫描：MS1 固定扫描电压，选择某一质量离子（母离子）进入碰撞室，发生碰撞解离产生碎片离子，由 MS2 进行全扫描。得到的所有碎片离子都是由选定的母离子产生的，没有其他干扰，称为子离子谱，主要用于化合物结构分析。

（2）母离子扫描：MS1 扫描电压选择母离子（如分子离子），进入碰撞室碎裂后，MS2 固定扫描电压，只选择某一特征离子质量，该特征离子是由所选择的母离子产生的，由此能得到所有产生该子离子的母离子谱，主要用于同系物的分析。

（3）中性丢失扫描：MS1 扫描所有离子，所有离子进入碰撞室碎裂后，MS2 以与 MS1 相差固定质量联动扫描，检测丢失该固定质量中性碎片的离子对，得到中性碎片谱，主要用于中性碎片的分析。

（4）多反应监测（MRM）：MS1 选择一个（或多个）特征离子，经过碰撞解离，到达 MS2 再进行选择离子检测，只有符合特定条件的离子才能被检测到。因为经过了两次选择，故比单四极杆质量分析器的 SIM 方式选择性、排除干扰能力、专属性更强，信噪比也更高。这种方式能够对复杂基质样品中的痕量目标化合物进行高精确度和高灵敏度的实时监测定量分析，也有利于化合物的结构分析。

第二节　质谱技术的主要应用

一、质谱技术在病原微生物检测中的应用

质谱技术在微生物实验室中主要通过基质辅助激光解吸飞行时间质谱仪（MALDI-TOF-MS）以用于病原微生物的鉴定。

不同病原微生物含有的蛋白质、脂类、多肽等成分具有种属特异性，MALDI-TOF-MS 通过对微生物的蛋白质、脂类、多肽及其他能被离子化的多种成分进行分析作为微生物的鉴定指标。该技术采用多激光照射样品与 α-氰基-4-羟基肉桂酸（CHCA）基质形成共结晶薄膜，基质从激光中吸收能量传递给生物样品中的大分子，使样品解吸，基质与样品间发生电荷转移使样品中的分子电离，离子在电场作用下加速飞过飞行管道，飞行时间与离子的质荷比成正比，根据到达检测器的飞行时间不同而测出质荷比，分析出样品的分子结构，再通过专用软件分析比较，确定样品病原菌特征性的指纹图谱，从而实现对病原微生物的鉴定。该技术有望在微生物病原体鉴定中逐步取代传统的生化鉴定方法，成为微生物鉴定的主要方法和标准。

MALDI-TOF-MS 在微生物鉴定方面也存在着一定的局限性，如对于具有特殊结构的菌种和图谱极为相似的菌种的鉴定区分存在一定的难度；对于较复杂的菌群，有可能会有误判的情况存在；另外，昂贵的仪器设备使得实验室初始成本相对较高，这在一定程度上也限制了 MALDI-TOF-MS 在微生物鉴定中的应用。

二、质谱技术在遗传代谢病中的应用

遗传代谢病是指由于基因突变引起酶缺陷、细胞膜功能异常或受体缺陷，从而导致机体生化代谢紊乱，造成中间或旁路代谢产物蓄积或终末代谢产物缺乏而引起一系列临床症状的一组疾病，涉及氨基酸、有机酸、脂肪酸、尿素循环、碳水化合物、类固醇、维生素等多种物质的代谢异常，也包括某些代谢物在溶酶体、线粒体、过氧化物酶体等细胞器内积聚、贮积异常。大多数遗传代谢病的遗传方式为常染色体隐性遗传，少数为常染色体显性遗传、X 连锁伴性遗传。不同疾病的发病机制不同，临床表现多样，大多缺乏特异性，疾病的确诊和分型依赖于实验室检查，包括特异性的代谢物检测、酶活性测定和基因突变检测等。某些情况下，若得不到及时诊治，常可致残，甚至死亡。因此，对此类疾病如能早期诊断，需进行及时地干预处理，避免或减少严重并发症及神经系统的损害，甚至可挽救生命。

1966 年，Tanaka 使用 GC-MS 技术通过对尿液中有机酸物质的分析发现了首例异戊酸血症。1900 年美国杜克大学 Millington 教授等人首次将串联质谱技术应用于新生儿遗传代谢病筛查。该技术能在 2~3 分钟对一个样本同时进行数十种化合物的检测，通过对检测数据的组合分析，实现了"一次实验检测多种疾病"的目的，提高了检测效率，并且降低了假阳性和假阴性的发生率。目前，国外已广泛采用串联质谱技术进行新生儿遗传代谢病的筛查。美国医学遗传科学院颁布的《新生儿筛查指南》指出，在 54 种需要筛查的遗传代谢病中，有 38 种可以采用串联质谱方法，其中 18 种属于首要筛查项目，20 种属于次级筛查项目，所涉及的疾病种类包括氨基酸代谢病、有机酸血症、脂肪酸氧化缺陷和尿素循环障碍性疾病等。在我国，上海新华医院于 2002 年率先开展了串联质谱新生儿遗传代谢病检测工作，主要针对氨基酸代谢病、有机酸血症和脂肪酸氧化代谢障碍三大类疾病。随着时间的不断推进，越来越多的单位和医生认识到特殊的实验室检查技术（如质谱）对遗传代谢病实验室检查的重要性，近几年陆续有上百家机构开展了此项检测，但因各检测单位所选择的前处理方法不一样，实验室检测水平也参差不齐，在方法的建立和验证、实验室质量控制、参考值的建立和验证、室间质评计划参与程度等很多方面还存在不少的问题。

LC-MS/MS 除了用于氨基酸代谢病、有机酸血症和脂肪酸氧化代谢障碍性疾病的检测以外,同样可用于其中个别疾病的鉴别诊断和治疗监测,如酪氨酸血症 I 型的确诊和分型需同时测定琥珀酰丙酮,溶酶体贮积症(lysosomal storage disorder,LSD)的诊断则主要通过测定溶酶体酶活性及鉴定特殊贮积产物。国外已有串联质谱技术应用于溶酶体贮积症的检测、诊断以及治疗监测的报道,在检测速度、样本用量、灵敏度和特异性上均比传统的酶学测定方法有了较大程度的提高。

本章小结

　　质谱分析是利用电磁学原理,应用多种离子化技术,将物质分子转化为气态离子并按质荷比(m/z)大小进行分离和记录,从而分析物质结构的分析方法。

　　质谱仪本质上是测量离子质荷比的分析仪器,是将被测物质离子化后,按照离子的质荷比进行分离,进而测量各种离子峰的强度而实现分析的仪器。质谱仪的基本组成包括真空系统、进样系统、离子源、质量分析器、检测器和计算机控制及数据处理系统 6 大部分,其中,离子源和质量分析器是质谱仪的核心部分。

　　色谱-质谱联用法已经成为生物医药领域研究中的主要分析手段,特别是液相色谱-质谱技术是当代最重要的定性和定量技术之一。LC-MS 中质谱方法的建立主要包括离子源的选择、质量分析器的选择、离子扫描方式的选择等,其中离子源的选择主要有电喷雾电离源、大气压化学电离源和大气压光致电离源,质量分析器的选择主要有三重四极杆质谱仪、四极杆-离子阱质谱仪和四极杆-飞行时间质谱仪等。

(丁　倩)

扫一扫,测一测

思考题

1. 简述质谱仪的组成部分及其作用。
2. 离子源的作用是什么? 试述 EI 及 CI 源的原理及优、缺点。

第一节　感染性疾病的分子生物学检验

08第01节 PPT

 学习目标

　　1. 掌握:人类免疫缺陷病毒、人乳头瘤病毒、乙型肝炎病毒、结核分枝杆菌等感染性疾病的分子生物学检测方法。

　　2. 熟悉:流感性感冒病毒、淋病奈瑟球菌、肺炎支原体等感染性疾病的分子生物学检验方法。

　　3. 了解:人类免疫缺陷病毒、人乳头瘤病毒、流感性感冒病毒的分型及各种分子生物学检验方法的特点。

　　4. 具有正确选择感染性疾病分子生物学检测方法的能力。

　　5. 能根据感染性疾病分子生物学检验的结果分析病情,并指导临床合理用药。

　　感染性疾病是指由病原微生物如细菌、病毒、真菌和寄生虫等引起的疾病,其传统的检测方法以培养法和血清学检测为主。培养法费时、费力且阳性率较低,而血清学检测主要针对病原微生物感染后刺激机体产生的抗体进行检测,往往存在较长的窗口期,难以做到早期诊断。分子生物学方法通过检测侵入人体的病原微生物的外源性特异基因,可对微生物感染作出早期诊断,区分带菌(病毒)者或潜伏性感染和耐药性检测;另外还可对宿主内源性基因进行检测,预测其疾病易感性,对临床疾病的预防、诊断和用药有重要的指导意义。目前分子生物学检验技术已经成功地应用于艾滋病、病毒性肝炎、结核病、淋病等一些重要的感染性疾病的诊断。

 知识拓展

感染性疾病分子诊断的策略

　　根据检测目的的不同,对感染性疾病的分子诊断可以分为一般性检出策略和完整性检出策略。前者只需要确定样本中是否存在某种病原微生物,而后者不仅需要对病原微生物的存在作出诊断,还要对其进行分型和耐药性检测。

　　1. 一般性检出策略　常用于感染性疾病的快速诊断。采用分子生物学方法如基于 PCR 的技术、核酸分子杂交等方法,快速、灵敏地检测病原微生物特异的基因,根据结果判断感染的有无和感染微生物的种属。一般性检出策略只提供感染微生物的种类,不能判断疾病感染的程度和指导临床制订用药方案等。

　　2. 完整性检出策略　完整性检出策略在检测病原微生物存在的同时,对病原微生物的载量、型别、基因变异及耐药性等进行检测,可准确判断疾病的感染程度,指导临床合理用药。临床上多采用完整性策略进行感染性疾病的分子诊断。

一、病毒感染性疾病的分子生物学检验

微课：丙型肝炎分子生物学检测

病毒是感染性疾病最常见的致病微生物，全球约75%的人类感染性疾病是由病毒引起的。目前已知可感染人类的病毒超过400多种，同时病毒的自我进化能力很强，不断有新的亚型出现，病毒感染人体后，由于基因整合等原因，会长期与机体共存，使得对病毒感染的控制更加困难。另外，某些病毒感染与肿瘤的发生密切相关。因此，对感染病毒的快速早期诊断有助于病毒感染性疾病的早期治疗，提高治愈率，降低暴发性传播的可能。采用分子生物学技术检测病毒较其他传统方法有显著优势，具有快速、灵敏、特异的优点，同时可通过对耐药基因突变的检测辅助判断病毒对治疗药物的敏感性，因此广泛用于临床检测。本部分以人类免疫缺陷病毒、人乳头瘤病毒、乙型肝炎病毒和流行性感冒病毒为代表进行介绍。

（一）人类免疫缺陷病毒

人类免疫缺陷病毒（human immunodeficiency virus，HIV）是获得性免疫缺陷综合征（acquired immune deficiency syndrome，AIDS，简称艾滋病）的病原体，为逆转录RNA病毒，根据血清学和基因序列的差异分为HIV-1和HIV-2型。我国主要流行的是HIV-1型中的B亚型和B/C、A/E流行重组模式病毒。随着分子生物学技术的不断发展，HIV感染的诊断能力得到了快速提升和发展。分子生物学方法和血清学方法成为HIV实验室诊断领域主要使用的方法。HIV-1血浆病毒载量检测与CD4细胞计数结合，是指导何时开始治疗和评估治疗效果的常规方法。

1. 原位杂交　由于HIV在感染者的组织细胞中繁殖，并将病毒的基因整合入人类细胞基因组中，所以用化学发光等元素标记的HIV cDNA片段作为探针，与HIV感染者的组织细胞中HIV RNA或整合入细胞基因组中的前病毒进行特异核酸杂交，经示踪技术即可定位出病毒感染的原始部位。

2. PCR技术　用逆转录RT-PCR和套式PCR相结合的技术，可以选择性地扩增血浆中微量的HIV RNA基因片段，再通过进一步的PCR产物电泳分析以及测序分析，来确定HIV在人体内的感染。此方法可以与病毒载量检测相结合，作为艾滋病临床确证实验（蛋白印记实验）阴性时，艾滋病感染的确诊依据。此外，还可通过HIV序列的同源进化分析，获得HIV的基因亚型和HIV感染的分子流行病学资料，为我国艾滋病的防控工作提供数据支持。

3. 荧光定量RT-PCR技术　是常用的定量检测HIV病毒载量的技术方法。由于荧光定量PCR仪可以自动完成HIV RNA的逆转录和PCR扩增的全过程，无须人工干预，所以操作简单，临床应用广泛。荧光定量RT-PCR技术，可以同时进行HIV的定性和定量检测。通过定性检测可以判断机体内是否存在HIV的感染；通过定量检测可以获得HIV病毒载量的变化，进而判断病情的转归和病毒复制能力、传染性的强弱，指导临床进行合理的治疗。

4. 核酸序列扩增试验（nuclear acid sequence-based amplification，NASBA）　NASBA技术是一种依赖核酸序列的RNA扩增技术，是在41~42℃等温及多种酶催化条件下进行的一种特异核苷酸序列扩增过程。其特点是扩增效率高，可在2小时内获得$10^9 \sim 10^{12}$倍的扩增产物，而且不需特殊的仪器，操作简单、不易污染。NASBA相对传统的PCR技术更为稳定，准确。在综合性大型医院中，该技术已广泛应用于HIV等多种病原微生物的检测。

5. HIV耐药基因序列分析　用RT-PCR技术对HIV的耐药相关基因pol区段进行扩增后，使用基因测序仪对获得的PCR产物进行基因测序，再利用网络分析软件评估HIV的基因耐药情况，进而指导临床合理用药。

（二）人乳头瘤病毒

人乳头瘤病毒（human papilloma virus，HPV）是一种球形小DNA病毒，目前已发现150多种不同的型别，分别属于乳头瘤病毒科的α、β、γ、μ、ν乳头瘤病毒属（α、β、γ、μ、ν papilloma virus）。HPV仅感染人的皮肤和黏膜上皮细胞，是一种嗜上皮性病毒，具有种属和组织特异性。其中超过40种可以感染人类的生殖器官，约30种与肿瘤有关。根据HPV与肿瘤的相关性分为高危型和低危型。高危型与肿瘤如宫颈癌、肛门癌、外阴癌和喉癌等的发生、发展密切相关，其HPV DNA常整合到宿主细胞基因组中，包括HPV16、18、31、33、35、39、45、51、52、56、58、59、68型等。低危型导致尖锐湿疣、扁平疣、寻常疣和跖疣（足底疣）等，以环状DNA游离体存在于宿主细胞染色质外，包括HPV6、11、40、42、43、44型等（表8-1）。

笔记

表 8-1 常见人类感染性 HPV 型别及致病情况

危险性	基因型	致病
高危型	HPV16、18、31、33、35、39、45、51、52、53、56、58、59、66、68、73、82 等	高级别宫颈上皮内瘤变（CINⅡ、Ⅲ）和宫颈癌
低危型	HPV6、11、40、42、43、44、54、61、70、72、81、cp6108 等	生殖道及肛周皮肤湿疣类病变和低级别宫颈上皮内瘤变（CINⅡ），多呈一过性，可自然逆转

HPV 核酸检测可以快速、准确地诊断 HPV 感染，常用于临床对宫颈癌的早期筛查。目前宫颈癌诊断的"金标准"还是传统的组织切片病理检查寻找恶性肿瘤细胞的方法，而在疑似宫颈癌的患者原发部位检测出 HPV 的感染，对宫颈癌的诊断具有很好的辅助支持作用。

1. 核酸杂交技术　以核酸印迹、原位杂交为代表的核酸杂交技术是一种分子生物学的标准技术。该技术通过检测样本中 HPV DNA 或 RNA 的特定序列，来确定 HPV 的感染。由于核酸杂交技术是以示踪元素标记的寡核苷酸探针与样本 HPV 核酸片段的特异性结合为基础，所以具有较高的特异性，可以对 HPV 病毒进行定性诊断。同时通过杂交结果分析，可以对 HPV 进行基因分型。目前临床上为了获得更高的检测灵敏度，常采用 HCⅡ技术、核酸杂交与 PCR 相结合的技术，进行 HPV 核酸的检测。

2. 荧光定量 PCR 技术　由于荧光定量 PCR 技术具有很好的闭管设计和产物降解考量，所以可以很好地避免产物污染对 PCR 结果的影响。现在该技术已成为临床上最常用的 HPV 核酸检测技术，可以实现对样本中 HPV 的快速定性和定量检测。同时采用型特异性引物进行 PCR 扩增，可对 HPV 进行快速分型，对临床 HPV 感染的诊断具有很好的指导作用。

3. 基因芯片技术　基因芯片技术是将 HPV 通用特定序列和/或亚型特异性序列制成探针，固定在硅片、玻片、硝酸纤维素膜等载体上制成基因芯片，然后与示踪元素标记的样品核酸或其 PCR 扩增产物多元杂交，通过扫描杂交信号来确定样品中 HPV 的遗传信息。该技术可对 HPV 进行分型和多重感染诊断。其最大特点是高特异、高敏感、操作简便快速，可以自动完成高通量的 HPV 筛查。

4. 流式荧光技术　又称悬浮阵列、液相芯片技术，是基于多功能流式点阵平台的一种新型诊断技术。该技术以荧光编码微球为核心，通过流式微滴分析、激光激发荧光与荧光检测等一系列处理过程，获得数字化的检测信号，再经计算机处理后获得待检生物分子的检测信息。该技术具有检测种类多、高通量和灵敏高效的特点。目前临床和科研院所常将其应用于 HPV DNA 定量检测和核酸研究、受体、配体识别分析等多个领域。

5. 飞行时间质谱技术　飞行时间质谱技术是将离子化的微生物分子，导入飞行时间质谱仪的电场和磁场中高速飞行，通过测定其飞行时间，换算出待测分子的质荷比（质量/电荷），进而获得待检分子的有无及含量多少。对于 HPV DNA 的检测，首先使用通用引物对 HPV DNA 特异基因片段进行扩增，再使用特异性的探针引物与 PCR 产物结合，然后将结合产物进行飞行时间质谱分析，进而确定样本中 HPV DNA 的含量，并判断 HPV 的型别。该技术具有准确、特异、灵敏的特点，而且可高通量地对 HPV 进行精确分型。所以，该技术作为大规模妇科宫颈癌普查和 HPV 筛查的检测平台，在临床上得到了广泛应用。

（三）乙型肝炎病毒

乙型肝炎病毒（hepatitis B virus，HBV）是引起病毒性肝炎的主要病原体之一。HBV 的感染可以引起急性、慢性病毒性肝炎，而且还与肝硬化和肝细胞癌的发生、发展有密切的关系。乙型病毒性肝炎（viral hepatitis B，HB）是一种世界性的传染性疾病，而我国又是 HBV 感染的高发区，50%～70% 的人群受过 HBV 的感染，而且有 8%～12% 的人群（近 1.3 亿人）为乙型肝炎病毒表面抗原（hepatitis B surface antigen，HBsAg）携带者，其中 60% 为慢性乙型肝炎。因此，对 HBV 高效、准确的检测在预防和治疗等方面都具有重要意义。

1. 乙型肝炎病毒核酸的检测　乙型肝炎病毒的分子生物学检验主要是针对 HBV DNA 的检测。HBV DNA 是病毒复制和传染性的直接标志。定量检测 HBV DNA 对于判断病毒复制程度、传染性大小、抗病毒药物疗效等有重要意义。检测的常用技术有 PCR 技术和核酸分子杂交技术。

（1）普通 PCR 技术：传统 PCR 方法检测 HBV DNA 的灵敏度可以达到 ng 级水平，检测结果能直接反映 HBV 病毒的复制程度，为临床提供从分子水平上对病原体进行诊断的依据。PCR 检测的特异性和灵敏度取决于引物的设计。HBV DNA 的 PCR 引物通常依据其 S、C、P 和 X 基因中的高度保守序列进行设计。但常规 PCR 存在的问题较多，如不能进行准确的基因定量、重复性差、扩增产物之间污染所致的假阳性多以及威胁操作者健康的强致癌物溴化乙锭的使用等，因而其应用受到很大限制。

（2）荧光定量 PCR 技术：荧光定量 PCR（FQ-PCR）法的应用，可以在进行 HBV DNA 检测的同时对其进行相对的量化，这对于乙肝患者体内 HBV 的复制及传染性有更直接的了解，能准确地反映出 HBV DNA 的复制水平、病程变化和治疗恢复情况等。其特异性高，灵敏度可达 0.01fg，检测范围为 $2.5 \times 10^2 \sim 2.5 \times 10^9$ copies/ml。

（3）支链 DNA 技术：支链 DNA 技术是一种核酸探针杂交标记信号放大技术。支链 DNA（branched DNA，bDNA）是人工合成的带有许多侧链的 DNA 片段，在每个侧链上都可以标记可被激发的标志物。用 bDNA 信号放大系统检测标本中的核酸时，其靶核酸本身不被扩增，而是通过多个探针组成逐级信号放大体系，以检测靶核酸信号。bDNA 技术的主要特点是对目标核酸进行直接检测，稳定性及重复性高，结果准确，技术操作中污染小，操作方法简便，只需将待测病毒裂解释放出核酸，并将其变性为单链，即可进行检测，不需要预先纯化核酸。bDNA 技术的缺点是信号放大倍数少，灵敏度低，检测范围较窄，不适用于目标含量低水平的检测。目前 bDNA 技术已应用于 HIV、HBV、HCV、CMV 等病毒的检测，检测范围一般在 2.0×10^5 copies/ml。

（4）核酸杂交技术：通常采用斑点杂交和液相杂交两种方法。斑点杂交是将待测标本点状加样于硝酸纤维素薄膜上，与标记的 HBV DNA 寡核苷酸探针进行斑点杂交，从而检测标本中是否存在 HBV DNA，可定性或半定量。不需要特殊仪器设备，特异性好，但灵敏度不高。液相杂交可以使用 ^{125}I 标记核苷酸探针，与液相中的变性 DNA 杂交。其检测限为 1.0×10^6 copies/ml 或 $1 \sim 2$pg/ml。

（5）杂交捕获系统：该系统采用特异的 RNA 探针与靶分子 HBV DNA 杂交形成 RNA-DNA 杂交分子。多个 RNA-DNA 杂交分子被通用抗体捕获于微孔中，然后采用耦联有碱性磷酸酶的多克隆抗体检测杂交分子，此过程产生信号可放大 3 000 倍，检测限为 4.7×10^3 copies/ml。

（6）基因芯片技术：根据乙型肝炎病毒高度保守的特异性基因序列设计寡核苷酸探针制备基因芯片，将待测的样本进行 PCR 扩增，扩增同时进行产物荧光标记，然后将标记产物与基因芯片杂交，杂交结果经扫描系统分析，从而确定待检样本是否存在有病毒感染。

2. 乙型肝炎病毒的耐药性分析　临床上最常用的抗 HBV 药物为核苷（酸）类似物，如拉米夫定（lamivudine）、阿德福韦（adefovir）等，但在长期的用药过程中，部分患者对药物产生了耐药性。HBV 一旦出现耐药突变后肝功能恶化的比例显著增高，甚至快速进展为肝衰竭。有研究表明，服用拉米夫定 0.5 ~ 1 年约有 20% 的患者产生耐药性，2 年约为 38%，3 年约为 49%，4 年约为 66%，5 年约为 69%。因此，对乙型肝炎病毒的耐药性分析在指导临床用药和监测病情等方面都具有重要意义。

乙型肝炎病毒的耐药性产生的重要原因是 HBV 本身是一种变异较高的病毒。HBV 复制能力很强，每 24 小时可以复制 $10^{12} \sim 10^{13}$ 个拷贝，在复制过程中必须经过 RNA 中间体的逆转录过程，由于 HBV DNA 聚合酶具有逆转录酶的性质，即缺乏严格的校正功能，使其自发突变率高达 10^{-5}。对于慢性 HBV 感染者由于长期抗病毒治疗也会诱发病毒基因变异，另外在人体免疫应答或疫苗接种等压力下 HBV 也可发生变异。这些变异常引起病毒生物学特性的改变，如复制缺陷、编码抗原表位改变、前基因组 RNA 包装能力改变等，使慢性 HBV 感染患者体内积累了大量的基因序列突变的 HBV 株，从而导致 HBV 感染发病机制的变化、血清学检测指标的改变（免疫逃逸）及药物抗性等，给 HBV 感染的临床表现、诊断、预后及防治等方面带来一系列复杂的问题。目前 HBV 基因组变异的研究主要集中在前 C/C 区变异、前 S/S 区变异、X 区和 P 区变异。

拉米夫定是一种能抑制乙型肝炎病毒复制的核苷类药物，其耐药性发生的机制是：核苷（酸）类似物与 HBV DNA 聚合酶的自然底物（dNTP）竞争性地与该酶结合，导致 HBV DNA 合成终止，达到抑制 HBV 复制的目的。所以与 HBV DNAP 结合能力的强弱决定了该类药物的疗效。当 HBV DNAP 氨基酸序列发生改变并影响到其空间构象发生改变时，HBV DNAP 与核苷（酸）类似物的结合能力明显下降，于是就产生了对核苷（酸）类似物的耐药性，发生耐药现象。

在拉米夫定抗 HBV 感染治疗中,HBV 发生变异最为常见,这些变异发生在 HBV DNA 聚合酶的基因区。HBV DNAP 有 4 个功能区:引物酶区、隔离片区、逆转录区和 RNase H 区。拉米夫定抗病毒治疗的靶点在逆转录酶区。HBV 耐药变异以国际通用的氨基酸单字母加变异位点标记。例如,YMDD 代表四个氨基酸残基,即酪氨酸(Y)-甲硫氨酸(M)-天门冬氨酸(D)-天门冬氨酸(D),其中甲硫氨酸(M)变为缬氨酸(V)或异亮氨酸(I)则会引起拉米夫定耐药。

3. 乙型肝炎病毒的基因分型 在致病的乙型肝炎病毒中,病毒种群千差万别,而这种差别可以用不同的血清型或基因型进行描述,其中乙型肝炎病毒的基因型具有十分重要的临床意义。

HBV 外膜蛋白中由 S 基因编码的 HBsAg 是主要的蛋白类型,根据 HBsAg 的抗原性差异,将 HBV 分为 10 个血清型,其中主要血清型有 adr、adw、ayw 和 ayr 四种。血清型分布有明显的地区差异,并与种族有关。我国汉族以 adr 为主,adw 次之。根据 HBV 全核苷酸序列的差异≥8%或 S 基因序列核苷酸差异≥4%,可进行基因分型(表8-2)。目前将 HBV 分为 A、B、C、D、E、F、G 和 H,共 8 种基因型。基因型反映了 HBV 自然感染过程中的变异特点,是病毒变异进化的结果。基因型与血清型之间也有一定的联系,如同一个血清型可属于不同的基因型,而同一种基因型又可有几种不同的血清型,但两者之间关系的临床意义目前尚未明确。

表8-2 四种 HBV 基因型在中国地域分布的主要概况

HBV 基因型	主要分布地域
A 基因型	仅见少数地区(如广西壮族自治区)
B 基因型	长江以南
C 基因型	长江以北
D 基因型	少数民族较多的地区(西藏、新疆、宁夏等)

目前对 HBV 进行基因分型的方法主要有:基因序列测定法、PCR-RFLP 分析、基因型特异性表位单克隆抗体的 ELISA 法、基因型特异性探针检测法、基因型特异性引物 PCR 法和基因芯片技术。其中全基因序列测定法虽较为可靠,但操作繁琐、费用昂贵,不适于临床大量标本检测。

(1) PCR-RFLP 分析:这是目前常用的基因分型方法。通过 PCR 扩增出目标基因片段,此片段通常为 S 基因或前 S 基因,然后用特定的限制性内切酶进行酶切,根据酶切图谱进行基因分型。RFLP 敏感性高,但酶切位点易受基因变异影响,而且对混合感染或酶切不完全者,可能出现复杂条带,影响分型结果判断。

(2) PCR 反向点杂交(PCR reverse dot blot,PCR-RDB):此方法是根据 HBV S、C、P 和 X 基因中的高度保守序列来设计引物及各型的型特异性探针,利用 PCR 及反向点杂交技术,将生物素标记的扩增产物与尼龙膜上特异的基因型探针进行反向点杂交,然后使用结合有碱性磷酸酶的亲和素通过底物酶促反应,在探针和 PCR 扩增产物特异性结合的区域将出现阳性斑点,以此来检测 HBV 基因型。该方法操作较为简便,结果准确,可以检出混合基因型的存在。

(3) ELISA:不同的基因型决定不同的抗原表位,如 Pre S2 多肽有多组抗原表位。通过型特异性表位单克隆抗体的酶联免疫吸附法鉴定不同的基因型。

(4) 基因芯片技术:基因芯片是将基因分型用的型特异性探针点样到玻片上,直接与荧光标记的 PCR 扩增产物杂交,漂洗后通过荧光扫描来判断结果。操作时首先提取检测样本中的 HBV DNA,应用 PCR 进行基因扩增,在 PCR 反应液中加入一种荧光标记的 dNTP,使 PCR 产物与 HBV 基因分型芯片杂交,如在某一种型特异性探针之处出现荧光,即可确定 HBV 属于这一基因类型。

(四)流行性感冒病毒

流行性感冒病毒(influenza virus)简称流感病毒,是引起流行性感冒的病原体,属正黏病毒科,为单股负链 RNA 病毒。人流感病毒分为甲、乙、丙三个型别。根据病毒颗粒表面血凝素(hemagglutinin,HA)和神经氨酸酶(neuraminidase,NA)抗原性的不同,甲型流感病毒又进一步分为不同的亚型。甲型流感病毒的表面抗原容易发生变异,致病力最强,引起流行的规模也最大。

流感病毒的基因组由 8 个分开的 RNA 片段组成,当宿主细胞同时被两种不同的流感病毒感染时,新生的子代病毒可获得来自两个亲代病毒的基因片段,成为基因重配病毒(图8-1)。基因重配只发生于同型病毒之间,是甲型流感病毒抗原变异的重要原因。另外,流感病毒RNA聚合酶无校正功能,在复制过程中常发生点突变。

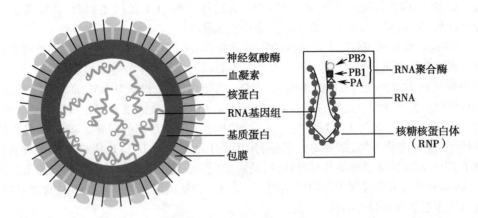

图8-1 流感病毒结构示意图

由于各种综合因素的影响,甲型流感患者的临床特征、病情发展和预后等具有较大差异,危重合并严重并发症者可导致患者死亡。因此,寻找快捷有效的诊断方法及早期预测患者病情进展的指标具有重要意义。分子生物学技术具有快速、敏感性高、特异性强的特点,已广泛应用于流感病毒的快速诊断,可对流感病毒进行定性、定量检测。采用分子生物学技术可对患者的咽拭子、下呼吸道分泌物及血浆中甲型流感病毒RNA进行检测,不同标本病毒RNA的检测结果可预测病情及其发展进程。据研究,病毒侵入血液并发病毒血症,血浆中可检测到病毒RNA,血浆中甲型流感病毒RNA阳性可作为病情进展为重症或危重症的标志。流行性感冒病毒的分子生物学检验内容主要包括病毒核酸检测、病毒的分型以及病毒的耐药性分析。

1. 流行性感冒病毒核酸的检测 近年来,流感病毒的核酸诊断技术发展较快,主要有RT-PCR技术、实时定量RT-PCR技术、基因芯片技术、逆转录环介导等温扩增检测技术等。

(1) RT-PCR技术:RT-PCR技术从基因水平检测病毒,具有高度的敏感性和特异性,克服了病毒分离鉴定周期长的缺点。在常规RT-PCR技术的基础上,采用荧光标记、套式PCR、多重PCR、PCR-RFLP、RRT-PCR等技术可进一步提高检测的灵敏度。

(2) 实时定量RT-PCR技术:实时定量RT-PCR技术可以对病毒模板RNA定量,具有操作简便快捷、特异性强、灵敏度高等特点。荧光RT-PCR有取代常规RT-PCR的趋势。2009年甲型H1N1流感病毒疫情时,世界卫生组织(WHO)推荐使用探针法荧光定量RT-PCR检测方法。此外,荧光染料法也有较多的应用。

(3) 基因芯片技术:基因芯片用以鉴别流感病毒型和亚型有着较好的应用前景。

(4) 逆转录环介导等温扩增检测(reverse transcription loop mediated isothermal amplification, RT-LAMP):LAMP与逆转录酶结合可以对RNA分子进行有效扩增,已成功应用于流感病毒的检测。该技术特异性强;敏感性高,能从微量的拷贝中扩增出目的基因,比传统PCR高出$10\sim 1\,000$倍;简便快速,不需要模板的热变性、长时间温度循环、繁琐的电泳、紫外观察等过程,在$30\sim 60$分钟即可判断结果;结果易于判读,可肉眼观察扩增管浊度或添加荧光染料观察颜色变化。

此外,核酸杂交技术、NASBA技术在流感病毒的检测中也有较好应用。

2. 流行性感冒病毒的分型 两种不同的流感病毒同时感染宿主细胞,新生的子代病毒可获得来自两个亲代病毒的基因片段,成为基因重配病毒。基因重配只发生于同型病毒之间,是产生甲型流感病毒抗原突变株、引起流感世界大流行的一个重要原因。同时,流感病毒基因组RNA在复制过程因其RNA聚合酶缺乏校正功能,常常发生点突变,导致产生抗原性变异株的概率大大地升高。根据甲型流感病毒表面抗原血凝素(HA)和神经氨酸酶(NA)结构及基因特性的不同可将甲型流感病毒分为若干亚型,至今已经发现甲型流感的HA有16个亚型(H1~H16),NA有9个亚型(N1~N9),它们之间的随意组合可形成多种亚型,各亚型之间无交叉免疫力。亚型的检测对于流感病毒的鉴定、流行病学的研究、抗原变异的研究等都具有十分重要的作用。

分子生物学技术对于流感病毒分型发挥着越来越大的作用。亚型鉴定常用核酸杂交、RT-PCR、多重 RT-PCR、酶免 PCR、荧光 RT-PCR、NASBA 和基因芯片等方法。其中 RT-PCR 是其他各种方法的基础,在流感病毒的型别鉴别时,扩增的目的片段常常是高度保守的核蛋白和 M 蛋白;如果用于 A 型流感病毒的亚型鉴定,设计的引物常常针对编码表面抗原基因 5′-端和 3′-端的保守序列。

3. 流行性感冒病毒的耐药性分析 目前,特异性抗流感病毒药物主要是 M2 蛋白抑制剂和神经氨酸酶抑制剂。M2 基因或 NA 基因的突变是流感病毒耐药的主要原因。因此,以 M2 基因和 NA 基因为靶标,通过 RT-PCR 方法扩增耐药基因片段后进行核酸测序,利用生物信息软件分析法即可确定与耐药性有关的氨基酸位点。

利用滚环扩增技术(rolling cycle amplification,RCA)可以检测单碱基突变。设计针对流感病毒耐药基因 M2 基因和 NA 基因突变位点的环化探针,环化探针与发生单碱基突变的基因特异性结合并被连接成闭合环状,进行滚环扩增后可特异性地检测甲型流感病毒耐药基因单碱基突变位点。另外,基因芯片技术也可作为耐药基因检测的有效手段。

二、细菌感染性疾病的分子生物学检验

细菌感染是致病菌或条件致病菌入侵机体,并在机体生长繁殖,产生毒素或其他代谢产物所引起的全身性感染。对细菌感染性疾病的诊断,以往主要依靠免疫学方法检测标本中相应的特异性抗原或抗体以及微生物学方法培养细菌和菌种鉴定来实现。上述方法一般来说操作繁琐、耗时较长,尤其对于难于培养的细菌,常常延误病情的诊断。随着人类基因组计划和后基因组(蛋白质组)计划的不断进展,很多细菌的基因结构被详细阐述,利用分子生物学技术可以直接检测样本中病原体的自身遗传物质(RNA 或 DNA),具有灵敏度和特异性好、操作简便、快速的优点,目前已成为临床常规细菌鉴定的主流技术之一。

(一)结核分枝杆菌

结核分枝杆菌(mycobacterium tuberculosis,MTB)简称结核杆菌,最早由德国细菌学家 Robert Koch 于 1882 年发现,是引起结核病的病原菌,可侵犯全身各器官,常以肺结核为多见,占各器官结核病总数的 80%~90%。结核病被列为我国"乙类"法定传染病之一,对我国公民身心健康的危害巨大。中华人民共和国成立以来,在我国医疗卫生和疾病防控部门的辛勤工作下,结核病的发病率和死亡率均大幅下降。然而由于近年来艾滋病的流行以及农村务工人员大范围流动、公共医疗卫生资源相对有限等原因,结核病这一在 20 世纪已经被基本控制的传染病又死灰复燃,该病的卷土重来对我国医疗卫生部门结核病的防控工作提出了巨大的挑战。

结核分枝杆菌的遗传物质是由一条共价闭环 DNA 分子和附加的小环状质粒 DNA 组成。基因组全长 4~5kb,包含重复序列、蛋白质编码基因和 rRNA 基因。其中重复序列区段多被用于鉴定 TB 复合群中的毒株,并可用于分子流行病学调查;蛋白质编码基因主要用于蛋白菌体成分的编码,可用于菌种的基因鉴定;而 rRNA 基因则用于编码细菌核糖体。传统的结核分枝杆菌检测方法为标本涂片抗酸染色镜检、分离培养鉴定以及血清学实验,其中分离培养鉴定为检测的"金标准"。但由于分枝杆菌生长缓慢,一般需要一个月左右的培养时间,才能获得准确的鉴定结果,常常延误病情的诊断。而分子生物学方法可以在数小时之内,获得准确的 TB 核酸检测结果,并可获得耐药基因检测报告,大大地缩短了疾病的确诊时间。

1. 荧光定量 PCR 技术 利用结核分枝杆菌基因组中特异性序列,设计一对 PCR 引物和一条寡核苷酸探针,特异性扩增结核分枝杆菌的靶序列。通过每轮 PCR 终点探针解离释放出荧光信号的检测,推算出 Ct 值和工作曲线,进而定量检测待检标本中结核分枝杆菌的实际拷贝数。与传统的培养鉴定方法相比,荧光定量 PCR 技术具有灵敏、快速的特点,而且结果准确可靠,可以为临床结核病感染的早期诊断提供依据。

2. 测序和序列分析技术 测序技术是使用 PCR 或套式 PCR 扩增结核分枝杆菌基因组中特定区段,然后使用基因测序仪对获得的 PCR 产物进行测序,再将所获序列与菌种特异的参考菌株序列构建基因进化树,通过比较他们之间的同源进化关系,鉴定待检标本中结核杆菌的菌种类型。实际工作中

常选用 16S rDNA 或 65kD 抗原基因区段进行上述菌种鉴定。此外,还可以使用基因测序技术对 TB 耐药相关基因突变进行测序分析,进而明确待测样本中结核杆菌的基因耐药情况。

3. PCR-RFLP 分析技术　PCR-RFLP 分析技术首先使用 PCR 方法对待检样本中的 TB 基因进行扩增,然后用特异性限制性内切酶对扩增产物进行水解酶切,再将酶切产物片段进行琼脂糖凝胶电泳,根据酶切所获的产物片段大小和数量的不同,对 TB 病原体进行鉴定。该技术不需昂贵设备,操作简便快速,适合基层医院对 TB 进行快速基因检测。

4. 基因芯片技术　精心挑选 TB 基因组中耐药相关以及属、种、株特异的核苷酸区段设计多条寡核苷酸探针,并将探针交联到固相载体上制成基因芯片。再将样本裂解后获得的 TB 核酸与芯片上的探针进行核酸杂交,进而鉴定分枝杆菌的菌种以及基因耐药性。基因芯片技术的最大优点是可以高通量地检测多个样本的多个基因位点,适合于大规模的结核病普查和大样本流行病学调查。

5. Gene Xpert 全自动结核检测平台　Gene Xpert 技术是定量 PCR 的一种,其将样品前处理、核酸提取、PCR 检测和结果分析等一系列的实验过程整合在一个小型反应容器内,最大程度上避免了交叉污染,实现了检测的高度自动化。该技术可实现单标本单试剂检测,极大地避免了试剂的浪费。此外,该技术还具有同时检测 TB 与利福平耐药(MDR-TB 的可靠指标);检测快速准确,100 分钟内出结果;对实验室生物安全级别要求不高,易于推广等优点。该技术在结核病诊断中具有重大的作用,自 2010 年以来 WHO 对该技术共进行了 8 次推荐,只是由于试剂盒成本相对较高,目前仍处于临床推广阶段。

(二) 淋病奈瑟球菌

淋病奈瑟球菌(neisseria gonorrhoeae,NG)简称淋球菌,是淋病的病原菌。淋病奈瑟球菌的慢性感染常是不育症的原因,侵入血液可致关节炎、心内膜炎和脑膜炎等,甚至危及生命。诊断的传统方法是采集病变部位分泌物涂片染色镜检。由于方法学所限,该法检测敏感度不高,存在漏检情况。随着分子生物学技术的发展和大范围临床应用,淋球菌检测的灵敏度和特异性均获得了大幅的提升,并将检测时间缩短到了几个小时。目前分子生物学技术已成为淋病早期诊断的有力工具。

淋病奈瑟球菌基因组全长 2Mb 左右,包括 2 000 多个功能调解基因和 60 个结构编码基因,如:编码 16s rRNA 基因;编码胞嘧啶 DNA 甲基转移酶基因和外膜蛋白基因(Omp 基因)等。菌体内还含有可以传递耐药性的外源性质粒。此外,基因组中有多个基因与淋球菌的耐药性相关,如:*gyrA* 和 *parC* 基因与氟喹诺酮类药物耐药有关;*PenA* 和 *PonA* 基因与青霉素耐药相关;*Erm* 基因与大环内酯类药物耐药相关。

1. 实时荧光定量 PCR 技术　是以淋球菌为代表的常见病原体的主要临床检测方法。由于方法本身设计原理方面的先进性,因而极大地提高了检测的灵敏度和特异性,并有效地避免了交叉污染,缩短了检测时间。目前,该技术的临床应用广泛。

2. 链替代扩增技术(strand displacement amplification,SDA)　是一种新的等温 DNA 体外扩增技术。该技术先将淋球菌的靶 DNA 序列加热变性解旋,引物与互补的 DNA 单链靶序列特异性互补结合,然后在 DNA 聚合酶作用下产生带 Hinc Ⅱ 识别位点的目的 DNA 序列。该双链 DNA 序列进入 SDA 循环扩增,通过检测 SDA 产物的荧光信号,完成淋球菌 DNA 的定量检测。与其他 DNA 扩增技术相比,该技术具有快速、高效、特异且无须专用设备的优点,临床应用前景广阔。

3. DNA 测序技术　该技术不仅适用于淋球菌的菌种鉴定和淋病的分子流行病学调查、追溯传染源和传播路线,而且该技术是检测病原微生物耐药基因突变的“金标准”,适合于淋球菌菌株的耐药突变筛选,并能确定耐药突变的类型和碱基构成情况,对淋球菌的基因耐药机制研究意义重大。该技术在高等学校和科研院所的普及程度很高,不过由于需要基因测序仪这一大型设备的支持,所以影响了其在小型医院中的临床开展。

4. PCR-SSCP 技术　PCR-单链构象多态性(PCR-single strand conformation polymorphism,PCR-SSCP)分析技术首先通过 PCR 扩增获得靶序列的 DNA 或 RNA 基因片段,然后利用 DNA 或 RNA 单链构象多态性特性,结合毛细管电泳技术进行淋球菌的目的基因检测。该技术主要用于分析淋球菌的遗传学特征和耐药基因突变。与测序技术相比,该技术具有简便、敏感、特异等优点,适合于淋球菌耐药基因突变的快速筛查研究。此外,该技术在微生物分类、新种类鉴定、分子流行病学调查中均具有重要作用。

5. 基因芯片技术 近年来随着基因芯片技术的迅猛发展,其在临床上的应用也越来越广泛,检测成本也在不断降低。该技术的最大优点是可以高通量、高速度地对病原微生物进行菌种鉴定和突变位点分析,现广泛应用于淋球菌等病原微生物的大规模耐药基因突变等方面的筛查研究。

除上述介绍的技术以外,临床上还经常使用普通聚合酶链反应、连接酶链反应、PCR-RFLP 分析等技术对淋球菌的靶基因进行检测。

三、其他病原微生物感染性疾病的分子生物学检验

微课:白假丝酵母菌的分子生物学检验

除了本章前面提到的病毒和细菌的分子生物学检测以外,分子生物学检验技术还广泛应用于致病性的支原体、衣原体、真菌、原虫等所致的感染性疾病的快速诊断。这里以肺炎支原体检测为例,说明分子生物学检验技术在临床中的实际应用价值。

微课:新型隐球菌的分子生物学检验

肺炎支原体(mycoplasma pulmonis,MP)是原发性非典型肺炎的病原体,具有可变性末端结构(黏附器),借此黏附于宿主呼吸道上皮细胞,多在老年人和青少年中引起非典型性肺炎,其所致的非典型肺炎又称为支原体肺炎,占全部肺炎的 15%~20%,占小儿非细菌性肺炎的 50% 左右。常规的检测办法是通过检测患儿外周血中的支原体抗体来明确诊断。而肺炎支原体感染后体液免疫应答的启动需要一周甚至更长的时间才能完成,所以患儿在出现临床症状就诊时,血液中通常并不能检测到高滴度的病原体抗体,因而有可能延误病情的诊断。如果使用分子生物学技术来检测患儿肺炎支原体的核酸,则可以大大地缩短病原体的检出时间,有益于疾病的早期诊断。

目前肺炎支原体的分子生物学检验主要包括特异性核酸(DNA、RNA)的检测、基因分型和耐药基因分析。

1. PCR 技术 PCR 检测 MP 的靶序列常选在 16S rRNA 基因组可变区、保守区、PI 蛋白基因区。

2. 核酸杂交 目前应用于肺炎支原体检测的探针有特异性 DNA 片段探针、人工合成的寡核苷酸探针、全 DNA 探针。临床上应用较多是斑点杂交,即将待测标本加样于硝酸纤维素薄膜上,与标记的 MP DNA 寡核苷酸针进行斑点杂交,从而检测待测标本中是否存在 MP DNA,可进行定性或半定量分析。

3. PCR-RFLP 分析 采用 PCR-RFLP 分析方法可以对肺炎支原体进行分型,还可以采用 PCR 扩增耐药基因经产物测序或用 RFLP 进行耐药分析。

总之,分子生物学技术为感染性疾病的快速诊断提供了准确、灵敏的检测手段。无论在病原微生物的鉴定、分型、耐药监测以及传染病的分子流行病学调查、医院获得性感染的监控等方面,分子生物学检验技术均发挥着不可替代的重要作用。

(吴 健)

扫一扫,测一测

思考题

1. 简述乙型肝炎发病的分子机制。
2. 简述细菌产生耐药的分子生物学机制。
3. 病毒受体的研究方法有哪些?列出五种方法。
4. 试述病毒感染的分子生物学检验策略。

第八章第二节课件

第二节　肿瘤的分子生物学检验

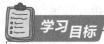

1. 掌握：病毒癌基因、细胞癌基因及抑癌基因的概念。
2. 熟悉：癌基因和抑癌基因的突变；常见的癌基因及抑癌基因。
3. 了解：癌基因及抑癌基因的分类；癌基因的命名。
4. 具有对肿瘤相关基因的总体认识，对常见的肿瘤相关基因及诊断方法有充分了解。
5. 通过对肿瘤相关基因的学习，使学生能做到从基因水平理解肿瘤的发病机制、明确肿瘤预防、诊断和预后评价的分子生物学检验方法。

肿瘤（tumor）是在多种致瘤因子的作用下，机体局部组织细胞异常增殖所形成的赘生物。临床肿瘤诊断大多缺少有效的早期检验技术，导致肿瘤治疗的效果和预后较差。绝大多数肿瘤是遗传因素和环境因素共同作用引起的，其机制至今仍未完全明确，但遗传物质的不可逆改变是肿瘤发生的基础，而且其发生过程具有异质性，这决定了可以采用分子生物学检验的方法检测肿瘤的相关基因异常进而对肿瘤进行诊断。

案　例

1967年，美国前总统 Humphrey 膀胱内被诊断出一个肿物，但病理检验未发现癌细胞，故未进行抗癌治疗。1978年，Humphrey 死于膀胱癌。1994年，通过 PCR 技术对留存的 Humphrey 病理切片进行 $p53$ 基因检测，发现1967年 Humphrey 发病时的细胞形态虽还未表现出恶性改变，但细胞内的 $p53$ 基因在第227位密码子已发生了突变。

请问：

1. 该案例说明了什么问题？
2. 比起传统的肿瘤诊断方法，分子生物学检验有什么优势？

一、肿瘤相关基因异常

正常细胞的生长分化由两类基因调节，即促进细胞增殖的基因和抑制细胞增殖的基因，二者呈动态平衡。当促进细胞增殖的基因发生突变或由于异常扩增而过表达时，细胞将不断增殖，这些基因就成为癌基因（oncogene，onc）；而抑制细胞增殖的基因即抑癌基因。

（一）癌基因

癌基因是一类能够引起细胞恶性增殖和转化的基因，可分为病毒癌基因和细胞癌基因。

1. **病毒癌基因**　第一个癌基因是 Rouse 在病毒中发现的，1911年，Rouse 首次发现某种 RNA 病毒可导致鸡的恶性肉瘤，并因此获得了1966年诺贝尔生理学或医学奖。1964年，Barr 和 Epstein 从 Burkitt 淋巴瘤中分离出 EB 病毒，证实 DNA 病毒也能诱发肿瘤，而且能在体外使正常细胞发生恶性转化。这些病毒中的致癌基因称为病毒癌基因（viral oncogene，v-onc）。

2. **细胞癌基因**　大多数的人源肿瘤细胞中不存在病毒癌基因。病毒癌基因也不是病毒的必需基因，因此推测病毒癌基因可能来自宿主细胞，是宿主细胞基因组中某些基因的副本。后来发现在动物的正常细胞中的确存在与病毒癌基因类似的基因序列，其在正常情况下处于沉默或低表达状态，而且其蛋白表达产物对细胞的生长、分化起着重要的调控作用。当这类基因由沉默转化为活化状态或表达量升高后，可使细胞发生癌变，称之为细胞癌基因（cellular oncogene，c-onc）或原癌基因（proto-oncogene）。

3. **癌基因的分类**　根据癌基因的蛋白表达产物的结构和功能及其在细胞中的定位,癌基因可分为 5 类,即 *Sis* 家族、*Erb* 家族、*Src* 家族、*Ras* 家族及 *Myc* 家族。

除了以上的 5 类癌基因,还有一类基因与癌症的发生发展密切相关,即端粒酶基因。在真核细胞的 DNA 复制中,每次复制会使染色体 5′-末端丢失一段,染色体末端由端粒组成。染色体复制会导致端粒缩短,当端粒缩短至一定长度,细胞进入凋亡状态。端粒酶(telomerase)可延长端粒。当致癌因子作用于细胞后,引起原癌基因的激活,并刺激端粒酶的表达上调,最终导致细胞无限增殖。大多数肿瘤组织可检测到端粒酶的高表达,而且有很高的阳性率,而在癌旁组织或良性肿瘤中端粒酶多为极低表达或阴性。

(二)抑癌基因

抑癌基因(tumor suppressor gene)也是一类在正常细胞中存在的基因,能抑制细胞周期,阻止细胞增殖并促使细胞凋亡。抑癌基因在染色体上一般呈纯合状态,只有两个等位基因同时失活或缺失才能引发抑癌基因失效。但在某些罕见的癌家族中抑癌基因以杂合体形式存在,即可能引发肿瘤。某种外因,如乙肝病毒感染,即可导致抑癌基因失活,即失去抑制肿瘤发生的作用。具有杂合抑癌基因突变的个体具备肿瘤遗传易感性,并能将易感性传给下一代,具有遗传易感性的个体肿瘤发病率是正常个体的 10~100 倍。抑癌基因的种类较多,常见的抑癌基因为 *Rb* 基因和 *p53* 基因。

(三)癌基因及抑癌基因的突变

细胞癌基因在进化过程中高度保守,具有重要的生物学功能。当细胞癌基因发生突变或表达水平异常后,原癌基因全部或部分被激活,就会促进细胞的过度增殖或使细胞免于凋亡,最终导致细胞癌变。而抑癌基因具有隐性基因的特点,一般需要抑癌基因的两个等位基因均失去功能时,才能导致抑癌基因失活。癌基因的激活和抑癌基因失活可由点突变、等位基因缺失及甲基化等引发。

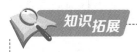

甲基化与肿瘤

甲基化的改变是肿瘤发生的重要特征。例如:正常情况下,转录因子与基因的启动子部位结合,但当启动子部位的胞嘧啶(C)发生甲基化后,转录因子则不能与启动子结合,从而导致基因的转录被阻断。此外,脱氨基作用是 DNA 自发损伤的一种普遍形式,未甲基化的胞嘧啶(C)脱氨基后的产物是尿嘧啶(U),细胞内的尿嘧啶 DNA 糖基化酶特异性地识别 U-G 错配,能及时修复 DNA 突变。而甲基化的胞嘧啶脱氨产物为胸腺嘧啶(T),T 是一个正常的 DNA 碱基,不能得到修复作用,最终导致突变的存在与累积。抑癌基因 *p53* 等就是因为其甲基化而导致的突变,从而使基因表达产物功能异常而导致肿瘤。

二、肿瘤分子标志物

肿瘤分子标志物(tumor marker)是指由恶性肿瘤产生或由于肿瘤刺激宿主细胞产生的,可反映恶性肿瘤发生、发展,并对抗肿瘤治疗有反应的物质。肿瘤标志物表达水平的高低或其在体液中的含量变化,与肿瘤发生、发展及预后密切相关。理想的肿瘤标志物具有如下特点:①灵敏度高,便于早期诊断;②特异性好,即非恶性肿瘤患者为阴性,肿瘤患者为阳性;③具有器官特异性,便于对肿瘤进行定位;④其含量高低与肿瘤大小、分期关系密切,可用于肿瘤疗效、预后监测。肿瘤标志物的发展经历了癌胚性抗原、糖类抗原和核酸标志物三个阶段。

肿瘤的分子标志物检测不仅可对肿瘤作出早期诊断,也可确定个体对某种肿瘤的易感性,并可对肿瘤的分型、分期、疗效及预后作出判断。分子生物学检验技术的优势极大地推动了对肿瘤本质的揭示,而且对肿瘤临床诊断和治疗工作具有重要的指导作用。肿瘤是一类多基因疾病,受多因素影响,涉及多阶段发展,但肿瘤发生、发展是有迹可循的,主要表现在肿瘤众多的检测标志物及相关基因,但大多数肿瘤标志物是相关性标志物,并非特异性指标,因此在肿瘤的分子生物学检验中,需根据不同诊断目的、不同肿瘤类型及不同检测对象,采取不同的诊断策略。

文档:癌基因分类及其表达产物

微课:端粒与端粒酶

文档:常见的抑癌基因的产物及功能

文档:常见的肿瘤标志物列表

三、肿瘤靶向治疗的分子生物学检验

肿瘤靶向治疗(targeted cancer therapy)是指在细胞分子水平上,针对已经明确的致癌位点设计相应的治疗药物,药物进入人体内会特异地选择与致肿瘤生长或进展的位点相结合,从而抑制肿瘤的生长或阻遏肿瘤的扩散速度。肿瘤靶向治疗越来越受到广大医务工作者的密切关注,是因为它以肿瘤细胞的特性改变为作用靶点,在发挥更强的抗肿瘤活性的同时,减少对正常细胞的毒副作用。在肿瘤靶向治疗前,对肿瘤患者进行基因突变检测能对靶向治疗的疗效进行前瞻性的预测,为医生临床用药提供有效的参考,为患者带来积极治疗效果和重生的希望。

(一)结直肠癌靶向治疗个体化检测

结直肠癌(colorectal cancer,CRC)的发生是一个多因素、多基因及内外因交互作用,而且多阶段发生、发展的疾病,涉及多个癌基因的激活和抑癌基因的失活,是在环境或遗传等多种致癌因素作用下引起结肠黏膜上皮发生的恶性病变。结直肠癌是常见的恶性肿瘤之一,以40~50岁年龄组发病率最高,全球每年新发病例约123万人,占所有恶性肿瘤的10%~15%,每年约61万人死于结直肠癌。在我国,结直肠癌每年的新增患者约56/10万,每年增速约4.2%,已从常见恶性肿瘤中的第六位升至第二位。

遗传性非息肉性结直肠癌(hereditary non-polyposis colorectal cancer,HNPCC)和家族性腺瘤样息肉(familial adenomatous polyposis,FAP)被认为是家族性结直肠癌的前期病变,其中HNPCC占所有结肠癌的5%~10%,抑癌基因*APC*的突变能引起FAP,*APC*基因失活被认为是结直肠癌发生中的关键限速步骤,*APC*基因突变可能是结直肠癌中最早的基因改变,至少是最早改变的基因之一。微卫星不稳定(microsatellite instability,MSI)、DNA错配修复(mismatch repair,MMR)基因突变等可导致HNPCC。这些基因突变后,引起DNA的复制错误不能修正,从而诱发结肠癌的发生。此外,Kirsten肉瘤病毒致癌基因同源物(Kirsten rat sarcoma viral oncogene homolog,*KRAS*)、*BRAF*、*p53*、*RB*、*VHL*等基因也参与结直肠癌的发生。本部分以*KRAS*和*BRAF*基因为代表进行介绍:

1. *KRAS*基因突变检测

(1)*KRAS*基因:*RAS*基因家族与人类肿瘤相关的基因有三种,分别是*HRAS*、*KRAS*和*NRAS*,其中*KRAS*基因定位于人12p12.1,其mRNA由6个外显子组成,编码P21蛋白。*KRAS*基因在肿瘤细胞生长以及血管生成等过程的信号传导通路中起着重要调控作用,是*EGFR*细胞内信号传导途径中的"下游区"的一种具有GTP酶活性的信号传导蛋白,在膜受体到腺苷环化酶信号传导中起重要作用,对细胞的生长存活和分化等功能具有重要的影响。

*KRAS*基因突变发生在肿瘤恶变的早期,并且原发灶和转移灶的*KRAS*基因保持高度一致。一般认为,*KRAS*基因状态不会因治疗而发生变化,因此检测*KRAS*基因DNA有无变异可作为评估罹癌风险的依据。目前研究发现,*KRAS*基因在膀胱、乳腺、直肠、肾、肝、肺、卵巢、胰腺、胃还有造血系统等均存在一定频率的突变。

(2)检测标本类型:经甲醛固定石蜡包埋的结肠癌肿瘤组织或者与原发灶具有同样病理形态的结肠癌转移组织。

《2011年美国国立综合癌症网络(NCCN)结肠癌临床实践指南》中将检测的标本类型限定于结肠癌肿瘤组织或者与原发灶具有同样病理形态的结肠癌转移组织。尽管也有学者采用结肠癌患者外周血血浆中游离DNA进行检测,但尚缺乏足够的理论依据,目前尚未获得权威机构或组织认可。

(3)检测方法:《2011年美国国立综合癌症网络(NCCN)结肠癌临床实践指南》中对*KRAS*基因突变的检测方法没有进行严格的限定,可以采用测序、核酸杂交等,也可以采用灵敏度更高的等位基因特异性PCR(AS-PCR)、扩增耐突变系统PCR(amplification resistance mutation system PCR,ARMS-PCR)等。

(4)临床意义:西妥昔单克隆抗体(cetuximab)和帕尼单克隆抗体(panitumumab)均通过直接抑制*EGFR*从而发挥抗肿瘤的作用,可显著提高结直肠癌患者的生存率和改善生活质量。*EGFR*基因在结直肠癌组织中常为高表达,但是在应用*EGFR*抑制剂时发现,无论*EGFR*基因是突变还是拷贝数的增加,均未发现与抗*EGFR*单克隆抗体疗效有明确相关性。然而*EGFR*信号传导通路的下游基因*KRAS*

状态与抗 *EGFR* 单克隆抗体对结直肠癌疗效有相关性。约 40% 患者的肿瘤组织 DNA 携带 *KRAS* 突变基因,这部分患者使用西妥昔单克隆抗体和帕尼单克隆抗体治疗时无效。

2. *BRAF* 基因突变检测

(1) *BRAF* 基因:*BRAF* 基因是一种原癌基因,其全称为鼠类肉瘤滤过性毒菌致癌同源体 B1(v-raf murine sarcoma viral oncogene homolog B1,*BRAF*),是 RAF 家族的成员之一,定位于人染色体 7q34,其 mRNA 由 18 个外显子组成,编码一个 94kD 的丝氨酸/苏氨酸蛋白激酶 B-raf(serine/threonine-protein kinase B-raf),是 RAS/RAF/MEK/ERK/MAPK 通路重要的转导因子,B-raf 与细胞表面的受体和 RAS 蛋白通过 MEK 和细胞外信号调节激酶与核内的转录因子相连接,参与调控细胞内多种生物学事件,如细胞生长、分化和凋亡等。在多种人类恶性肿瘤中,如 36%~69% 的恶性黑色素瘤、5%~22% 的结直肠癌、1%~4% 的肺癌、36%~53% 的甲状腺癌及 8%~23% 的肝癌等肿瘤体细胞中均存在不同比例的 *BRAF* 基因错义突变。

(2) 检测标本类型:经甲醛固定石蜡包埋的结肠癌肿瘤组织。《2011 年美国国立综合癌症网络(NCCN)结肠癌临床实践指南》中将检测的标本类型限定为结肠癌瘤组织。

(3) 检测方法:《2011 年美国国立综合癌症网络(NCCN)结肠癌临床实践指南》中对 *BRAF* 基因突的检测方法进行了限定,可以采用 PCR 扩增后直接 DNA 测序,也可以使用 AS-PCR 进行检测。目前,有实验室采用 ARMS 等方法进行检测,但尚未获得权威机构认可。

(4) 临床意义

1) BRAF 是位于 KRAS 下游级联信号通路上的一个重要蛋白,当 *BRAF* 基因发生突变后,其编码成的蛋白产物无须接受上游信号蛋白的活化便始终处于激活状态,从而启动下游细胞信号转导途径,引起细胞增殖,从而使 *EGFR* 抑制剂西妥昔单克隆抗体和帕尼单克隆抗体等治疗减弱或无效。

2) *BRAF* 基因可以作为患者预后评价的独立性指标。《2011 年美国国立综合癌症网络(NCCN)结肠癌临床实践指南》指出:*V600E BRAF* 突变患者呈现预后更差的趋势。

(二) 非小细胞肺癌靶向治疗个体化检测

非小细胞肺癌(non-small cell lung cancer,NSCLC)与小细胞肺癌相比,癌细胞生长分裂较慢,扩散转移相对较晚,占肺癌总数的 85%~90%。肺癌发病多在 40 岁以上,60~79 岁年龄之间为发病高峰。男性平均终身罹患肺癌概率为 1/13,女性则为 1/16。这些数字包括吸烟者和非吸烟者。全球每年死亡病例数约 138 万,占全部肿瘤死亡的 18%,男女死亡比例为 2.23∶1。在我国,肺癌总的发病率约为 35/10 万,其中女性为 21.3/10 万。

研究表明,肺癌的发生是一个多因素相互作用,经过多步骤、多过程,细胞通过增殖、分化、不典型增生、转化以及间变等过程而癌变,最后形成肿瘤,包括原癌基因的活化与抑癌基因的失活等。NSCLC 中存在不同基因的突变,常见的有 *EGFR*、*KRAS* 和 *EML4-ALK* 等基因,其中 *EGFR* 基因突变约占 60%,*KRAS* 基因突变约占 4%,*EML4-ALK* 融合基因约占 9%。大量研究显示在 *EGFR*、*KRAS* 和 *EML4-ALK* 等基因的突变之间存在相互排斥现象,即不会同时存在两个或两个以上的基因出现变异,而且这些基因的变异与 NSCLC 的治疗及预后密切相关。本部分以 *EGFR* 和 *EML4-ALK* 融合基因为代表进行介绍。

1. *EGFR* 基因突变检测

(1) *EGFR* 基因:*EGFR* 基因定位于人 7p12,其 mRNA 由 30 个外显子组成,编码一种约 170kD 具有酪氨酸激酶活性的跨膜蛋白,也被称作 HER1、ErbB1,是表皮生长因子(epiderreal growth factor,EGF)细胞增殖和信号传导的受体。NSCLC、乳腺癌、脑胶质瘤、CRC 等许多肿瘤中有突变型 *EGFR* 存在,*EGFR* 基因发生突变后可能通过具有配体非依赖型受体的细胞持续活化或由于 *EGFR* 的某些结构域缺失而导致受体下调机制的破坏、异常信号传导通路的激活、细胞凋亡的抑制等。

研究表明,在 *EGFR* 不同的突变型中,*T790M* 突变型导致酪氨酸激酶抑制剂(tyrosine kinase inhibitor,TKI)耐药,而存在其他突变型时使用酪氨酸激酶抑制剂,患者疗效较好。而在非小细胞肺癌患者中,*EGFR* 基因突变与性别、是否吸烟及肿瘤病理类型密切相关。西方人群 *EFGR* 基因突变频率约 10%,而亚洲人群中其突变频率达 50%。因此在使用酪氨酸激酶抑制剂前,需进行 *EGFR* 基因突变的检测。

（2）检测标本类型：是经甲醛固定、石蜡包埋的非小细胞肺癌肿瘤组织。《2012 年美国国立综合癌症网络（NCCN）非小细胞肺癌临床实践指南》中推荐检测的标本类型为治疗前的原发癌肿瘤组织而非转移的肿瘤组织。目前也有实验室采用经支气管刷检细胞、经支气管穿刺针吸细胞和淋巴结穿刺针吸细胞或痰、血性胸腔积液以及血液等样本，但尚未为临床所接受。

（3）检测方法：《2012 年美国国立综合癌症网络（NCCN）非小细胞肺癌临床实践指南》中推荐的 EGFR 基因突变的检测方法可以采用 PCR 扩增后直接 DNA 测序、荧光原位杂交法、免疫组织化学法等，也可以使用更为灵敏的检测方法如 AS-PCR、ARMS、突变体富集 PCR（mutant-enriched PCR）、高分辨熔解曲线分析（high resolution melting assay, HRMA）等方法进行检测。

（4）临床意义

1）预测药物疗效：EGFR 是 HER/ErbB 家族信号通路的首要分子，吉非替尼、厄洛替尼等小分子酪氨酸激酶抑制剂进入细胞内，直接作用于 EGFR 胞内的激酶区，干扰 ATP 合成，抑制酪氨酸激酶的活性，阻断激酶的自身磷酸化及底物的磷酸化，彻底阻断异常的酪氨酸激酶信号传导，从而阻止配体介导的受体及下游信号通路的激活，阻滞细胞在 G1 期，促进凋亡，抑制新生血管形成、侵袭和转移，达到治疗的作用。吉非替尼、厄洛替尼等小分子酪氨酸激酶抑制剂的疗效与 EGFR 基因突变密切相关，EGFR 基因突变患者可以从中获益，EGFR 基因突变是 TKI 疗效预测因子。因此，通过检测 EGFR 基因突变，可预测药物疗效。

2）预后评价：根据未使用 EGFR-TKI 的肺癌切除后的预后分析，EGFR-TKI 突变型的患者至少在单因素分析中有预后良好的趋势。但是，EGFR 基因突变与女性、非吸烟者等这些传统的预后良好因子有交叉，只分析基因突变的意义几乎是不可能的。

2. **EML4-ALK 融合基因检测**

（1）EML4-ALK 融合基因：间变型淋巴瘤受体酪氨酸激酶属于跨膜受体酪氨酸激酶，由膜外部分、跨膜区域以及膜内催化区域三部分组成，在干细胞中不表达，位于 2p23，由 1 620 个氨基酸组成。EML4-ALK 融合基因可见于多种肿瘤，例如间变性大细胞淋巴瘤、炎性成肌纤维细胞瘤、成神经细胞瘤和 NSCLC 等。

大量实验研究显示，在 NSCLC 患者中，EML4-ALK 融合基因的检出率为 2%~7%。在不吸烟或仅少量吸烟者和无 EGFR 基因突变者，EML4-ALK 融合基因阳性率分别可达 22% 和 33%。

（2）检测标本类型：是经甲醛固定、石蜡包埋的非小细胞肺癌肿瘤组织。《2012 年美国国立综合癌症网络（NCCN）非小细胞肺癌临床实践指南》中推荐检测的标本类型为治疗前的原发癌肿瘤组织而非转移的肿瘤组织。

（3）检测方法：《2012 年美国国立综合癌症网络（NCCN）非小细胞肺癌临床实践指南》中对 EML4-ALK 融合基因首先推荐的检测方法为采用荧光原位杂交法（FISH），也有实验室采用免疫组织化学法（immunohistochemistry, IHC）和 RT-PCR 法，但 IHC 法一般用于间变性大细胞淋巴瘤（anaplastic large-cell lymphomas, ALCLs）中 ALK 基因的重排，而在 NSCLC 中的应用尚缺乏依据。

（4）临床意义

1）预测药物疗效：EML4-ALK 融合基因阳性的 NSCLC 患者接受以铂类为基础的化疗，其有效率、疾病进展时间和总生存期与 EGFR 突变或同时包含 EML4-ALK 融合基因 EGFR 野生型的 NSCLC 患者相似。相反，EML4-ALK 融合基因者不能从 TKI 的基础治疗中受益，表现为耐药，结果与无 ECFR 基因突变的患者相似。而针对 EML4-ALK 融合基因阳性的患者，使用克卓替尼（crizotinib）等针对 ALK 基因的小分子抑制剂可以获得良好的临床治疗效果。因此在使用针对 ALK 基因的小分子抑制剂前，需进行 EML4-ALK 融合基因突变的检测。

2）预后评价：最近研究显示，携带 EGFR 基因野生型肺腺癌患者，EML4-ALK 融合基因预示患者的总生存期更长。

（三）乳腺癌靶向治疗个体化检测

乳腺癌（breast cancer）是一种通常发生在乳房腺上皮组织的恶性肿瘤，是由于乳腺上皮细胞在多种致癌因子作用下，发生了基因突变，致使细胞增生失控之后发生的肿瘤细胞无序、无限制的恶性增生,是女性最常见的恶性肿瘤之一,主要好发于 40~60 岁之间、绝经期前后的妇女,仅 1%~2% 的乳腺癌患者是男性。全球每年女性乳腺癌新发病例约 138 万,居女性全身新发肿瘤病例的首位,其发病率占女性全身各种恶性肿瘤的 10%~15%,约占女性生殖系统肿瘤的 57%,全球每年约 46 万人死于乳腺癌。在我国,乳腺癌发病率为 14/10 万~45/10 万,每年以 3%~7% 的速度增长。

乳腺癌的发生发展是一个多因素、多阶段的过程。在这一过程中包含癌基因的活化和抑癌基因的失活。目前,在乳腺癌患者中已发现多种基因如 *HER2*、*int-2*、*C-myc* 和 *COX2* 等基因的过度表达,同时也发现在乳腺癌患者中存在不同的基因突变,如 *P13KCA*、*p53*、*BRCA1* 和 *BRCA2* 等基因,这些基因在乳腺癌中的高表达或突变往往预示着易有淋巴结转移和肿瘤分化差,预后不佳。《2012 年美国国立综合癌症网络(NCCN)乳腺癌临床实践指南》中指出,对乳腺癌患者进行分子水平检测,可能能够用来预测对 *EGFR-TKI* 等药物的敏感性和耐药性。对乳腺癌患者进行肿瘤分子学诊断研究时,需根据需要进行 *EGFR*、*HER2*、*P13KCA* 和 *COX2* 等基因的检测,以便指导 TKI 等抑制剂的用药,同时有利于疗效评价及判断预后。本部分以 *HER2* 和 *PI3KCA* 基因为代表进行介绍:

1. *HER2* 基因过表达检测

(1) *HER2* 基因:人类表皮生长因子受体 2(human epidermal growth factor receptor2,*HER2*)基因,也称为 *Neu*、*ErbB-2* 或 *CD340*,定位于人 17q21,其 mRNA 由 31 个外显子组成,编码一种约 185kD 具有酪氨酸激酶活性的跨膜蛋白,是 *EGFR* 家族(也称 Her 家族)的第二成员。

HER2 基因在许多肿瘤如乳腺癌、膀胱癌、结直肠癌、胃癌和非小细胞肺癌等中均存在表达上调。许多研究资料表明,在 20%~30% 的乳腺癌中存在 *HER2* 基因明显扩增及过表达,临床上 *HER2* 基因过表达的乳腺癌患者往往表现出生存率低、肿瘤恶性程度增强、进展迅速、易于发生淋巴结转移、化疗缓解期缩短,并对他莫昔芬(tamoxifen)和细胞毒性化疗药耐药等,但对大剂量蒽环类、紫杉类药物疗效好。由于 *HER2* 基因位于细胞表面,易被抗体接近,故 *HER2* 基因可作为抗肿瘤治疗的一个靶点。

(2) 检测标本类型:是经甲醛固定石蜡包埋的乳腺癌肿瘤组织。《2012 年美国国立综合癌症网络(NCCN)乳腺癌临床实践指南》中推荐检测的标本类型为治疗前的原发癌肿瘤组织而非转移的肿瘤组织。

(3) 检测方法:《2012 年美国国立综合癌症网络(NCCN)乳腺癌临床实践指南》《乳腺癌 *HER2* 检测指南》《胃癌 *HER2* 检测指南》中对 *HER2* 基因表达的检测可以采用 FISH、IHC、扩增显色原位杂交(chromogenic:in situ hybridization,CISH)等,目前也有实验室使用如荧光定量 PCR 等方法进行检测,但该方法用于检测 *HER2* 基因的表达尚未得到认可。一般来说,实验室首先采用 IHC 方法进行检测,如果检测结果为 2+或阴性时,则进行 ISH 方法进行检测。

(4) 临床意义:准确分析 *HER2* 基因状态是乳腺癌患者预后判断以及制订有效治疗方案的先决条件,对乳腺癌的诊疗具有重要的指导作用。

1) 预后评价:研究显示,*HER2* 基因的过表达除了与肿瘤的发生发展有关外,还是一个重要的临床预后指标,主要表现为 *HER2* 基因 mRNA 过表达的乳腺癌浸润性强,无进展生存期(progress free survival,PFS)短,预后差。

2) 内分泌药物疗效预测:研究显示,相对于无 *HER2* 基因扩增的乳癌患者而言,*HER2* 基因扩增的患者应用他莫昔芬治疗后的死亡风险明显增高,因此这类乳腺癌患者可能不适合选择他莫昔芬作为内分泌治疗,而且 *HER2* 基因扩增的乳腺癌患者对传统化疗方案的反应性降低,宜采用高剂量的蒽环类药物方案。

3) 靶向药物疗效预测:大量临床研究数据显示,使用曲妥珠单克隆抗体等酪氨酸激酶抑制剂等治疗乳腺癌时,无论是与常规化疗联合用于乳腺癌患者的辅助治疗,还是用于辅助治疗后的维持治疗,以及用于晚期乳癌患者的单药或联合治疗,都能改善 *HER2* 基因过表达患者生存质量。

2. *PI3KCA* 基因突变检测

(1) *PI3KCA* 基因:磷脂酰肌醇-4-5-二磷酸盐-3-激酶催化亚单位 a(phosphatidylinositol-4,5-bisphosphate 3-kinase catalytic:subunit alpha,*PI3KCA*)是一种癌基因,定位于人 3q26.3,全长 34kb,其 mRNA 由 21 个外显子组成。

　　PI3KCA 基因在正常脑、肺、乳腺、胃肠、宫颈、卵巢等组织中均有表达,具有调控体细胞增殖、分化、存活等许多重要的生理功能,但多以非激活的形式存在,通常不易检测到,而其突变后基因及蛋白均可过度表达,可被检测到。

　　PI3KCA 基因的体细胞突变可发生于多种肿瘤组织,包括结直肠癌、乳腺癌、脑癌、肝癌、胃癌和肺癌等,其中 PI3KCA 基因在乳腺癌的突变率可高达 40%,在结直肠癌、胃癌和肺癌中突变率分别为 32%、25% 和 4%。当 PI3KCA 基因发生突变后,引起 PI3Ks 的催化活性增强,导致PI3KCA/Akt 信号通路持续性活化,而不受其上游的 EGFR 基因的调节,促使细胞癌变。研究证实,拉帕替尼、曲妥珠单克隆抗体等酪氨酸激酶抑制剂对 PI3KCA 基因突变的乳腺癌人群的疗效欠佳。因此在使用酪氨酸激酶抑制剂前,需进行 PI3KCA 基因突变的检测,便于为乳腺癌患者的合理用药提供参考依据。

　　(2) 检测标本类型:经甲醛固定石蜡包埋的乳腺癌肿瘤组织。目前 PI3KCA 基因突变检测尚未被纳入各种肿瘤疾病临床诊疗指南中,实验室在检查的时候通常遵循了 EGFR 基因突变检测的要求。

　　(3) 检测方法:PI3KCA 基因突变检测方法可以采用基因测序法等,目前也有实验室使用如AS-PCR、ARMS 等方法进行检测。

　　(4) 临床意义

　　1) 预测疗效:约 40% 乳腺癌患者的肿瘤组织 DNA 携带 PI3KCA 突变基因,这部分患者使用帕替尼、曲妥珠单克隆抗体等酪氨酸激酶抑制剂无效。因此,乳腺癌患者在使用帕替尼、曲妥珠单克隆抗体等酪氨酸激酶抑制剂前检测 PI3KCA 突变基因状态,是十分必要的。

　　2) 预后评价:PI3KCA 激酶区的突变与乳腺癌的发病年龄有密切关系,多发生在大于 55 岁的女性,而且外显子 20 突变多发生在早期的乳腺癌,Ⅰ、Ⅱ级患者比Ⅲ、Ⅳ级患者较多发现此区的突变。此外,PI3KCA 激酶区(exon20)突变在乳腺浸润性导管癌中普遍存在着。PIK3CA 基因的突变,是乳腺癌预后不良的一个独立的危险因素。

本节小结

　　肿瘤的发生从遗传学角度上来说是一种多基因病。在分子水平上,肿瘤的发生常涉及多基因参与,是一个多阶段、多步骤的复杂的生物学过程。本节介绍了肿瘤发生的常见的相关基因异常及常见的肿瘤分子标志物,并列举了临床常见肿瘤的分子生物学检测方法和临床意义,阐述了临床常见肿瘤的基因检测和个体化治疗的关系。

(张磊　吴健)

扫一扫,测一测

思考题

　　1. 试述肿瘤发生常见的基因突变。

　　2. 试述临床常见的肿瘤个体化治疗与基因检测的关系。

　　3. 试分析乳腺癌靶向治疗个体化检测的常用基因及临床意义。

第三节　单基因遗传病的分子生物学检验

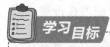

1. 掌握：单基因遗传病的分子生物学检验的策略；不同血红蛋白病，血友病的常用分子生物学检验方法及临床意义。
2. 熟悉：血红蛋白病的定义与分类。
3. 了解：单基因遗传病的定义与分类。
4. 初步具备分析单基因遗传病检验策略的能力。
5. 具有常见血红蛋白病分子检测的技能和职业目标。

遗传病是指由遗传物质发生改变而引起或是由致病基因所控制的疾病。人类遗传病的种类繁多。遗传性疾病对人类的危害已经越来越突出，人群中有 20%～25% 的人患有某种遗传病，此外环境污染也增加了致突变、致癌、致畸因素，增加了遗传性疾病的发生率。现代医学遗传学按照遗传方式将人类遗传病划分为 5 类：单基因遗传病、多基因遗传病、染色体病、体细胞遗传病和线粒体遗传病。

单基因遗传病由一对等位基因控制，其传递符合孟德尔遗传规律。单基因遗传病的主要遗传方式分为常染色体显性遗传（autosomal dominant，AD）、常染色体隐性遗传（autosomal recessive，AR）、X 连锁显性遗传（X-linked dominant，XD）、X 连锁隐性遗传（X-linked recessive，XR）和 Y 连锁遗传（Y-linked inheritance）5 种。单基因遗传病发病率低，但由于其遗传性，对人类的危害极大。目前临床上已应用免疫化学、蛋白质化学、酶学测定、病理检查以及分子生物学技术等成功诊断了数百种遗传病。单基因遗传病的分子生物学检验是临床诊断的重要辅助手段，有少数的单基因遗传病必须由分子生物学检验的方式确诊，由此可见单基因遗传病分子生物学检验的重要性。本节主要内容包括单基因遗传病的检测策略以及单基因遗传病的分子生物学检验。

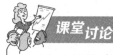

常见的单基因遗传病有哪些？试分析它们的遗传方式。

一、单基因遗传病的检测策略

单基因遗传病的检测策略主要包括直接诊断和间接诊断两种。

（一）直接诊断策略

直接诊断策略就是通过分子生物学技术直接检出致病基因的点突变、缺失、插入、倒位、重复或重排等遗传缺陷。进行直接诊断策略的前提是被检致病基因的正常结构和序列已被阐明。直接诊断可直接揭示遗传缺陷，相对比较可靠。直接诊断策略主要包括点突变、片段突变和动态突变的检测。

1. **点突变**　点突变包括碱基的替换、缺失或插入。碱基替换的后果取决于替换的性质和位置。一个或少数几个碱基对的插入或缺失将导致移码突变，常使插入或缺失位点以后的三联体密码组合发生改变。如果致病基因的某种突变型与疾病的发生发展有直接的因果关系，通过检测 DNA 分子中的点突变来进行诊断是最理想的。

对于背景清楚或部分清楚的点突变，通常采用等位基因特异性寡核苷酸（allele specific oligonucleotide，ASO）探针杂交、等位基因特异性 PCR、限制性酶谱分析、基因芯片等技术进行诊断。对于基因背景未知的点突变，常用单链构象多态性（single-strand conformation polymorphism，SSCP）、变性梯度凝胶电泳(denaturing gradient gel electrophoresis,DGGE)、DNA 序列分析等方法。

2. **片段突变** 片段突变是指 DNA 分子中较大片段的碱基发生突变,主要包括碱基缺失、插入、倍增和重排。常使用 Southern 印迹杂交和多重 PCR 技术检测片段突变。

3. **动态突变** 基因组中存在着较多的以三核苷酸为单位的重复序列,这种重复序列在传递过程中不稳定,会发生扩展,即子代的重复次数往往较亲代大为增加,这种突变形式称为动态突变。近年研究发现,某些单基因遗传病是由于基因中的核苷酸重复序列拷贝数扩展所致,而且这种拷贝数的扩增随着世代的传递呈现累加效应,所涉及的疾病包括脆性 X 综合征(CGG 重复),少年脊椎型共济失调(GAA 重复)等。这种拷贝数的扩增可用 Southern 印迹杂交和 PCR 等方法检测。

(二)间接诊断策略

目前许多单基因遗传病的致病基因尚未被定位和阐明,因此无法进行直接诊断。另外,还有些基因较为庞大,突变种类多且突变分布广泛,突变检测十分困难,此时需采用间接诊断策略。间接诊断策略实质就是对家系进行连锁分析和关联分析,寻找具有基因缺陷的染色体、相关基因的等位基因型和单倍体型等,进而确定被检个体是否存在这条存在基因缺陷的染色体、相关基因的等位基因型和单倍体型等。间接诊断的连锁分析和关联分析是一种患病风险的评估,即通过分析 DNA 遗传标志的多态性来估计被检者患病的可能性。因此,遗传标记的选择是进行间接诊断的基础,标记越多,标记的杂合性越强,信息量就越丰富,找到致病基因的可能性就越大,误诊、漏诊概率就越低。一般地,用于间接诊断的遗传标记主要有限制性片段长度多态性(restriction fragment length polymorphism,RFLP)、可变数目串联重复(variable number of tandem repeat,VNTR)、短串联重复(short tandem repeat,STR)和单核苷酸多态性(single nucleotide polymorphism,SNP)等。其中 SNP 为第三代遗传标记,在人类基因组中的数目可达到 300 万个,可以提供的信息量很大。SNP 还可以通过芯片技术而不需要电泳技术进行检测,具备较为广阔的应用前景。

通常来说要满足以下条件才能进行间接诊断:先证者、家系成员及相关完整的资料,包括各世代成员数量、性别、年龄、代数、血缘关系,被检者在家族中的世代位置等信息。目前,间接诊断所使用的分子生物学技术主要有以下几种:采用 PCR-RFLP 分析方法检测限制性片段长度多态性;采用 Southern 印迹技术或 PCR 技术检测小卫星序列;采用 PCR 技术检测微卫星序列;采用 DNA 序列分析检测 SNP 等。

病例讨论

短指畸形症患者的检测策略

患者父亲小拇指短于常人,患者弟弟除拇指以外的手指均缺少最后一节,患者儿子除拇指外每个手指缺少两节指骨。患者想进行缺陷基因的筛查,明确自己和儿子的遗传缺陷,从而在儿媳怀孕以后,通过产前基因诊断杜绝患儿的出生。请思考检测策略是什么?

二、血红蛋白病的分子生物学检验

血红蛋白病(hemoglobinopathy)是由于编码血红蛋白的基因异常造成的一类遗传性贫血病。主要分为两大类:一是异常血红蛋白病,由于血红蛋白结构异常导致贫血病,如镰状细胞贫血、不稳定血红蛋白病、血红蛋白 M 病、氧亲和力异常的血红蛋白病等;另一类是地中海贫血,由于构成血红蛋白的珠蛋白合成速率不平衡所致,亦称珠蛋白生成障碍性贫血,主要分为 α 地中海贫血、β 地中海贫血两种类型。异常血红蛋白病和地中海贫血统称为血红蛋白病。全世界至少有 7% 的人口携带血红蛋白病的致病基因,其中异常血红蛋白病约占 0.3%,其余绝大部分是珠蛋白生成障碍性贫血致病基因的携带者。他们主要分布于非洲、地中海地区和东南亚人群中,我国南方为高发区。

人类血红蛋白(hemoglobin,Hb)是红细胞中具有重要生理功能的蛋白质,是血液中红细胞携带、运输氧气和二氧化碳的载体。它由珠蛋白和血红素辅基组成,其结构为两对单体(4 个亚基)组成的球形四聚体,其中一对由两条类 α 珠蛋白链(α 链或 ζ)各结合一个血红素组成;另一对由两条 β 珠蛋白链(ε、β 或 δ)各结合一个血红素组成。正常人出生后体内有三种 Hb：HbA1、HbA2 和胎儿血红蛋白 HbF。成人正常血红蛋白是 HbA，由两条 α 珠蛋白链和两条 β 珠蛋白链各结合一个血红素组成四聚体 (图 8-2)。这两种珠蛋白由对应的 α 珠蛋白基因和 β 珠蛋白基因编码。α 珠蛋白基因约 860bp，其珠蛋白链有 141 个氨基酸残基；β 珠蛋白基因 1 606bp，其珠蛋白链有 146 个氨基酸残基。

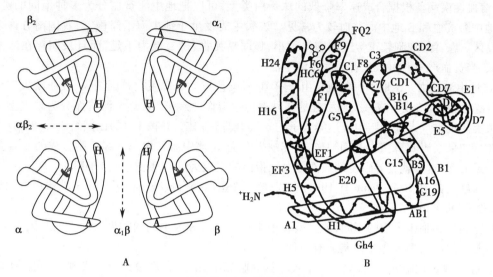

图 8-2　血红蛋白的结构

（一）异常血红蛋白病

目前已发现的异常血红蛋白病有 80 多种。我国异常血红蛋白病的发生率为 0.24%～0.33%，以广东、广西、云南和贵州等地最高。临床上常见的有镰状细胞贫血和血红蛋白 M 病。

1. **镰状细胞贫血及其分子机制**　镰状细胞贫血又称镰状细胞病，是由于 β 珠蛋白基因中最常见的错义突变而引起的溶血性贫血，属于常染色体隐性遗传病。该病在黑人中有极高的发病率(1/500) 和死亡率，我国广东、广西、福建、浙江等地均有发现。镰状细胞贫血是由于 β 珠蛋白基因中第 6 位密码子的序列由原来的 GAG 改变成 GTG，结果 β 珠蛋白链的第 6 位氨基酸由正常的谷氨酸变成了缬氨酸，改变后的血红蛋白称为镰状血红蛋白(hemoglobin S，HbS)。镰状血红蛋白产生后，其表面电荷改变，出现一个疏水区域，导致溶解度下降。在氧分压低的毛细血管中，溶解度低的镰状血红蛋白聚合形成凝胶化的棒状结构，使红细胞变成镰刀状。镰状细胞的变形能力降低，弹性几乎丧失，不能通过狭窄的毛细血管，挤压时容易破裂，导致溶血性贫血(图 8-3)。

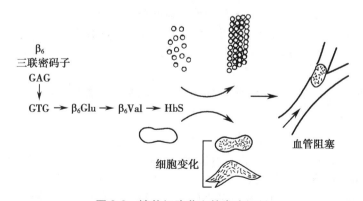

图 8-3　镰状细胞贫血的发病机制

2. **镰状细胞贫血的分子生物学检验**　实验室常使用限制性酶谱分析、ASO 探针杂交、AS-PCR、PCR-反向斑点杂交(PCR reverse dot blot，PCR-RDB)等分子生物学技术来检测引起镰状细胞贫血的 β 珠蛋白基因的点突变。

3. **镰状细胞贫血分子生物学检验的临床意义**　镰状细胞贫血的分子生物学检验采用直接诊断策

略,针对发生突变的β珠蛋白基因开展,直接判定突变类型,区分出杂合子或纯合子,也可发现新的突变类型,可用于镰状细胞贫血的早期诊断和产前诊断。

（二）地中海贫血

地中海贫血又称海洋性贫血,简称地贫,是由于珠蛋白链合成不平衡所造成的一类常见的单基因遗传性、溶血性疾病。根据合成速率降低的珠蛋白类型,可以把地中海贫血分为多种不同的类型,其中以α地中海贫血和β地中海贫血较为常见。该病主要发生于地中海沿岸国家,我国南方许多省份亦是高发区。患者红细胞较正常红细胞体积小、脆弱易死亡、携氧能力不足,而且长期存在溶血性贫血的现象,当贫血严重时可致患者无法正常生活。

1. α地中海贫血　α地中海贫血是由于第16号染色体上α珠蛋白基因缺失,或非缺失突变导致α珠蛋白链功能异常,或合成减少而引起的一种遗传性溶血性疾病。α地中海贫血分为缺失型和非缺失型两大类。正常成人红细胞中表达等分子的α和β珠蛋白链,并按1:1的比例组成α_2和β_2血红蛋白四聚体。如果编码α珠蛋白基因缺失,或非缺失突变,α地中海贫血患者红细胞合成的α珠蛋白链合成减少或缺乏,这样就会导致全部或部分血红蛋白的组成为β珠蛋白链同源四聚体(β_4),这种血红蛋白称为血红蛋白H（hemoglobin H,HbH）。同样,α珠蛋白链合成减少也可生成γ珠蛋白链同源四聚体(γ_4),称为Hb Barts。

根据基因型和临床表现的不同,缺失型α地中海贫血可分为不同的类型。缺失的基因越多,病情越严重。常见的缺失型α地中海贫血有四种:

（1）静止型α地中海贫血,缺失一个α基因。临床上无症状,血象无异常表现,仅在出生时血液中含有1%~2%的Hb Barts。

（2）标准型α地中海贫血,缺失两个α基因。临床上无症状或表现出轻度溶血性贫血。

（3）HbH病,缺失3个α基因。HbH病患儿在出生时几乎无明显的症状,只有轻度贫血,至1周岁左右便出现贫血,严重者肝、脾大及黄疸,面黄肌瘦并伴骨骼变化,靠输血维持生命。

（4）Hb Barts胎儿水肿综合征,缺失4个α基因。临床症状最严重,这种胎儿全身水肿,肝、脾大,四肢短小,腹部因有腹水而隆起,生下来就是死胎或很快死亡。

针对α地中海贫血的实验室检测方法主要有如下几类:对于缺失型α地中海贫血主要采用PCR、裂口PCR（gap-PCR）、Southern印迹法和PCR-导流杂交进行检测。通过观察被检基因片段的长度和有无,可直接判断基因的缺失情况。针对非缺失型α地中海贫血,可通过SSCP、AS-PCR、PCR-导流杂交等方法检测。

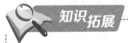

知识拓展

α地中海贫血的预防

1. 遗传咨询　根据父母的基因型判断子女发生α地中海贫血的概率。

2. 产前诊断　可以在孕9~13周取绒毛,或孕16~20周取羊水,或孕19~23周取脐带血进行产前基因诊断。

3. 植入前诊断　借助第三代试管婴儿的技术进行α地中海贫血的植入前诊断。

2. β地中海贫血　β地中海贫血是由于β珠蛋白基因功能下降或缺失所致的一类遗传性溶血性疾病。β珠蛋白基因位于11号染色体,β基因突变导致β珠蛋白链的合成量减少、根本没有或产生异常的β珠蛋白链。多余的α链聚合成不稳定的四聚体,同时δ、γ链代偿性增多,过多的α链与δ、γ链聚合形成HbA_2和HbF,使含量增加。不稳定的血红蛋白易在细胞内形成α链包涵体及出现靶形红细胞,形成的包涵体附着在细胞膜,使红细胞僵硬易被破坏导致无效造血。β地中海贫血是珠蛋白生成障碍性贫血中发病率最高的类型,主要发病区域为地中海沿岸国家以及东南亚各国,我国则主要高发于南方地区,广东省的发病率居全国首位。

对于β地中海贫血主要采用PCR-RDB、PCR-RFLP分析、PCR-导流杂交、PCR-ASO法和AS-PCR等方法进行点突变或移码突变的检测。β地中海贫血目前尚无有效的治疗方案,因此产前诊断十分

笔记

重要。

三、血友病的分子生物学检验

人体的凝血过程需要多种凝血因子参加。血友病(hemophilia)是一种遗传性凝血因子缺乏引起的出血性疾病。凝血因子是人体内一组具有引起血液凝固、具有止血功能的生物活性蛋白,主要的凝血因子有 13 种,常用罗马数字表示。血友病分为甲、乙、丙和血管性假性血友病 4 种类型。血友病甲又称为血友病 A,因缺乏 FⅧ因子所致,患者常出现出血时间延长等凝血功能障碍,多因颅内出血而死亡。血友病乙又称为血友病 B,因缺乏 FⅨ因子所致,常出现凝血功能异常等临床表现。在我国,血友病的社会人群发病率为(5~10)/10 万,婴儿发生率约 1/5 000。85% 的血友病患者为血友病 A,约 10% 的患者为血友病 B。*FⅧ* 和 *FⅨ* 基因都在 X 染色体长臂上,他们的遗传方式均属于 X 染色体隐性遗传,因此发病患者多为男性,而患者家中的女性多为致病基因的携带者。

1. **血友病 A**　血友病 A(hemophilia A)是由于凝血因子Ⅷ(*FⅧ*)基因缺陷而引起的,FⅧ含量不足或功能缺陷,导致凝血功能障碍。凝血因子Ⅷ是一个复合分子,由 3 种成分构成:抗血友病球蛋白(antihemophilic globulin,AHG)、Ⅷ因子相关抗原、促血小板黏附血管因子。血友病 A 是由于 AHG 遗传性缺乏所致。*AHG* 基因位于 Xq28,长约 186kb,由 26 个外显子组成。*AHG* 基因的突变包括分子重排、缺失、核苷酸置换、插入和移码。其中约 40% 的重型血友病 A 患者涉及 *AHG* 基因第 22 内含子的分子重排,引起倒位而致病。血友病 A 在临床上主要表现为反复自发性或轻微损伤后出血不止和出血引起的压迫症状和并发症;一般多为缓慢持续性出血,大出血罕见。出血部位广泛,体表和体内任何部分均可出血,可累及皮肤、黏膜、肌肉或器官等,关节多次出血可导致关节变形,颅内出血可导致死亡。直接检测 *FⅧ* 基因突变方法主要包括 PCR-SSCP 和 PCR-DGGE。另外,也可以用间接基因诊断,即首先寻找是否存在基因倒位和基因点突变,其次利用 PCR-RFLP 或 PCR-STR 多态性标记,进行家系连锁分析,最后利用 PCR-SSCP 或 PCR-DGGE 进行最终验证。

2. **血友病 B**　血友病 B(hemophilia B)是由于凝血因子Ⅸ缺乏或其凝血功能降低而导致的凝血障碍性疾病。血友病 B 是由于位于 X 染色体上的 *FⅨ* 基因突变所致,人类 *FⅨ* 基因位于 Xq27.1-q27.2,全长 35kb,由 8 个外显子组成。导致血友病 B 的凝血因子 *FⅨ* 基因的突变种类多,包括点突变、短片段缺失及插入。血友病 B 的临床症状与血友病 A 基本相同,但发病率较低,占血友病类疾病总数的 15%~20%。目前通常采用直接和间接法检测血友病 B。直接法与检测血友病 A 类似,即利用 PCR-SSCP、PCR-DGGE 及 DNA 测序方法对血友病 B 进行基因突变筛查,直接寻找突变。间接检测方法是利用 PCR-RFLP 或 PCR-STR 多态性标记,进行家系连锁分析,可有效确定血友病 B 的致病 X 染色体。

本节小结

　　单基因遗传病是指发病主要涉及一对等位基因的遗传病。分子生物学检验的策略包括直接诊断和间接诊断策略。

　　血红蛋白病是由于编码血红蛋白的基因异常造成的一类遗传性贫血病,主要分为两大类:一是异常血红蛋白病;另一类是地中海贫血,主要分为 α 地中海贫血和 β 地中海贫血两种类型。对于血红蛋白病主要采用 PCR-RFLP 分析、ASO 探针杂交、AS-PCR、gap-PCR、Southern 印迹法等进行检测。

　　血友病是一种遗传性凝血因子缺乏引起的出血性疾病,血友病 A 和血友病 B 有不同的直接诊断和间接诊断方案。

(徐晓可)

08章03节 扫一扫 测一测

扫一扫,测一测

第八章第四
节课件

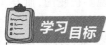

1. 简述单基因遗传病的分子生物学检验策略。
2. 简述 α 与 β 地中海贫血的检测。

第四节　染色体病的分子生物学检验

学习目标

1. 掌握:染色体数目与结构、染色体的数目异常与疾病、染色体的结构异常与疾病、产前染色体异常的分子生物学检测。
2. 熟悉:染色体数目异常的分子生物学检测;染色体结构异常的分子生物学检测。
3. 了解:荧光原位杂交技术、多重连接依赖性探针扩增技术的原理、特点和应用等。
4. 初步具备分析染色体病检验方法的能力。
5. 具有产前染色体异常分子检测的技能和职业目标。

染色体(chromosome)是遗传物质和信息的载体,主要由 DNA 和蛋白质等组成,具有储存和传递遗传信息的作用。人类染色体的数目和形态结构是恒定的。染色体病(chromosome disorder)是指由染色体数目或染色体结构异常而引起的疾病,其实质是染色体上的基因或基因群的增减或变位影响了众多基因的表达和作用,破坏了基因的平衡状态,因而妨碍了人体相关器官的分化发育,造成机体形态和功能的异常。严重者在胚胎早期夭折并引起自发流产,少数即使能存活到出生,也往往表现有生长和智力发育迟缓、性发育异常及先天性多发畸形。因此,染色体病对人类危害大,而且没有治疗良策,目前主要通过遗传咨询和产前诊断进行预防。利用细胞遗传学技术进行核型分析,可以准确检出胎儿染色体的数量和结构异常,是目前产前诊断的"金标准"。将一个体细胞中的全部染色体按其大小、形态特征顺序排列,进行配对、编号和分组的分析过程,称为核型分析。随着人类基因组测序的完成以及结构基因组学、功能基因组学和生物信息学等学科的发展,应用分子生物学检验技术如 PCR 技术、基因芯片技术、高通量 DNA 标记和检测技术等,人们对染色体病的认识日益深入,可被检测的染色体病日益增多。分子生物学检验技术已经逐步与传统细胞遗传学分析为主的染色体病检验技术融合,形成了两者相互结合、互为印证和发展的新趋势,在染色体病的临床检验中应用日益广泛。本节主要介绍染色体数目异常、染色体结构异常以及产前染色体异常的分子生物学检验。

一、染色体数目异常的分子生物学检验

人类染色体研究已有 100 多年的历史。直到 1956 年,蒋有兴和 Leven 的实验才明确证实了人类体细胞的染色体数目为 46 条,共 23 对,其中每对染色体互为同源染色体,44 条为常染色体(共 22 对),2 条为性染色体(女性为 XX,男性为 XY)。人类正常生殖细胞精子和卵子各含有 23 条染色体,为一个染色体组。因此,含有一个染色体组的精子、卵子细胞为单倍体,以 n 表示;而精子与卵子受精结合后的受精卵发育分化的体细胞含有 46 条染色体,两个染色体组,为二倍体,以 2n 表示。染色体数目异常指的是以人二倍体数目为标准,体细胞的染色体数目增加或减少。染色体数目异常有染色体组整倍性数目异常和非整倍性数目异常两大类。

1. **整倍性数目异常**　染色体组整倍性数目异常指体细胞的染色体组倍数是单倍体(n)的整倍数,即以 n 为基数,成倍地增加或减少。在 2n 的基础上,如果增加一个染色体组(n),则染色体数为 3n,含有 69 条染色体,即三倍体(triploid);若在 2n 的基础上增加 2 个 n,则为 4n,含有 92 条染色体,即四倍体(tetraploid)。在人类中已知有三倍体和四倍体的个体。全身性三倍体是致死的,多见于自发流产的胎儿。极少数存活到临产前或出生的倍体胎儿多为 2n/3n 的嵌合体,其主要临床特征为智力低下、发育障碍、畸形。四倍体比三倍体更为罕见,往往是四倍体和二倍体的嵌合体(4n/2n),或在流产

笔记

胚胎中发现。据调查资料表明,在自发流产的胎儿中,有染色体畸变的占42%。其中,三倍体占18%,四倍体占5%。直至目前未见四倍体以上的多倍体报道。

2. **非整倍性数目异常**　非整倍性数目异常指体细胞在二倍体的基础上增加或减少一条或数条染色体,此时体细胞的染色体数非23的整数倍,称为异倍体或非整倍体。这是临床上最常见的染色体畸变类型。主要有三体型和单体型。三体型是指某对染色体数目多了一条,体细胞内染色体总数有47条。临床上最为常见的三体型数目异常是第21、13、18号染色体三体型和性染色体三体型,前者如唐氏综合征,后者如克兰费尔特综合征。单体型指某对染色体数目少了一条,体细胞内染色体总数只有45条。单体型难以存活。临床上往往只能见到X染色体单体型,多数流产,只有少数存活的个体,表现为特纳(Turner)综合征。

Turner 综合征

Turner 综合征由 Turner 于 1938 年首先报道,也称为性腺发育障碍综合征或先天性卵巢发育不全,又称 X 综合征。在新生女婴中占 1/5 000～1/2 500。患者表型均为女性,具有女性外生殖器,但发育不良。主要核型为 45,X 或 45,XO。除少数患者由于严重畸形在新生儿期死亡外,一般均能存活。青春期女性激素治疗可以促进第二性征和生殖器官的发育、月经来潮,改善患者的心理状态,但不能促进长高和解决生育问题。

非整倍体异常的分子生物学检测技术主要有荧光原位杂交(fluorescence in situ hybridization,FISH)和多重连接依赖性探针扩增技术(multiplex ligation-dependent probe amplification,MLPA)。下面以唐氏综合征为例介绍染色体数目异常的分子生物学检测。

唐氏综合征即21-三体综合征,是发现最早、最常见、最重要的染色体病。其病因是人体细胞基因组额外多出一条21号染色体,多余的21号染色体破坏了正常基因组遗传物质间的平衡,导致胎儿发育异常。本病新生儿的发生率为1/1 000～2/1 000。据估计,我国目前大约有60万以上的患儿。发生率随母亲生育年龄的增高而升高,尤其当母亲年龄大于35岁时,发生率明显增高。唐氏综合征临床表现主要为智力低下、发育迟缓和特殊面容。唐氏综合征可以通过临床筛查、染色体检查、血液学改变和酶改变进行诊断。在染色体检查时,可以利用 FISH 技术和荧光定量 PCR 进行检测。FISH 技术检测时,无论是采用外周血中的淋巴细胞或羊水细胞,都能以21号染色体的相应部位序列作探针,进行FISH 杂交检查诊断。利用 FISH 杂交检测,正常的细胞只能呈现2个21号染色体的荧光信号,而唐氏综合征患儿的细胞中呈现3个21号染色体的荧光信号。实时荧光定量 PCR 于1993年就开始被应用于唐氏综合征的诊断。常选用21号染色体上的几个微卫星重复序列 STR 作为检测目标,利用 PCR 扩增时降解针对目标的探针从而产生荧光,根据荧光强度的变化,进而确定是否存在染色体数目的异常。国内外多个诊断中心已广泛应用实时荧光定量 PCR 对普通染色体非整倍体疾病进行诊断,该方法检测的灵敏度非常高,平均可以达到99.2%,因此现已将实时荧光定量 PCR 的阳性结果作为终止妊娠的指征。

微课:FISH技术

微课:MLPA技术原理

图片:唐氏综合征的其他临床特征及其出现的频率

二、染色体结构异常的分子生物学检验

染色体结构异常指的是在受到环境中物理、化学、生物、遗传和母亲年龄等因素的影响后,体细胞染色体的结构发生异常改变。临床上常见的染色体结构异常类型有缺失、重复、倒位、易位以及等臂染色体和环状染色体等。

在人的各组染色体均发现存在不同的结构异常核型,视其严重程度会有流产、不同先天畸形、生长发育迟缓和智力低下等病症发生。有些染色体结构异常属于携带者异常,本身的表型一般正常,但是他们在婚后常有较高的流产、死胎率和新生儿死亡率,并有可能生育各种先天畸形胎儿。下面以部分先天性心脏病为例介绍染色体结构异常的分子生物学检验。

大部分先天性心脏病(congenital heart disease,CHD)常见且已经明确的遗传学病因是染色体的

笔记

22q11 区域发生基因拷贝数异常(22q11 微缺失)。此类 CHD 患者如不能早期诊断和进行适当干预,在手术治疗时,则可能发生难以预测的感染、心脏停搏和呼吸衰竭等,导致手术风险大为增加以及预后不良。所以,CHD 患儿手术前或 CHD 胎儿产前进行 22q11 微缺失的诊断,有着极为重要的临床意义。

目前临床上针对染色体 22q11 区域微缺失或微重复的检测,主要是在此区域设计进行 MLPA 反应的一组高密度的 48 个检测探针,其中针对 22q11.2 的 LCR 缺失的核心区域的探针有 25 个,其余的 23 个探针则作为对照。利用 MLPA 技术检测人类基因组内发生的拷贝数变异,具有较高的稳定性、可靠性以及较高的应用潜力。

三、产前染色体异常的分子生物学检验

产前诊断(prenatal diagnosis)是在胎儿出生以前,以羊膜腔穿刺术和绒毛取样等技术,对羊水、羊水细胞、绒毛或外周血进行遗传学和生化检查分析,对胎儿的染色体和基因进行诊断,进而判断胎儿是否有某种遗传性疾病,是预防遗传病患儿出生的有效手段。进行产前诊断中发现的最常见的染色体异常有染色体数目异常、染色体结构异常和微结构异常等各种染色体疾病。据报道,我国每年出生染色体异常的新生儿约有 10 万人,在活婴儿中染色体异常者占 0.3%。因此,普及针对染色体疾病的产前筛查和产前诊断,对降低出生缺陷的发生有着非常重要的临床意义。

随着医学遗传学、分子生物学及影像医学的发展,出生缺陷染色体异常的筛查和诊断出现了很多快速、准确、有效、可行的先进方法。但是,胎儿细胞染色体核型分析目前仍是染色体异常产前诊断的"金标准",在用各种检测方法检测后,往往还需一步进行核型分析。

课堂讨论

为何高龄产妇需做染色体产前诊断?

(一)羊水胎儿染色体异常的分子生物学检验

因为胎儿生活在羊水中,因此羊水中含有胎儿皮肤的上皮细胞,呼吸道、消化道或泌尿道的细胞。羊水穿刺检查一般在妊娠 16~20 周期间进行,通过羊膜穿刺术,采取羊水中的胎儿脱落细胞进行检查。这些细胞经培养等特殊处理,可进行染色体核型分析和各种分子生物学检测,能准确获知胎儿细胞染色体数目和结构是否正常,从而对染色体异常疾病进行诊断。

FISH 技术具有快速、准确的优点,可用于检测羊水胎儿细胞的染色体数目和结构异常。目前用于染色体异常的 FISH 检测探针主要采用多色荧光法标记,可以检出被检标本 21、18、13、X、Y 染色体的非整倍体异常。

实时荧光定量 PCR 技术操作简便,敏感性强,准确率高,可应用于较大规模的产前诊断,其准确性已在大量研究中被证实与 FISH 接近。它通过扩增染色体上特异性的 STR 位点,然后分析这些 STR 的拷贝数来进一步判断检测样品的特定染色体数目是否正常。STR 位点是实时荧光定量 PCR 技术中检测染色体数目异常最适合的遗传标记,其数量多、状态稳定,并且具有高度的多态性,可为检测提供较多的信息量,而且在世代的传递过程中遵循孟德尔共显性遗传定律。

FISH 和实时荧光定量 PCR 是两种比较成熟的检测技术,对常见染色体数量异常的检测准确率相似,而且不论 FISH 方法还是实时荧光定量 PCR 方法,误诊的概率都相当小。目前两种技术已得到较广泛的使用,但仅用于快速非整倍体的检测,随后仍需进行常规染色体 G 显带检测,以便进一步确定染色体核型。

(二)孕妇外周血检测胎儿染色体异常的分子生物学检验

目前孕妇外周血已可分离出胎儿细胞,基于孕妇外周血进行胎儿染色体非整倍体基因检测,是通过采集孕妇外周血,提取其中的胎儿游离 DNA,然后采用新一代高通量测序技术,结合生物信息学分析,检测胎儿患染色体非整倍性疾病的风险率。该方法为不接受或错过有创产前诊断的孕妇,提供一条新的检测途径。

孕妇外周血检测胎儿染色体异常的技术具有无创、安全、早期和准确的特点和优势。孕妇外周血检测胎儿染色体异常的适应人群:所有希望通过检测排除胎儿染色体非整倍性疾病的孕妇;孕早、中

期唐氏综合征筛查高风险或风险的孕妇;有穿刺禁忌证的孕妇;试管婴儿、习惯性流产及其他原因的"珍贵儿";发现有胎儿超声波检查结果异常者;夫妇一方具有致畸物质接触史者。

新一代高通量测序技术凭借其对微量 DNA 物质灵敏的捕捉能力,已应用于无创性产前筛查染色体非整倍体疾病如 21-三体综合征筛查。

知识拓展

试 管 婴 儿

试管婴儿是由于早期的体外受精以及受精卵的培养是在试管内进行而得名。一般将体外受精-胚胎移植称为第一代"试管婴儿"技术;卵泡浆内单精子注射被称为第二代"试管婴儿"技术;植入前遗传学诊断被称为第三代"试管婴儿"技术;卵细胞核移植技术被称为第四代"试管婴儿"技术;此外,还有未成熟卵细胞体外成熟技术。

本节小结

染色体的数目和形态结构是恒定的。人类体细胞中含有 46 条染色体,共 23 对。染色体的数目异常类型有三倍体、四倍体、三体型和单体型等。FISH 技术和荧光定量 PCR 等技术可以应用于染色体数目异常如唐氏综合征的检测。

染色体的结构异常类型有缺失、重复、倒位、异位以及等臂染色体和环状染色体等。MLPA 技术可以应用于染色体结构异常如部分先天性心脏病的检测。

产前染色体异常的分子生物学检测主要包括羊水、孕妇外周血胎儿染色体异常检测。胎儿细胞染色体核型分析目前仍是染色体异常产前诊断的"金标准",在用各种分子生物学方法检测后,往往还需要一步进行核型分析。

（徐晓可）

扫一扫,测一测

思考题

1. 列举染色体疾病常用的分子生物学检验技术。
2. 为何高龄产妇需做染色体产前诊断?

第八章第五节课件

第五节　移植配型和个体识别的分子生物学检验

分子生物学检验技术在人类基因相关疾病的诊断中具有重要作用,可用于阐明发病机制及疾病疗效的评估。此外,其在临床医学中的器官移植、法医学领域的个体识别中也发挥着越来越重要的作用。

一、移植配型的分子生物学检验

移植是指将个体的正常细胞、组织或器官用手术或其他方法,置换自体或异体的发生功能缺损的细胞、组织或器官,以维持或重建机体的正常生理功能,是器官功能衰竭终末期治疗的有效手段之一。目前,临床医学中应用比较广泛的是肝脏、心脏、肾脏、角膜及皮肤等器官移植,另外还包括骨髓移植和造血干细胞移植等。

笔记

移植后,外来移植物会被受者免疫系统作为一种"异体成分"识别并发起免疫反应,导致移植物的破坏和清除,称为移植排斥。与之相关的抗原包括:ABO 血型抗原、组织特异性抗原、人类白细胞抗原(human leukocyte antigen,HLA)和次要组织相容性抗原等。HLA 与移植排斥反应密切相关,器官移植前进行 HLA 配型是寻找合适供体移植物的重要依据,可最大程度地减少移植排斥。HLA 由 6 号染色体短臂 21.31 区编码,分为Ⅰ、Ⅱ、Ⅲ三个区域,受控于主要组织相容性复合体(major histocompatibility complex,MHC)基因组,与移植关系密切。自 1964 年以来,HLA 分型一直采用血清学分型方法,但研究发现,该法的错误率可达到 20%~25%,存在假阴性、假阳性等问题。HLA 个体差异的本质是 HLA 基因的多态性,故分析 HLA 基因型是 HLA 型别分析的最根本、最准确的方法。因此,近年来一种新兴的分型方法——基因分型方法凭借其高达 99% 的准确率正在逐步取代传统血清学分型方法而应用于器官移植中。具体的 DNA 基因分型方法包括:

（一）PCR-RFLP 技术

RFLP 技术是最早应用于 HLA 分型的分子生物学方法,是通过提取标本基因组 DNA,经酶切后通过电泳分析来进行 HLA 分型的一种方法。但由于该技术对 DNA 的含量及纯度要求较高、操作繁琐、耗时、耗材而限制了其应用。随后,RFLP 技术逐渐发展为 PCR-RFLP 技术,不仅减少了样品 DNA 的用量,同时也提高了检测的特异性和敏感性。但由于存在限制性内切酶的不完全酶解、酶切片段长度相近及小片段难以区分等因素,致使实验结果混淆,大大地增加了 PCR-RFLP 的分析难度。此外,人们不可能找到所有 HLA 位点对应的限制酶。故此种方法只能对某些特定的 HLA 位点进行分析,如 HLA-DQA1、DPB1、DRB1、DQB1 及 HLA-B44 等的检测,但检测时间长、结果影响因素较多,这些均限制了其应用。但可以肯定的是,在检测罕见等位基因及未知序列方面,该技术具有独特的优势。

（二）PCR-SSOP 技术

寡核苷酸探针杂交法(sequence specific oligonucleotide probes,SSOP),是基于核酸分子杂交的 HLA 分型技术。PCR-SSOP 技术具有高灵敏度、高特异性、高分辨率的特点,能检测出仅有 1~2 个核苷酸差异的序列,而且重复性好、样本量少,特别适用于大批量检测,它在脐血库及骨髓库的 HLA 分型中通常作为首选方法,此外,在人类学、疾病关联等分析中,也是一种理想高效的常用方法。

（三）PCR-SSCP 技术

单链构象多态性检测是一种基于单链 DNA 构象差异来检测 DNA 点突变或多态性的方法,通常与 PCR 技术联用,即 PCR-SSCP 技术(图 8-4)。PCR-SSCP 技术可检测任何部位已知或未知的点突变,甚至仅 1 个碱基的差异也可以被识别出来。目前已经成功用于 HLA-A、HLA-DQB1、HLA-DRB1、HLA-DPB1、HLA-DPA1 及 HLA-DQ4 亚型的基因分型。经 PCR-SSCP 分析,电泳结果条带不一致者表明 HLA 型别不匹配。但它只能作为突变检测方法,如要确定点突变的位置和内容,则要通过 DNA 测序。

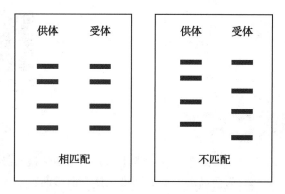

图 8-4　HLA 分型(PCR-SSCP 法)

（四）测序技术

测序技术可以直接对 HLA 抗原各亚型的等位基因碱基序列进行测定,是目前最直接、最可靠且最准确的 HLA 分型方法。随着 DNA 测序的自动化、普及化程度不断提高,测序技术在临床 HLA 分型中得到越来越广泛的应用。但骨髓、器官及干细胞的移植前配型很少需要如此精确的基因检测技术,其在等位基因的多态性、未知基因的性质及定位的研究中应用较多。

（五）PCR-SSP 技术

PCR-SSP 技术即序列特异性引物(sequence specific primer,SSP)聚合酶反应技术。目前应用的 HLA 分型方法中,快速简便的应首推 PCR-SSP 技术,其尤适用于肾移植配型及临床急诊。其原理是:根据 HLA 多态基因中已知的 DNA 序列,设计一系列序列特异性引物,每个型别均具有一对特异性引物,然后进行 PCR,通过琼脂糖凝胶电泳分析 PCR 产物,根据是否有 PCR 产物及产物分子量大小来判断 HLA 的基因型。纯合子将产生一条特异性扩增带,杂合子产生两条特异性扩增带。此种方法只能检测已知的基因多态性序列,而且需要设计大量的引物,PCR污染易造成假阳性结果。但闭管扩增及分析,同时进行荧光定量PCR可减少假阳性的发生。

（六）基因芯片技术

基因芯片是20世纪90年代发展起来的一项新兴生物技术,它除可进行正常的DNA位点检测外,还可在基因水平检测某些遗传病和发现基因突变位点,而无须培养细胞。将荧光标记的HLA基因PCR产物加到芯片上,根据杂交信号即可获得HLA的多态性信息。基因芯片可满足临床大规模样本检测的需求,又符合HLA多等位基因的分型要求,现已获得广泛应用。

综上,鉴于HLA分型在器官移植尤其是骨髓移植中的重要作用,为避免出现移植排斥现象,合理选择正确的HLA分型技术对供受体进行准确的基因配型,对器官移植的成败起到决定性的作用。随着新技术、新方法的不断涌现以及旧方法的不断完善和发展,分型技术必将朝着更快、更准、更好服务于临床的方向迅速发展。

二、个体识别的分子生物学检验

个体识别（personal identification）又称个人同一认定,即就活体或尸体识别该个体是谁,或与某个体是否为同一个人,它是刑侦破案或抚恤赔偿的重要环节,是法医物证学分析的重要内容。常规的物证学主要采用血清学、生物化学和免疫学技术来进行鉴定,但这些技术影响因素较多,准确性差。随着分子生物学检验技术的发展,高度多态性的DNA标记系统不断被发现,这些标记稳定且不受外界环境等因素的影响,所以在个体识别方面,逐渐取代传统方法而得到广泛应用。上述介绍的HLA分型技术可用于个体识别,除此之外,目前应用于个体识别的分子检测技术主要包括以下几个方面:

（一）RFLP标记

将多种人源小卫星DNA作为基因探针,在低严谨条件下与人基因组DNA的酶切产物进行Southern杂交,即可得到数十条不同长度片段组成的杂交图谱。这张图谱具有高度的个体特异性,其与指纹一样可进行个体识别,故称为DNA指纹。1985年,DNA指纹首次应用于一起移民案的法医物证学鉴定。1986年,DNA指纹在一起刑事案件中协助警方排除了一起强奸案的罪犯。1989年,该技术被美国国会正式批准作为法庭物证手段。但RFLP技术操作复杂,对标本中DNA的含量和完整性的要求较高,难于推广,故发展出了第二代及第三代DNA指纹技术,即STR。

（二）STR标记

短串联重复又称微卫星DNA,重复单位为2~6bp,重复次数10~60多次,基因片段400bp以下。属于同源染色体上的一类等位基因,来自父母双方,不同个体的同一基因座上的STR具有不同的重复次数,构成了具有多态性的复等位基因,即STR多态性。检测方法主要为PCR,即PCR-STR分型。通过PCR扩增待检测的STR位点,扩增产物进行毛细管电泳,通过对照分子量内参及基因型内参,计算出不同STR位点的重复次数(图8-5)。目前,STR标记是法医DNA分型广泛使用的遗传标记,现在使用的STR个体识别试剂盒一般检测16个STR位点,其个体识别率可达百亿分之一,即在一百亿人中不会有任何两个人(除了同卵双生子)的检测结果是完全相同的。

微课:个体识别的STR检测结果分析

（三）SNP标记与个体识别

SNP是第三代遗传标记,是在基因组水平上由单个核苷酸变异导致的DNA序列多态性,是最常见

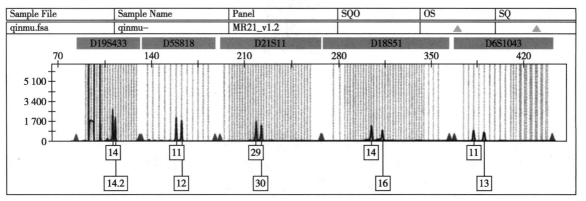

图8-5　PCR-STR分型结果

的人类可遗传变异之一。虽然 SNP 的多态性程度远不如小卫星或微卫星 DNA,但由于 SNP 数量众多、分布频密,故 SNP 的整体多态性要大得多,适于自动化、规模化的快速检测,亦可用于法医物证学鉴定。目前用于 SNP 分析的方法多以 PCR 为基础,并常与电泳、质谱、荧光及酶联免疫等方法组合。

(四)线粒体 DNA 分型

以上介绍的 RFLP、STR 及 SNP 分型通常检测是核 DNA。但在法医物证学鉴定中,经常要对指甲、毛发等细胞核已退化的检材进行 DNA 分型鉴定,这时便可分析线粒体 DNA(mitochondrial DNA, mtDNA)。在无母系关系的个体间 mtDNA 高变区序列差异显著,可用于确认家庭关系及个体来源。目前,mtDNA 分型主要用于核 DNA 降解或提取量不足的生物检材的检测。

个体识别可用于法医物证学分析的同一性鉴定,除此之外,还可用于亲子鉴定,使用的分析标记同样为 STR。亲子鉴定即应用生物学及医学知识检测判断不同的个体间是否有亲缘关系。关于亲子鉴定,在我国古代即曾有过滴骨验亲、滴血验亲等记载,但这些方法的鉴定结果均不可靠,判断亲子关系需要以遗传学为基础。可以说,亲子鉴定是特殊类型的个体识别,目前用于亲子鉴定的 STR 检测位点共计 21 个。

图片:亲子鉴定的结果

STR 是基因组中的复等位基因,其遗传符合孟德尔遗传定律,即等位基因上的两个 STR 重复次数一个来自父亲,一个来自母亲。假设母子关系是确定的,需要鉴定的是孩子和假设父是否有亲缘关系,其步骤为:①对比母亲和孩子的基因型,可确定孩子的基因哪些来自母亲,其余必定来自父亲,称为生父基因;②对比假设父的基因型,如其不具有生父基因,则其与孩子无血缘关系,即可排除父权。例如 D8S1179 基因,假设母亲的重复次数为 11/13,孩子为 11/15,则孩子的 D8S1179-11 来自母亲,那么孩子的 D8S1179-15 必定来自父亲。若父亲基因中没有 D8S1179-15,原则上即可以否定父权,但也可能存在基因突变的情况;若父亲基因中有 D8S1179-15,根据单一 STR 位点也无法确定亲子关系,需要结合其他 20 个 STR 位点综合分析。亲子鉴定检测的 21 个 STR 位点,一般需要 3 个位点不符合生父基因才能排除父权。若孩子的生父基因与假设父基因完全符合,则不能排除其是生父的可能,但要确定亲子关系,还需要计算父权相对机会(relative chance of paternity,RCP),当 RCP 达到 99.99% 以上,即可肯定假设父为孩子的生父,即确定亲子关系。

本节小结

分子生物学检验技术在临床医学中的器官移植、法医学领域的个体识别中也发挥着越来越重要的作用。本节主要阐述了目前分子生物学检验技术在临床移植配型的常用方法及优势,说明了法医物证学分析中个体识别的含义和检测指标,DNA 遗传标记的发展及其在法医物证学分析中的应用,以及亲子鉴定的基本原理和结果分析。

(张 磊)

扫一扫,测一测

思考题

1. 分子生物学检验技术在法医物证学中有哪些具体的应用?
2. 试分析同卵双生的双胞胎用 PCR-STR 做个体识别将得到什么样的结果?
3. 以分子生物学技术进行移植配型与传统方法相比有哪些优点?

第九章	临床 PCR 检验实验室的质量控制

学习目标

　　1. 掌握：临床 PCR 检验标本的采集和质量控制；Levey-Jennings 质控图的理论依据；Levey-Jennings 质控图的制备过程；Westgard 多规则质量控制法 1_{2s}、1_{3s}、2_{2s}、R_{4s}、4_{1s}、$10\bar{X}$ 质控规则的含义；Westgard 多规则质量控制法的分析方法；室内质控失控后的原因分析及纠正措施；检验结果的审核与报告；检验临床咨询。

　　2. 熟悉：实验室仪器设备的日常维护；试剂耗材的质量控制；标本提取核酸效果的质量控制；标本中存在抑制物或干扰物的质量控制；室间质量评价的组织形式、意义及方法；室间质量评价信息反馈分析与改进；质量体系文件。

　　3. 了解：临床 PCR 检验实验室的分区设置；临床基因扩增实验室的验收备案；临床 PCR 检验实验室的人员准入标准。

　　4. 具有质量控制的概念和质量持续改进的意识，对室内质控和室间质评有充分的了解。

　　5. 能对实验室室内质控中失控的原因进行分析及提出处理方法。

第一节　临床 PCR 检验的室内质量控制

　　PCR 技术作为现代分子生物检测的先进手段之一，为多种疾病提供了核酸的诊断依据。但 PCR 技术是一种基因扩增技术，作为一种分子生物学检测手段其灵敏度达到 fg 级，细微的变异会带来极大的误差，因此 PCR 实验必须进行严格管理，如人员的正规培训、实验室设施和环境的规范、仪器设备的校准、标准的操作规程、试剂盒的评价、样本的处理、记录的建立保管、建立室内质量控制（internal quality control，IQC）及参加全国的室间质量评价（external quality assessment，EQA）等。

　　室内质量控制（IQC）是指由实验室工作人员，采取一定的方法和步骤，连续评价本实验室工作的可靠性程度，旨在监测和控制本实验室工作的精密度，提高本实验室常规工作中批内、批间样本检验的一致性，以确定测定结果是否可靠、可否发出报告的一项工作。

　　IQC 涉及分析测定工作中的各个环节，均需进行严格的质控，以避免假阳性和假阴性，保证测定结果的准确性和可重复性。由于核酸扩增测定的高灵敏度，所以标本制备、逆转录、扩增本身和产物分析中的每一步都要求有质控措施。

　　IQC 一般应包括 3 部分内容：分析前质量控制、分析中质量控制、分析后质量控制，以决定检验报告能否发出所采取的一系列检查、控制手段，旨在检测和控制本室常规工作的精密度，并检测其准确度的改变，决定了当批测定的有效性，报告可否发出，是对实验室测定的即时性评价。

一、分析前质量控制

临床 PCR 检验实验室的常规测定由一系列步骤组成,可大致分为患者准备,标本采集、运送,标本预处理、保存,核酸提取,核酸扩增,产物检测,结果报告及其解释等。其中有些阶段不在实验室的直接控制下,但实验室人员有责任为患者或其他医务人员提供明确的建议。

(一)标本的类型

在临床 PCR 检验中常用的标本有血清(浆)、全血、外周血单个核细胞、痰、棉拭子、脓液、其他体液(胸腔积液,腹水,脑脊液,尿液等)、乳汁、组织等。

(二)标本的采集

标本的采集、运送和保存对检验结果往往有决定性的影响。为保证得到精确的检验结果,必须有一个规范的临床标本采集、运送和保存的程序。制订标本采集手册且现行有效,提供给采样人员,对采样人员进行培训。

1. 标本采集时间　在疾病发展过程中,标本采集过早或过晚都可能会给出假阳性结果。

采集泌尿生殖道分泌物做沙眼衣原体、淋球菌项目时,应在抗生素应用前或停药两周后采集标本,如不能停用抗生素,应于下次抗生素应用前采集。采集痰标本检测结核杆菌时应在抗结核药物应用前或停药两周后采集标本,如不能停用抗结核药物,应于下次抗结核药物应用前采集。PCR 方法所检测的靶物质为核酸,不受标本生物活性的限制,对于已经死亡的病原体仍可检测出来,即感染后在药物治疗有效的情况下,患处仍会有少量已死亡的病原体存在。

采集眼科患者标本时,应注意荧光素钠对荧光定量 PCR 的荧光曲线会产生影响,因此应在接受荧光素眼底血管造影术前采集血标本。

2. 标本采集部位消毒　在采集标本之前,需对采集部位进行清洁消毒,以去掉污染的微生物或其他杂物,但应适度,过度清洁消毒有可能会去掉或破坏靶微生物。这一点,在采集静脉血液标本时,一般问题不大,不会出现对结果影响很大的情况。但在泌尿生殖道分泌物标本的采集上,如采集不当,对结果的影响可能很大。

3. 采样量　标本的类型和采样量应根据所测病原体而定,一般来说,如果标本的量对病原体的培养够用的话,则其量也足以用于核酸提取及其后的扩增检测。对于病原体含量低的标本,标本量的大小对测定非常重要,如采用 PCR 技术进行血液筛查,特异抗原或抗体阴性的血液中往往病原体含量很低,因此,有必要加大标本的用量。但是,考虑到实验室设备和操作的可允许性及成本效益,标本量的选择只能是一个合适的点,因为,标本量大也会使外源非相关 DNA 增多。总之,对定量测定来说,标本的收集要求更为精确。

4. 样品采集器　标本的采集材料如棉签均应为一次性使用;运输容器亦应为密闭的一次无菌装置;采样所用的防腐剂、抗凝剂及相关试剂材料不应对基因扩增及检测过程造成干扰。

5. 采样过程中的防污染　标本最好采用一次性材料,不用处理便可直接使用;采集中要特别注意污染,防止混入操作者的头发、表皮细胞、痰液等;如果使用玻璃器皿,必须经 0.1% 的 DEPC(diethyl pyrocarbonate,焦碳酸二乙酯)水高压处理,以使可能存在的核糖核酸酶(ribonuclease,RNase)失活,并降解对 PCR 有抑制作用的 DEPC。现已有厂商专门供应用于 PCR 检测标本采集的无核酸酶的容器。

(三)标本的运送

所有临床 PCR 检验标本一经采集,在送至实验室之前,均应暂放在 2~8℃ 临时保存,同时尽快地送至检测实验室。对于靶核酸为 DNA 的标本,如是在无菌条件下采集,应在室温下 8 小时内运输至实验室。对于靶核酸为 RNA 的标本,室温下应 10 分钟内送达实验室,如时间较长则应加冰运送。对于标本中加入了适当的稳定剂,比如用于 RNA 测定加入异硫氰酸胍盐(guandinium isothiocyanate,GITC)的血清(浆)标本和用于 DNA 测定的乙二胺四乙酸(EDTA)抗凝血等,则可在室温下运送或邮寄。对于有自溶特性的淋病奈瑟球菌的检测,标本采集后则应立即送检。对于感染性标本的运输,应参照相关标准和规范进行。

(四)标本验收、拒收

实验室应建立严格的标本验收制度和不合格标本的拒收制度。接收的标本应收集在原始容器中,不能接受从其他检测如生化检验、免疫检验等分出来的标本,因其有可能发生标本间的污染。出现溶血或严重脂血的血液标本应拒收。用于沙眼衣原体的扩增检测的泌尿生殖道分泌物,镜下应观察到上皮细胞存在,因为沙眼衣原体为上皮细胞胞内寄生,如果镜下一个上皮细胞都没有或极少,应拒收。痰标本如果镜下观察白细胞很少,则没有采集到真正的痰,应拒收。如与临床沟通后让步检验,应在报告单上注明。

(五)标本的预处理和保存

标本适当的预处理和正确的保存方式,对用于 PCR 测定的核酸模板的成功提取,具有决定性的作用。建立标本的唯一性编号识别系统并保证其能贯穿于整个检测过程,包括标本核收、核酸提取、核酸定量、检测、记录、报告和标本储存。实验室应按行业要求,规定已检临床标本的保留类型和保留时限(至少一个月),以满足复查需求。标本的销毁应有交接手续和记录。

1. **血清(浆)标本**　如用于 DNA 提取检测,按照一般的血清标本处理程序;如用于 RNA 提取检测,最好是使用 EDTA 抗凝,严禁使用对 PCR 扩增有抑制作用的肝素,而且肝素很难在核酸提取过程中完全去除。应 1 小时内分离血清,抗凝后 4 小时内分离血浆,然后转移至 1.5ml 灭菌离心管中保存。

标本短期(1~2 周)保存可在-20℃下,较长期保存应在-70℃下。

2. **全血标本**　以全血作为待测标本时,必须注意抗凝剂的选择,一般使用 EDTA-Na$_2$ 或枸橼酸钠,不可使用肝素。

如用于 DNA 提取检测,可 4℃下短期保存,如用于 RNA 检测,则应在采血后,尽快提取 RNA。

3. **外周血单个核细胞**　外周血单个核细胞可从抗凝全血制备,主要有两条途径:一是使用淋巴细胞分离液分离制备;二是使用红细胞裂解液,裂解全血中的红细胞,经生理盐水数次洗涤,即可得到单个核细胞。使用淋巴细胞分离液方法要注意标本的质量,如溶血、凝固和标本放置时间过长等,会影响分离效果。

外周血单个核细胞如暂不提取核酸,可保存于-70℃下。

4. **痰**　痰属于分泌物,临床上常用作为结核杆菌 DNA 测定标本。痰标本中含有大量黏蛋白和杂质,故在核酸提取时,需对样本进行初步处理,即用 1mol/L NaOH 或变性剂室温下放置 30 分钟左右液化,然后转移至 1.5ml 灭菌离心管,离心,去上清,沉淀用生理盐水洗 2~3 次后,即可用于 DNA 提取。需注意的是液化时不能加热,液化时间不能过长。

如用于非结核杆菌如肺炎支原体的 PCR 检测,痰标本只能室温悬浮于生理盐水中,充分振荡混匀,促使大块黏状物下沉,取上清离心,去上清,所得到的沉淀物即可用于核酸提取。切记不能用 NaOH 液化该痰标本。

液化标本如不立即用于核酸提取,可保存于-70℃下。

5. **棉拭子**　在使用 PCR 方法检测性病病原体时,临床标本一般为棉拭子,可将棉拭子置于适量生理盐水中,充分振荡、洗涤后,室温静置 5~10 分钟,待大块状物下沉后,取上清立即离心,其后的沉淀即可用于 DNA 提取。

棉拭子如不立即用于核酸提取,则需保存于-70℃下。

6. **脓液**　脓液的处理依情况而定,如用于分枝杆菌(如结核杆菌)核酸测定的标本,黏稠的脓液可采用痰标本的处理模式,先进行液化,再离心取沉淀提取 DNA;水样的脓液则直接离心,沉淀用生理盐水洗 2~3 次后,即可用于 DNA 提取。

对于用于非分枝杆菌测定的脓液标本,如过于黏稠,则加入适量生理盐水,充分振荡后,静置,取上清立即离心,沉淀用于 DNA 提取;如为水样,则按上述直接离心取沉淀即可。

脓液沉淀标本的保存条件为-70℃。

7. **其他体液标本**　包括胸腔积液、腹水、脑脊液、尿液等,可按水样标本的方式离心取沉淀后,提取核酸。

水样标本的沉淀物保存条件为-70℃。

8. **乳汁**　有时也可作为标本,如乳汁中 HBV-DNA、HCV-RNA、结核分枝杆菌和布鲁氏菌等的 PCR 检测。

9. **组织**　新鲜组织块提取核酸时用生理盐水洗两次,然后将其捣碎或切碎,加入生理盐水后剧烈

117

振荡、混匀,离心,弃上清,再用蛋白酶 K 消化后提取核酸。石蜡切片提取核酸时,需先用辛烷或二甲苯脱蜡,再用蛋白酶 K 消化后即可进行 DNA 提取。

新鲜组织不能及时提取核酸时最好是保存于 50% 乙醇中。先用生理盐水将组织洗一次,切成宽度小于 1cm 的小片,加入适量的生理盐水,然后边摇边加入无水乙醇至终浓度为 50%。这样固定的组织标本室温下可保存数日,4℃ 可保存 6 年。

由于待提取的标本中的 RNA 易受核酸酶的作用而迅速降解,为使临床 PCR 标本中可能存在的核酸酶失活,可加入 4mmol/L 异硫氰酸胍盐(GITC),标本可在室温下稳定 7 天。当 GITC 浓度<4mmol/L 则失去对 RNase 的抑制作用,而使 RNA 迅速降解。此外,如测定的靶核酸为血液循环中的 RNA,为避免室温放置过久而导致 RNA 降解,最好不要使用血清标本,而应使用 EDTA 抗凝后尽快分离的血浆标本。

由于靶核酸(尤其是 RNA)易受核酸酶的作用而迅速降解,因此标本的保存对于核酸扩增测定的有效性极为重要,标本应避免反复冻融。对于靶核酸为 DNA 的标本,可在 2~8℃ 临时保存;对于靶核酸为 RNA 的标本,应在 -20℃ 以下冻存。临床 PCR 标本长期(超过 2 周)保存应在 -70℃ 下。

（六）标本提取核酸的保存

从上述常用的标本中提取 DNA 或 RNA,是进行 PCR 测定的前提。目前,国内的临床 PCR 实验室中提取核酸主要是手工操作或半自动提取,是最容易出现问题的环节。核酸提取的方法具体见第三章"临床样本处理与分离纯化技术"。提取核酸后用于 DNA 扩增分析的 DNA 样本,可于 10mmol/L Tris,1mmol/L EDTA(pH 7.5~8.0)缓冲液中 4℃ 下保存;用于 RNA 扩增分析的 RNA 样本,则应于上述缓冲液中 -70℃ 或液氮下保存。核酸的乙醇沉淀物则可于 -20℃ 下保存。

（七）实验室仪器设备的日常维护

1. **分册建立仪器档案** 各实验区域应有专用的仪器设备,选用经国家市场监督管理总局批准的仪器设备。同一区域内的仪器设备、物品和工作服应有明显标记,避免与其他区域的仪器设备混用,分册建立仪器档案。每台仪器应有身份状态识别卡。

2. **定期维护保养和校准** 临床 PCR 检验实验室需定期校准的常用仪器有电子天平、冰箱(温度)、温湿度计、移液器、恒温金属浴、生物安全柜、离心机、扩增仪等,通过定期的维护和校准,使其处于一个良好的状态,校准后贴上校准状态标识,并保存相关技术参数的测试报告。如果仪器出现故障,应立即停止使用并贴上相应标识,影响检测结果的部件修复后须经校准或验证满足要求后方能再次投入使用,并检查故障对以前所进行的检测工作的影响(表 9-1)。

表 9-1 临床基因扩增实验室仪器设备的维护及校准

仪器设备	功能检查及校准方法	固定校准频度	其他需要校准的情况
扩增仪	仪器校正实验	当仪器移动时	实验失败
	热电偶探针监测温度	每月 1 次	如靶温度或温度差异超出允许范围
	扩增功能检测温度均一性	每四个月 1 次	待测孔未出现扩增
移液器	重量测试法校准	每年 2 次	不符合要求时
水浴箱/金属浴	温度检测	每次实验	不符合要求时
生物安全柜	噪声,光照度,风速,人员保护	每年 1 次	不符合要求时
天平	砝码校准	每年 1 次	不符合要求时

（1）电子天平:电子天平应放在专用平台上,避免振动及阳光照射。由合格的技术人员定时进行清洁,并对天平内部进行校准以保证其准确度,一般由计量部门进行校准。

（2）离心机:在离心机的使用中,最重要的是平衡,尤其是大型高速离心机。离心机的转头应定期(视使用频率而定)清洗和消毒。清洁消毒时,首先切断电源,然后拧开转头的螺丝,双手将转头垂直拔出,取出套管用消毒液处理。选择合适的中性消毒液浸泡或喷洒转头,不要使用具有腐蚀性的含氯消毒液如次氯酸钠。浸泡到规定时间后,用蒸馏水冲洗数次,尤其是孔内,放在吸水纸上晾干。

（3）扩增仪：定期用 75%乙醇清洁热盖和反应槽或孔，用无水乙醇清洁光路部分。扩增仪是临床 PCR 检验的关键仪器设备之一，其光学系统是否处于良好状态，孔间温度差异是否在允许范围内，对扩增结果有很大的影响。

（4）恒温金属浴：定期用 75%乙醇擦拭加热孔。针对常用的工作温度，随机挑选多个加热孔进行温度检测，检测恒温金属浴能否达到设定的温度，以及温度是否具有孔间差异。

（5）移液器：移液器属于精密计量仪器，在出厂之前已经过生产厂家的校准，进入实验室后，随着日常工作的使用，不但会出现临床标本、各种试剂以及飞尘等污染，而且吸取的体积可能与设定的不一致。因此，必须对其进行定期的清洁和校准，定期用 75%乙醇擦拭。移液器的校准周期应根据使用频率来确定，一般每半年至少校准 1 次。

（6）生物安全柜：日常用 75%乙醇擦拭，不得用次氯酸钠溶液清洁。操作区气溶胶浓度的测定，一般由计量部门进行。生物安全柜滤网应根据实际使用频率及检测结果，定期进行更换。

（八）试剂耗材的质量控制

试剂和耗材的选购、验收、贮存应符合 ISO/IEC 17025:1999 规定。实验室必须对所选试剂的检验性能进行评价，包括准确度、精密度、灵敏度、特异性、检测限和可报告范围等。试剂和耗材的申购、入库、质检情况和出库应有记录。

除另有规定外，所有实验使用的试剂等级应为不含 DNA 和 DNase 的分析纯或生化试剂。实验用水应符合 GB 6682-92 中一级水的规格。去离子水的电阻应达到 18.2MΩ。商品试剂盒应注明到货日期，对所收到的试剂盒应按规定的贮存条件存放。实验室配制的试剂应在容器上标明试剂名称、浓度、配制时间、保存条件、失效日期及配制者姓名。所用试剂溶液宜大体积配制、小体积分装后高压灭菌保存，不宜高压灭菌的试剂应过滤(0.22μm)除菌；PCR 主反应液、引物、探针应避免反复冻融。

实验室应确定关键试剂，并在使用前进行质量检测。关键试剂包括：核酸提取试剂、RNase、蛋白酶 K、阴性对照标准物质、阳性对照标准物质、Taq 酶、各种限制性内切酶、引物、探针、菌种、阳性质粒。实验过程中使用的耗材，例如离心管、扩增管、带滤芯吸头、分离柱、收集管等，应对其抑制物的携带情况和密封性的好坏进行质量检测。所有一次性使用耗材不得重复使用，以避免核酸交叉污染。

临床 PCR 试剂盒的质检包括两个方面。一是内外包装的检查。外包装的检查包括厂家名称、检测目的、批准文号、批号和有效期等，可防止使用假冒伪劣或过期试剂。临床基因扩增检验实验室必须使用经国家药品监督管理局批准的临床检验试剂。内包装的检查主要是看试剂是否漏液、真空包装是否破损、试剂是否齐全、是否有说明书等。二是对试剂盒测定性能的检验。在每次临床检测时，同时带上弱阳性质控物与临床标本一起检测，对判断试剂盒的质量及其稳定性具有重要的参考价值。应对不同批号的试剂(必要时对同一批号不同货运号)和关键耗材进行实验比对，保证批间差异不会影响临床检测结果。

二、分析中质量控制

标本制备、逆转录、扩增本身和产物分析中的每一步都要求有质控措施。

（一）标本提取核酸效果的质量控制

对于商品核酸提取试剂盒，临床实验室在使用前，必须对其核酸提取效率和纯度进行评价。

核酸提取的产率，可在 A260 读数测定。核酸提取的纯度，可通过提取物 A260/A280 比率判定。质量好的 DNA 提取物，A260/A280 比值应该为 1.75～2.0；否则，残留的蛋白或酚可能会很高，但仅用光度计比色方法不能对 DNA 的完整性下结论。

但用于血清(浆)等体液中病原体核酸测定的提取试剂的质量，因病原体核酸含量低，核酸的提取质量可能无法用这种方法来判断，此时，可采用一种简洁的方法，即使用已知病原体含量的溶血或脂血标本用待评价试验提取，然后进行扩增检测，比较所得到的结果，即可知提取纯化后，是否将有关扩增反应抑制物有效地去除。

经核酸提取步骤提取的 DNA 或 RNA 在待扩增前是否保持完整，可用凝胶电泳将样本的核酸提取物与核酸标准比较测定，以判断所提取的 DNA 是否发生降解。用常规的手工提取方法制备的 DNA 的平均长度一般为 100kb，用适合 PCR 的 DNA 提取试剂盒制备的 DNA 的长度平均范围为 30～40kb。明显出现降解的 DNA(在 1~10kb 的低分子量范围内)在经琼脂糖凝胶电泳分离和用溴化乙锭染色后也可见强的荧光信号。

最快的对总 RNA 提取质量控制的方法是在非变性条件下作琼脂糖凝胶电泳,这一点跟 DNA 分离相同。但如果对结果有疑问,就应该在变性的条件下作琼脂糖凝胶电泳以检测 RNA 的完整性。在理想情况下,三种主要的核糖体 RNA(28S、18S 和 5S)在凝胶上出现的带相对较窄。如发生 RNA 的降解,则出现大量低分子量带或出现带的消失。测定核糖体 RNA 带的密度指数可作为对 RNA 制备的质量评价的实验室内的标准;而向低分子量拖尾的、不对称性的峰的评估也是 RNA 完整性的合适的指标。另外,琼脂糖凝胶电泳能显示出在 RNA 的制备中被 DNA 污染的程度。由于这些原因,单独的光度计比色方法也不能对 RNA 的完整性下结论。

(二)标本中存在抑制物或干扰物的质量控制

对标本中可能存在的抑制或干扰物的质控措施,可通过加入内标质控的方法来观察。内标在临床标本制备前加入,然后与标本中靶核酸一起经历核酸提取过程,这样加入的内标也可作为核酸提取过程中的质控。

对于 DNA 测定内标可使用对有机体存活所必需的靶基因,如维生素 D 血浆结合蛋白的基因。对于病原体的基因检测,内标多采用人工制备的竞争性内标。当标本中存在逆转录抑制物,或核酸提取中发生 RNA 降解,或逆转录酶失活,内标即会表现为阴性结果。

目前的商品试剂盒有部分未采用内标方法质控。因此在测定血清/血浆病原体核酸如 HBV-DNA、HCV-RNA 等时,还应使用已知的弱阳性血清/血浆作为质控样本,加入内标,与待测临床标本等同处理提取核酸及扩增,以判断逆转录及扩增检测的效果。使用这些外加弱阳性质控不但可检测扩增反应液的质量,还可获得有关 PCR 试剂的检测下限和特异性的信息。这些质控样本在扩增检测时必须使用与患者的标本相同的主反应混合液。

(三)测定结果有效性的质量控制——Levey-Jennings 质量控制法

1. 目的　在日常常规测定临床标本的同时,连续测定一份或数份阳性质控标本或阴性质控标本,然后采用统计学方法,分析判断每次质控标本的测定结果是否偏离允许的变异范围,进而决定常规临床标本测定结果的有效性。

2. 质控品使用

(1)冻干质控品复溶时,要确保所用溶剂的质量。当溶剂为 DEPC 水时,在操作中应尽量在通风的条件下进行,并避免接触皮肤。因 DEPC 是一种潜在的致癌物质,它可灭活各种蛋白质,是 RNA 酶的强抑制物。

(2)冻干质控品复溶时,所加溶剂的量要准确。

(3)冻干质控品复溶时应轻轻摇匀,切忌剧烈振摇。

3. 质控品设置、数量

(1)定性检测:对于定性检测,阳性和阴性质控样本的设置数量随临床检测标本的数量增加而按比例适当增加,如果临床标本量不是特别大,小于 30 份,至少带 1 份弱阳性质控样本和一份阴性质控样本。如果临床标本量达到 50~60 份,则可将阳性和阴性质控样本的数量增加一倍。

(2)定量检测:对于定量测定则要根据所用方法的测定范围,除了阴性质控样本外,还应设置高、中、低 3 种浓度的阳性质控样本。

临床 PCR 检验室内质控与其他临床检验室内质控相比,有一个很大的特点,即检测污染发生的阴性质控的设置。阴性质控样本的功能是:①监测实验室以前扩增产物的"污染";②由实验室操作所致的标本间的交叉污染;③扩增反应试剂的污染。这种阴性质控样本的结果不需要采用统计学方法来分析,阴性质控样本经扩增检测结果为阳性,说明上述 3 个环节中有可能在一个或几个环节出现问题,但不能区别究竟在哪点上发生了污染。

4. 质控品位置　在核酸提取的整个过程中,上述阴、阳性质控样本应均匀散发在临床标本的中间以充分反映实际检测可能存在的问题。在扩增时的排列顺序,扩增仪中的位置不宜固定,而应在每次扩增检测时,进行相应的顺延,使得在一定的时间内尽可能监测每一个孔扩增的有效性。

5. 阳性质控样本均值的建立　在仪器、试剂盒实验操作等可能影响实验结果的因素处于通常的实验室条件下,连续测定同一浓度同一批号阳性质控样本 20 批次以上,即可得到一组质控数据,经计算可得到其均值($\bar{X}$)、标准差(S)和变异系数(CV)。对数据进行离群值检验(剔除超过 3S 外的数据),计算出均值,作为暂定均值。然后以 $\bar{X}\pm2S$ 为警告限,以 $\bar{X}\pm3S$ 为失控限,以上述暂定均值和暂定质控限,绘制 Levey-Jennings 暂定控制图,作为该项目下月室内质量控制的暂定质控图。

6. 暂定质控图的绘制　Levey-Jennings 质量控制图的绘制方法如下:

(1) 填写表格:取一张现成的 Levey-Jennings 质量控制图,根据表中要求逐项填写有关内容,检验项目、单位、起止时间、仪器型号、分析方法、波长、质控品来源及批号、质控品分析浓度、质控品测定均值($\bar{X}$)、标准差(S)和变异系数(CV)等。

(2) 绘制质控图:根据收集的质控数据绘制质控图。质控图横坐标表示分析批时间,纵坐标表示质控品测定值,纵坐标的中心线表示均值($\bar{X}$)所在位置,在均值线的上下对应位置分别画出 $\bar{X}\pm2S$ 和 $\bar{X}\pm3S$ 四条线段,$\bar{X}\pm2S$ 两条线段表示警告限用红线画出,$\bar{X}\pm3S$ 两条线段表示失控限用蓝线画出。为了计算和画图方便,标准差之间一般设定为 10 个小方格,每一小方格代表 1/10 标准差。最后,将 $\bar{X}\pm3S$、$\bar{X}-2S$、$\bar{X}$、$\bar{X}+2S$ 和 $\bar{X}\pm3S$ 的量值分别填写在纵坐标各线段的相应位置。

微课:Levey-Jennings 质量控制图的绘制

由于每张 Levey-Jennings 质控图只能用于一个浓度水平的质量控制,当一个检测项目有两个浓度水平或三个浓度水平时,需要绘制两张或三张 Levey-Jennings 质控图。

7. 累积均值和质控限　取与暂定均值和质控限相同的质控品,用暂定 Levey-Jennings 质控图对本月内所有分析批进行质量控制,基本方法如下:

(1) 将阳性质控样本随机插入待检标本中,在与被检标本完全相同的条件下进行检测。

(2) 检测完毕,将质控样本测定值标记在暂定 Levey-Jennings 控制图的相应位置,并与上一分析批同浓度质控品的测定值用短线相连接,最后形成一条质量控制曲线。

(3) 根据质控规则判断该分析批是否在控,如果在控,进入报告单发放程序。如果失控,及时查找原因,采取有效的纠正措施后进入报告单发放程序。

(4) 本月结束,将本月同一浓度质控品测定值与前 20 个质控数据累加在一起,对数据进行离群值检验(剔除超过 $\bar{X}\pm3S$ 后的数据)后,重新计算均值和标准差,确定质控限绘制 Levey-Jennings 累加暂定质控图,作为第三个月室内质控的暂定均值和质控限。

(5) 重复以上步骤,使质控品测定值达 100 个左右,绘制常规质量控制图。

如果实验室标本量较大、每天分析批较多时,质控数据累积时间相应缩短。

8. Levey-Jennings 质控图的应用　日常检测工作中,将同批号质控样本随机插入患者标本中进行检测。检测完毕,将阳性质控样本的结果标记在质控图中并与上一分析批的测定值的点连线,并在质控图下方相应栏中记录分析批的测定值和测定时间,并由检验者签字。最后根据质控规则对质控数据是否在控进行分析。阳性质控样本在控时,方能报告该批患者标本的测定结果;阳性质控样本失控时,说明测定过程存在问题,不能报告患者标本结果,应分析并解决存在的问题,并重新测定在控后方能报告。

(四) Westgard 多规则质量控制法

Westgard 等人在 Levey-Jennings 质量控制法的基础上,创建了 Westgard 多规则质量控制法,该法采用两个或两个以上不同浓度的质控品和多个质控规则对分析批进行质量控制,在很大程度上提高了误差检出的灵敏度和特异性,是目前自动分析技术的主要质量控制方法,又称为第二代室内质量控制法。

Westgard 质量控制法有六个质控规则(quality control rule),所谓质控规则是指通过对质控品测定值分析,判断该分析批的测定操作是否合格的一个判断标准。不同的质控方法有不同的质控规则,用符号 AL(或 A-L)表示,A 表示测定质控品的数量或超过控制限(L)的质控测定值的个数,L 表示控制限。

Westgard 的六个质控规则分别为 $1_{2s}/1_{3s}/2_{2s}/R_{4s}/4_{1s}/10\bar{X}$,其中 1_{2s} 为警告规则,其他为失控规则,1_{3s}、R_{4s} 对随机误差敏感,2_{2s}、4_{1s}、$10\bar{X}$ 对系统误差敏感。现以一个分析批中有高低两个不同浓度的质控品为例叙述各质控规则的含义:

(1) 1_{2s} 规则:为警告规则,不是失控规则,指同一分析批高、中、低三个浓度质控品测定值中任意

一个测定值为 $(\bar{X}\pm2S)\sim(\bar{X}\pm3S)$（不包括正好在 $\bar{X}\pm2S$ 和 $\bar{X}\pm3S$ 限上的值）的值。该分析批究竟是在控还是失控分别用后面的五个质控规则来判定,见图 9-1。

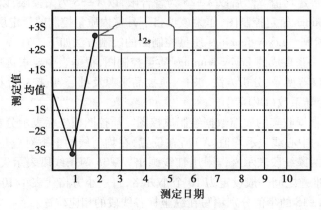

图 9-1　1_{2s} 质控规则示意图

（2）1_{3s} 规则:为失控规则,指任一浓度质控品测定值超出 $\bar{X}+3S$ 或 $\bar{X}-3S$,该规则是一个检出随机误差的失控规则（图 9-2）。

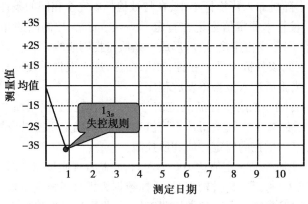

图 9-2　1_{3s} 失控规则示意图

（3）2_{2s} 规则:有两种表现,指同一分析批中两个浓度质控品测定值都超出 $\bar{X}+2S$ 或 $\bar{X}-2S$（同方向）值（图 9-3）,或者同一浓度质控品测定值连续两个分析批超出 $\bar{X}+2S$ 或 $\bar{X}-2S$（同方向）限值（图 9-4）,为"失控",该规则是检出系统误差的失控规则。

（4）R_{4s} 规则:指同一分析批中一个浓度质控品测定值超出 $\bar{X}+2S$ 控制限,另一个超出了 $\bar{X}-2S$ 控制限,为"失控",该规则是检出随机误差敏感的失控规则,见图 9-5。

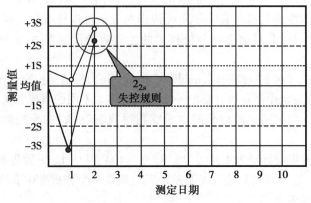

图 9-3　2_{2s} 失控规则示意图（1）

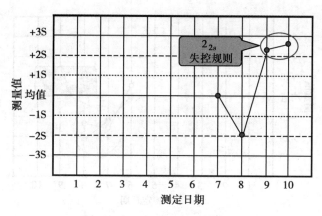

图 9-4　2_{2s} 失控规则示意图(2)

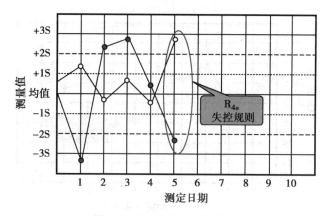

图 9-5　R_{4s} 失控规则示意图

（5）4_{1s} 规则:指连续四个质控品测定值超出 $\bar{X}+1S$ 或 $\bar{X}-1S$,为"失控"。其中有两种情况:一种是同一浓度质控品测定值连续四个分析超出 $\bar{X}+1S$ 或 $\bar{X}-1S$(图 9-6);另一种是高低两个浓度质控品测定值连续两个分析批同方向超出 $\bar{X}+1S$ 或 $\bar{X}-1S$(图 9-7)。该规则是检出系统误差的失控规则。

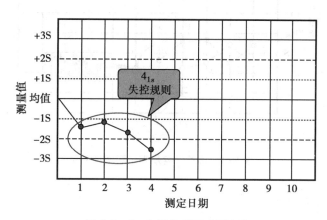

图 9-6　4_{1s} 失控规则示意图(1)

（6）$10\bar{X}$ 规则:指 10 个连续的质控品测定值均落在均值的一侧,为失控,其中有两种情况:一种是同一浓度质控品测定值连续 10 次偏于均值一侧(图 9-8);另一种是高低两个浓度质控品连续五个分析批的测定值在均值的一侧(图 9-9),该规则是检出系统误差的失控规则。

Westguard 多规则质控逻辑图见图 9-10。

三、分析后质量控制

分析后质量控制包括试验报告、报告传递、结果的接收、结果的审核、检验临床咨询等各方面。

0903

图片:4_{1s} 失控示意图

笔记

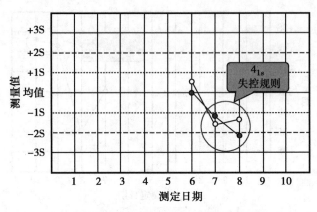

图 9-7　4_{1s} 失控规则示意图（2）

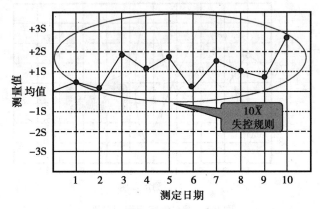

图 9-8　$10\bar{X}$ 失控规则示意图（1）

图片：$10\bar{X}$
失控示意图

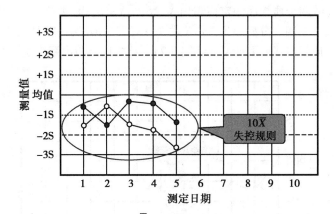

图 9-9　$10\bar{X}$ 失控规则示意图（2）

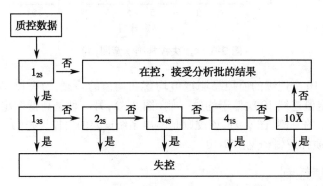

图 9-10　Westguard 多规则质控逻辑图

（一）检验结果的审核与报告

采用实时荧光定量 PCR 检测方法,在判断结果时,应先对扩增的荧光信号作出定性判断,然后再进行定量分析,避免一些非特异荧光信号对结果分析的干扰。结果的报告必须简单清楚。定性测定报告"阳性"或"阴性"即可。定量测定则必须报告量的多少,如结果高于测定方法线性范围上限,则对样本稀释后再测,结果乘上稀释倍数;如结果低于方法的测定范围下限,则报告多少即可,不能报告为"0"或"阴性"。

检测系统运行完毕,在质控合格或失控后采取了有效的纠正措施后,应对每一个患者的检测结果进行审查和确认,审查和数据确认没有一个固定的程序和要求,一般包括下列内容:

1. 检查医生申请的检查项目是否完全检测完毕,是否有漏检项目。

2. 同一患者不同的检测结果之间是否有互认性,结果与结果之间有无互相矛盾。

3. 特别高的检测结果要注意是否超出了方法的线性范围,是否需要稀释后再检验;特别低的检测结果要注意是否存在着被测物含量过高与反应物之间不成比例关系,或可能存在着某种干扰物质或抑制物,从而影响检测结果。

4. 危重患者的结果不管正常还是异常都要成为审核的重点,因为无论结果如何都会成为医生抢救或治疗的依据。同时,危重患者的检验结果和医疗服务又是医学实验室医疗纠纷的多发因素,应引起足够重视。

5. 要结合临床资料进行分析,某些可疑结果需要临床资料的支持才能确认数据是否可靠。必要时检验者应与临床医师联系,了解所需信息,也可翻阅患者的病历,甚至可直接与临床医生或患者本人联系,获得所需信息后再确认检验结果。

6. 复检标本也是确认检验结果的一种手段,对可疑结果或者不能解释的结果,可采取复检标本甚至重新采集原始标本复检的办法进行确认。

7. 检验报告单发出前,除主要操作人员签字外,还应有另一科室授权的检验人员核查并签名。

（二）检验临床咨询

临床咨询的内容主要包括检验项目的选择、临床标本的采集、标本类型的选择和检测结果的解释等。咨询对象包括临床医生、患者和健康人群。

结果解释要注意综合分析,如临床可以肺结核患者痰涂片阴性,而结核杆菌(TB)PCR 阳性或时阴时阳,可能是患者为初起病间断排菌且排菌量不大所致;或经抗结核治疗后,常有矛盾报告[培养(-)、PCR(+)较多],因为只要有 TB 靶片段存在,PCR 即可阳性,而测得阳性,不一定有活菌,加之病情与菌量不一定成正比。

HBV(及 HCV)感染在抗病毒治疗过程中,可出现 HBV-DNA(及 HCV-RNA)阴转情况,有时停药后又转阳。药物是否能彻底清除病毒还要根据肝脏酶学、病毒血清学标志物及核酸结果综合考虑,仅有核酸阴转而其他指标不改变并不能证明临床痊愈。

另外,PCR 检测结果阴性并不能排除样本含有病原体,只能说明含有的病原体浓度低于本试剂的检测下限。

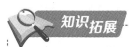

知识拓展

分析后废弃物处理和环境清洁

为保证基因扩增检验质量,防止交叉污染,保护工作人员身体健康,应完善实验室生物污染物处理工作的规范。实验后要及时对有毒有害及废弃物质进行处理;使用过的移液器吸头应放入含有 10% 次氯酸钠溶液的容器内浸泡,浸泡时间不宜少于 24 小时;含有 PCR 产物的所有液体及废弃物应放入含有 1mol/L HCl 的容器中浸泡,阳性质粒宜放入 1mol/L HCl 溶液中浸泡,浸泡时间不宜少于 6 小时。对工作台面进行消毒和清洁;最后关闭电灯和空调,打开紫外灯对室内环境进行消毒。

四、室内质量控制的局限性

由上述检测程序可知,室内质量控制的基本原理实质上是对阴、阳性质控样本的反复检测,通过质控规则对分析批是否在控作出判断。虽然质控样本与患者标本的测定是在同一个反应条件下完成的,但就每一个标本而言有许多影响检验质量的因素,仅凭室内质控是无法控制的。当一个分析批质控品测定值在控时,并不代表每一个患者标本的测定值一定准确可靠。因此,室内质量控制存在着一定的局限性,主要表现在以下几个方面:

1. **不能控制检验前的标本流程**　一个标本从采集到报告单发出要经过许多程序,检测程序只是其中的一部分。在临床检验工作中,由检验前引起的质量问题数不胜数。特别是标本的采集、标识、转运等引起的标本质量问题尤其突出,如倒错标本、抗凝剂使用错误、标本放置过久被测物消耗或成分发生改变等,这些因素是室内质量控制根本无法控制的。

2. **不能控制标本中某种物质的干扰**　如某些治疗药物、溶血或脂血对检验方法的干扰。因此,质量控制仅是对分析批反应条件的控制,并不能对每一个患者检测结果进行控制。当一个检测系统运行完毕后,即使室内质量控制完全合格,仍应对每个标本的检测结果进行逐个确认和审核,当确认和审核无误后再发出报告。

第二节　临床 PCR 检验的室间质量评价

凡对外开展基因检测并出具检测报告的实验室,应定期参加国家有关法定部门组织的检验项目的室间质量评价测试。

一、概念

室间质量评价(EQA)是由本实验室以外的某个机构对各实验室的工作质量进行监测和评定,比较各实验室之间对同一个样本测定结果的差异程度。参评实验室通过 EQA 的反馈结果改进本实验室的检验技术,校正本实验室检测系统的准确度。因此,EQA 是一种回顾性评价,最终目标是帮助参加评价的实验室提高检验质量。

二、条件

1. **组织领导机构**　由国家卫生健康委员会(国家卫健委)临床检验中心和各省、市、自治区和计划单列市成立的临床检验中心组织开展 EQA。

2. **质评样本**　用于质评的样本应符合以下几个条件:

(1) 样本基质与临床患者标本应尽量一致,即临床标本为血清,则质评标本也应为血清。某些体液标本,如痰、分泌物等,质评样本的基质无法做到一致时,可采用生理盐水等作为替代基质。

(2) 样本浓度与试验的临床应用相适应,即用临床上最常用的浓度及通常所用试剂盒或方法的测定下限去设计质评样本,避免出现与实际相去甚远的情况。如目前国内 HBV-DNA PCR 试剂盒和 HCV-RNA RT-PCR 试剂盒的测定范围多为 $10^3 \sim 10^8 U/ml$,测定下限通常在 $10^3 U/ml$,因此,在设计质评样本时,就不要使用浓度低于 $10^3 U/ml$。

(3) 样本的发放过程中保持稳定。各参评实验室分布在全国不同地区,质评样本通过特快专递进行邮寄,耗时比较长。因此,质评样本如能在室温条件下稳定 10 天以上,则样本就不会因邮寄而出现稳定性方面的问题。目前,国家卫健委临检中心开展全国 HBV-DNA 和 HCV-RNA 扩增实验室间质评样本均为冻干品,可确保室温下邮寄的稳定性。

(4) 不存在传染危险性。要求质评样本已经灭活处理,没有已知的病原体如 HBV、HIV 等传染危险性。

3. **参评实验室**　凡参加室间质量评价的单位,应先在本单位实行室内质控。否则,实验室内的结果不能控制稳定,参加 EQA 也就没有可比的基础,也无从改进实验室间的差异。

参加 EQA 的实验室必须根据组织者的要求对质评物进行检测,主要内容如下:

（1）检测时间和发送报告时间必须根据组织者的要求进行,既不要提前,也不可推迟,检测后的结果要及时向组织者报送。

（2）检测质评物时的条件必须与检测患者标本的条件完全相同,包括样本处理流程、检测方法、检测试剂、检测环境、检测人员等,不准有任何特殊对待,也不可反复多次测定后推定一个值报告。

（3）实验室在对质评物测定时,每一个步骤都应作详细记录,包括样本处理的过程、检测系统的运行环境、所用方法、试剂、质控品、质控数据、质控图趋势等内容,作为实验室室间质评回顾总结和质量管理体系记录的重要资料。

（4）检测后的结果在向 EQA 组织者报告以前,不得在各实验室之间互相交流检测结果,更不得修改本实验室的检测结果或将组织单位发放的质评物交其他实验室代做。

（5）实验室主任和样本检测人员必须在由 EQA 组织者提供的质评表上签字,表明室间质评的样本是按常规标本处理和检测,没有违反 EQA 组织者的相关要求。

4. 质评样本靶值的确定　在 EQA 中,质评样本靶值的确定是一个非常关键的部分,在某种程度上,决定了参评实验室质评成绩的好坏。

临床 PCR 基因室间质评样本的靶值,定性测定时,应为一个明确的阴性或阳性,应采用当时多家较好的试剂盒检测确认。定量测定时则以参考方法值或参加质评实验室修正均值(剔除超出 $\bar{X} \pm 3S$ 的值后计算得到的均值)。

5. 统一测定方法　要求参评实验室在测定 EQA 质评样本时,要以与常规临床检测样本完全相同的方式测定;参加质评实验室报告结果的单位要一致,以便于统计和计算,报告要清楚、简洁,报告要迅速、及时。

三、室间质量评价的工作流程

用调查的方式来评价,这是 EQA 最常用的方法。EQA 的工作流程分为组织者内部工作流程和参评实验室工作流程两部分:

1. 组织者内部工作流程　包括确定质评方案、质评组织的计划和设计、邀请书的发放、质控样本的选择和准备、质控样本的包装和运输、检测结果的接受、检测结果的录入、检测结果的核对、靶值的确定、报告的发放和与参加者的沟通等。每个被调查的质评项目每次活动至少 5 个样本,其浓度包括高、中、低三个浓度范围。

2. 参评实验室工作流程　包括接受质控品、收到质控品后将接收单传真给组织者、按规定日期检测质评物、上报检测结果、查收组织者的评价报告、分析评价报告、决定是否采取纠正措施、评价采取措施的效果等。

四、实验室评分方法

对特定参评实验室的评分根据与其他实验室得分之间的关系,可分为绝对评分和相对评分两种模式。

绝对评分就是根据已定的靶值对参评实验室测定的每份质评样本积分,然后再计算该次质评的总分,以得分高低来评价参评实验室的水平。

美国病理学会(College of American Pathologists,CAP)的实验室能力比对验证(PT)评价方法属于绝对评分,比较简单,定性测定主要是看参评实验室对质评样本的测定结果与预期结果的符合程度,根据符合率来判断参评实验室的 PT 是否合格。所有质评样本的测定结果与预期结果的符合率达到80%以上的判为合格。对于定量实验,则稍微复杂一些,一般以靶值±25%为测定符合范围。

相对评分则是将参评实验室质评得分与所有参评实验室的平均分进行比较,观察其得分在全部参评实验室中所处的位置。

五、室间质量评价的局限性

室间质量评价(EQA)在某些情况下对参评实验室的测定水平的反映存在如下的局限性:

图片:国家卫健委临床检验中心室间质量评价统计结果示意图

图片:国家卫健委临床检验中心室间质量评价成绩汇总示意图

1. 参评实验室没有同等地对待室间质量评价样本和患者样本。比较常见的情况是实验室担心质评成绩不好,常常采用特选的试剂多次重复检测质评样本。这种区别对待室间质量评价样本和患者样本的做法是不可取的。当然,其质评结果也不能反映实验室的真实测定情况。

2. 当使用单一靶值时,难于评价单个实验室和测定方法。由于临床 PCR 检验的标准化仍有待改进,不同的方法或不同的试剂盒间测定值的差异有时较大,有些方法或试剂盒本身就有较大的批间变异,此时单一的靶值对于特定的实验室测定的评价有时会欠准确。

3. 可能会妨碍给出不同结果的改良方法的发展。由于质评样本的靶值是建立在现有的最常用的方法试剂的基础上的,如靶值为所有参评实验室的修正均值,或参考实验室的均值等,这样对于可能测定性能更好的改良方法,用此靶值来评价的话,质评结果有可能较差,这样就很有可能会妨碍这种新的方法在实验室的应用。

4. 在不同的室间质量评价程序中,对实验室的评价可能不同。由于不同的外部机构,其所发样本的类型、浓度、数量或评价方法可能会有所差异。因此,同一个实验室参加不同外部机构组织的室间质量评价,评价的结果很有可能出现较大的不同。

综上所述,临床 PCR 检验实验室的质量保证是实验室的一个核心活动,做好质量保证,最重要的是必须要了解影响测定结果的所有因素,在临床 PCR 检验中,临床标本的收集,是最容易出现问题并最终影响测量结果的环节。EQA 作为 IQC 的补充,在临床 PCR 检验的质量保证中是一个不可或缺的部分,但临床 PCR 检验的应用极为广泛,有很多缺乏参考方法,难于校准;另一方面,扩增检测技术多种多样,不同方法或试剂的偏差仍然是不同实验室扩增测定结果间缺乏一致的直接原因,因此,EQA 的实施,将有力地促进 PCR 扩增实验室的标准化。

图片:室内质控和室间质评的关系示意图

第三节　临床 PCR 检验实验室的环境和人员要求

一、临床 PCR 检验实验室的分区设置

临床 PCR 检验实验室包括四个区域:试剂准备区、标本制备区、扩增区、产物分析区。四个区域必须是互相独立的,各区间不能直通,应有缓冲间,各工作区域设置缓冲间,缓冲间的压力为负压(或上设抽风装置),与其相连的工作间为正压,工作间与缓冲间之间宜安装磁性连锁装置。不同功能的核酸检验工作区应是分隔独立的工作室,并有明显的标志,各区间不能直通。各区之间如果是紧密相连,需安装物品传递窗。分区设置可参见图 9-11。

临床 PCR 检验实验室应有充分合理的空间、良好的照明、通风和空调设备(不能使用中央空调)。除移动紫外灯外,各工作区域内应有固定于房顶的紫外灯,照射距离、时间应能满足实验室防止"基因/核酸"污染的要求,并有紫外灯有效性监测措施。传递窗进入和使用实验室各区域应有明确的限制和控制,防止患者和其他非相关人员的随意进出。制订实验室"内务管理"制度(如人流、物流以及清洁工作单向流动等)及相应培训和记录(包括对清洁人员的培训)。

1. **试剂准备区**　主要功能是原装试剂和配制试剂的贮存,所用试剂的配制与分装。当试剂经质检合格后,应将其分装贮存备用,贮存试剂的分装体积通常根据在实验室内一次测定所需的扩增反应数决定。用于扩增的试剂应冰冻贮存。

2. **标本制备区**　主要功能是样品登记和分装、核酸提取、保存和加样。在标本制备的全过程应戴一次性手套,并经常更换;应使用一次性带滤芯的移液器吸头;粉碎样品时的器皿应单独使用,所用的器具在使用前应经过彻底清洗并高压消毒,防止交叉污染。标本的制备应在生物安全柜内进行,既可防止标本气溶胶的扩散,又可防止标本中的病原体对操作者的潜在生物危害。核酸提取过程中需要金属浴或水浴孵育的,应注意避免因离心管内温度升高而引起管盖撑开,导致离心管内的气溶胶或液体逸出而导致交叉污染。已纯化的核酸应保存于-20℃或-80℃,避免反复冻融;阳性和阴性标准物质DNA 可调整至常用的使用浓度后分装并冷冻保存。

3. **扩增区**　主要功能是 PCR 扩增反应体系的配制和模板的加入,核酸扩增。扩增反应体系的配制和模板的加入可在标本制备区也可在扩增区内进行。采用"巢式"PCR 方法的第 2 轮扩增的加样,

笔记

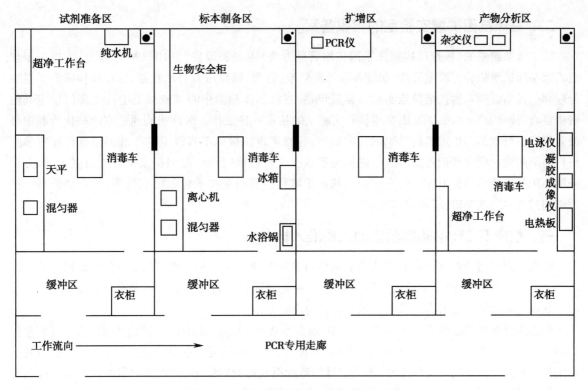

图 9-11　临床 PCR 检验实验室分区设置图

必须在本区进行。标本制备区和该区严格限制无关人员出入并减少在本区内走动;加样应在超净工作台(生物安全柜)内进行,超净工作台的气流方向宜选择垂流式。

4. **产物分析区**　主要功能是扩增产物的测定。由于需要打开扩增后的反应管进行产物分析,因此本区是最主要的扩增产物污染来源,应远离其他实验操作区;本区应设置为负压状态,空气流向为由外向内,以防止产物气溶胶流出;若实验仅采用全自动扩增检测仪(如实时荧光定量 PCR 仪),则可将扩增区与扩增产物分析区合并为一个区。

上述各区的工作服、防护用品、实验用具、实验记录本和清洁用品应分区标记,不能混用。工作流向按照试剂准备区→标本制备区→扩增区→产物分析区方向流动。简单来说,可以归纳为"专区专用、单向流动"。

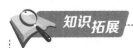

专区专用,单向流动

临床基因扩增检验实验室四个隔开的工作区域中每一区域都须有专用的仪器设备。各区域都必须有明确的标记,例如,可以贴上"一区专用""二区专用"标识,以避免设备物品如移液器或试剂等从其各自的区域内移出从而造成不同的工作区域间设备物品发生混淆。在不同的工作区域应使用不同颜色或有明显区别标志的工作服,以便于鉴别。此外,当工作者离开工作区时,不得将各区特定的工作服带出。不同的实验区域应有其各自的清洁用具以防止交叉污染。

进入各个工作区域必须严格遵循单一方向顺序,即只能从试剂准备区、标本制备区、扩增区至产物分析区,避免发生交叉污染。清洁方法不当也是污染发生的一个主要原因,因此实验室的清洁应按试剂准备区至产物分析区的方向进行。

遵循上述"专区专用,单向流动"的工作原则,可以有效避免临床基因扩增检验实验室各区间核酸交叉污染的发生,从而保证工作质量。

文档：临床基因扩增检验实验室复审表

二、临床基因扩增实验室的验收备案

原卫生部颁发的《医疗机构临床基因扩增管理办法》卫办医政发〔2010〕194 号规定，为进一步规范临床基因扩增检验实验室管理，保证临床诊断科学、合理，保障患者合法权益，医疗机构向省级卫生行政部门提出临床基因扩增检验实验室设置申请，省级临床检验中心或省级卫生行政部门指定其他机构负责组织医疗机构临床基因扩增检验实验室的技术审核工作。医疗机构通过省级临床检验中心或省级卫生行政部门指定机构组织的技术审核，凭技术审核报告至省级卫生行政部门进行相应诊疗科目项下的检验项目登记备案。医疗机构经省级卫生行政部门临床基因扩增检验项目登记后，方可开展临床基因扩增检验工作。已通过临床基因扩增检验实验室技术验收的实验室，其合格证书已接近或超过五年有效期时，需要重新复审。

三、临床 PCR 检验实验室的人员准入标准

临床基因扩增检验实验室技术人员必须经过省级及以上卫生和行政部门授权的培训机构的上岗培训。经培训合格者，由培训单位发给合格证书，并将培训合格人员名单上报国家卫健委临检中心备案。获得培训合格证书者方可从事临床基因扩增检验工作。

操作人员在开展临床 PCR 检验的过程中，通常涉及试剂配制、核酸提取、仪器编程、结果分析和报告等步骤。这些操作虽然简单，但由于均为微量操作，要获得稳定可靠的测定结果，操作人员需要一定的知识和经验。从实际工作来看，不同的操作者所得到的测定结果，往往差异很大。实验室应制订人员年度培训计划和措施，有相关的培训记录，新员工或离岗 6 个月以上的员工还需进行岗前培训及考核。

四、质量体系文件

编制质量体系文件是建立实验室质量管理体系的一项重要工作。质量管理体系文件具有法规性、唯一性和适用性三大特性，包括四个层次的文件，即质量手册、程序文件、标准操作规程（standard operation procedure，SOP）、表格和记录。

1. SOP　　SOP 是供实验室人员使用的，规定每一个检验项目测定具体步骤或每一台仪器操作详细步骤的文件，一般包括检验项目的 SOP、仪器操作的 SOP。

2. SOP 的编写　　一般由实验室技术主管负责编写，在编写前科室对 SOP 的文件要求：格式要统一，内容要求完整、准确，保证科室每个人按照 SOP 能操作某一项目或仪器。SOP 的编写原则可以简单归纳为"写你所做，做你所写"。

3. 检验项目 SOP 的内容　　SOP 可以包括以下内容：检验申请、标本采集与处理、方法原理、试剂及其他用品、质控品与室内质控规则、适用仪器、检验操作步骤、结果分析条件设定、质控标准、结果判断、参考范围及医学决定水平、临床意义、结果审核及分析与相关项目的联系、有关引用程序与文件和参考文献、本 SOP 涉及的记录与表单。

4. 仪器　　SOP 可包括但不限于以下内容：开/关机程序、参数设置程序、样品测定程序、维护保养程序。

5. PCR 实验室质量记录表　　质量体系中各种记录性文件是最基础的支持性文件，为避免繁杂的重复记录，可采用记录表的形式，编制时根据所要记录的具体内容而定。

记录的内容包括对影响实验结果的环境、温湿度、设施设备、水质、紫外灯照射等的监控；试剂、耗材、仪器设备、分析软件等供应商的选择和使用情况，试剂耗材的出入库信息；试剂和关键耗材的质检包括批间比对的结果，人员实验比对结果，仪器的使用、维修、维护保养和校准/检定，必要时仪器的比对结果；各检验项目方法学性能验证或确认的原始实验数据及其性能参数的评价；所有原始检验数据等。常见的记录表有：HBV-DNA 定量 PCR 检测记录表、室内质量控制体系记录表、工作流程表、冰箱温度记录表、仪器设备保养记录表等。

本章小结

　　临床 PCR 检验实验室的质量保证是为使临床医师和患者相信检验报告的准确、及时而采取的必要的、一系列有计划的检验质量控制措施。临床 PCR 检验实验室的质量保证具体可分为室内质量控制(IQC)和室间质量评价(EQA)。

　　室内质量控制(IQC)是由实验室工作人员采取的一定的方法和步骤。IQC 一般应包括 3 部分内容:分析前质量控制,分析中质量控制,分析后质量控制。通过开展室内质量控制,联系评价本实验室工作的可靠性程度,旨在监测和控制本室常规工作的精密度,提高本实验室常规工作批内、批间样本检验的一致性,以确定测定结果是否可靠、可否发出报告的一项工作。

　　室间质量评价(EQA)是为客观比较各实验室的测定结果与靶值的差异,由外单位机构,采取一定的方法,连续、客观地评价不同实验室的结果,发现误差并校正结果,使各实验室之间的结果具有可比性,即 EQA 目的是评价各实验室常规测定的准确性,使各实验室的测定结果具有可比性。这是对实验室操作和实验方法的回顾性评价,而不是用来决定实验室实时测定结果的可接受性。通过参与 EQA,各实验室可对自己的测定结果进行纠正,从而起自我教育的作用。

　　临床 PCR 检验实验室对于实验室环境的构建和人员的准入标准均有相应的规范。

　　质量体系文件包含四个层次的文件,即质量手册、程序文件、SOP、表格和记录。

（黄泽棋）

扫一扫,测一测

思考题

1. 试述临床 PCR 检验实验室各分区的主要功能。
2. 室内质控和室间质评有何区别?
3. 试述 Levey-Jennings 质量控制图的绘制方法。

实 训 指 导

实训一　肝组织基因组 DNA 的抽提

DNA 的抽提是分子生物学实验技术中最重要、最基本的操作。真核生物的一切有核细胞(包括培养细胞)都能用来制备基因组 DNA。基因组 DNA 的分离与纯化的方法主要有酚抽提法、甲酰胺解聚法、玻棒缠绕法等。本实验采用酚抽提法制备大鼠肝组织的 DNA 样品。

【目的】

掌握组织细胞基因组 DNA 的提取方法和技术。

【原理】

酚抽提法以含 EDTA、SDS 及无 DNA 酶的 RNA 酶的裂解缓冲液裂解细胞,经蛋白酶 K 处理后,用 pH 8.0 的 Tris 饱和酚进行抽提,离心分层后,蛋白质因变性位于有机相与水相的界面,而 DNA 进入水相,重复抽提 DNA 至一定纯度后,根据不同需要采取透析或沉淀处理,获得所需大小范围的高分子量 DNA 样品。其中 EDTA 为二价金属离子螯合剂,可以抑制 DNA 酶的活性,同时降低细胞膜的稳定性。SDS 为阴离子去垢剂,可以引起细胞膜的降解并能起乳化脂质和蛋白质的作用,SDS 通过与脂质和蛋白质结合并使之变性沉淀,SDS 同时还能降解 DNA 酶。无 DNA 酶的 RNA 酶可以有效水解 RNA,从而避免 DNA 的消化。蛋白酶 K 则有水解蛋白质的作用,可以消化 DNA 酶、核蛋白复合体中的蛋白质,也能促进细胞的裂解。酚可以使蛋白质变性沉淀,抑制 DNA 酶的活性。pH 8.0 的 Tris 缓冲液能保证抽提后 DNA 进入水相,而避免滞留于蛋白质层。多次抽提,可提高 DNA 的纯度。一般在第三次抽提后,移出含 DNA 的水相,作透析或沉淀处理。透析处理能减少对 DNA 的剪切效应,因此可以得到 200kb 的高分子量 DNA。沉淀处理常以乙酸铵为沉淀用盐,用无水乙醇沉淀,并用 70% 的乙醇洗涤,最后得到的 DNA 大小为 100~150kb。

【仪器及材料】

低温冷冻高速离心机、恒温水浴箱、混匀器或旋转器、可调速恒温摇床、化学通风橱、低温冰箱、U 形玻棒、紫外分光光度计、凝胶成像分析系统或透射式的紫外灯装置、微量移液器、吸头、匀浆器、离心管等。

【步骤】

1. **组织标本的收集与裂解**　取新鲜或冰冻大鼠肝脏组织,尽量剪碎,置于盛有液氮的研钵中(研钵需先用液氮预冷),以液氮预冷的研杵将组织碎块研磨成粉末状。待液氮蒸发,将组织粉末一点一点地加入盛有约 10 倍体积的裂解缓冲液的烧杯中。使组织粉末分散于裂解缓冲液液面,然后振摇烧杯使组织粉末完全浸没于裂解缓冲液中。将该溶液转入离心管中,37℃温育 1 小时。

2. **蛋白酶 K 的消化**　将上述细胞裂解液移入离心管中,液面高度应不超过离心管高度的 1/3。加入 20mg/ml 的蛋白酶 K 至终浓度为 100μg/ml,轻轻混匀。将该溶液置 50℃ 水浴 3 小时,水浴期间不时旋动该黏滞溶液。

3. **酚的抽提**　待上述溶液冷却至室温后,加入等体积经 0.1mol/L 的 Tris-Cl(pH 8.0) 平衡的酚。温和地来回颠倒离心管 10 分钟,使两相混匀。若两相未能形成乳浊液,则将离心管置旋转器上旋转 1 分钟。然后 5 000g 室温离心 15 分钟,使两相分层为上层水相和下层酚相。将黏滞的上层水相移入一洁净的离心管中。用酚重复抽提两次,合并水相。

4. **DNA 的沉淀**　使用酚进行三次抽提,将全部水相移入一洁净离心管中。于室温下,加入 0.2 倍体积的 10mol/L 的乙酸铵、2 倍体积的无水乙醇,转动离心管直至溶液充分混匀。DNA 会立即形成沉淀,用 U 形玻棒将 DNA 沉淀移出,而污染的寡核苷酸仍存留于乙醇溶液中。如果沉淀的 DNA 为碎片,则 U 形玻棒不适用,此时应于室温下 5 000g 离心 5 分钟收集 DNA 沉淀。以 70% 的乙醇洗涤 DNA 沉淀两次,5 000g 离心 5 分钟收集 DNA 样品。尽量吸去 70% 的乙醇溶液。在室温下,打开离心管盖,待可见的残留乙醇挥发完。按每 0.1ml 的起始细胞

(5×10^7/ml)加入 1ml 的 TE(pH 8.0)缓冲液,置离心管于摇床上,4℃轻轻旋动溶液 12～24 小时,直至 DNA 完全溶解。然后 4℃分装保存。

5. DNA 质量鉴定 DNA 的质量鉴定包括浓度分析、纯度鉴定以及大小完整性的分析。有关具体操作与实验方案,请参见实训二。

【结果】

各小组将抽提的基因组 DNA −20℃保存,以便于进行后续实验。

【讨论】

1. 上述方法常用于制备分子量为 100～150kb 的 DNA。如用于制备分子量为 150～200kb 的 DNA,可采用 DNA 的透析法。就最常用的一些 PCR 来讲,并不需要制备分子量很大的 DNA 样品。20～50kb 大小的 DNA 足以作为 PCR 的模板或用于克隆、限制性内切酶反应和进行单泳道的 Southern 杂交分析。因此可以选用步骤简化、无须特别小心谨慎操作的 DNA 的快速提取法。

2. OD_{260}/OD_{280} 的比值是 1.8 是高纯度 DNA 的标志,蛋白质与酚的污染均使比值下降,而 RNA 的污染则使比值升高。即使比值为 1.8 的 DNA 溶液也不能完全断定为纯的 DNA 溶液,可能兼有蛋白质、酚与 RNA 的污染。一般情况下,OD_{260}/OD_{280} 的比值为 1.75～1.80 是可以接受的。但 OD_{260}/OD_{280} 的比值若低于 1.75,则表明有显著量的蛋白质污染。此时需要加入终浓度为 0.5% 的 SDS,并重复步骤 2～4。

【注意事项】

1. 对高分子量 DNA 的制备,由于机械剪切力的危害甚大,因此实验操作过程中每一步都要特别小心、温和地操作,避免激烈的吸取、振荡与混匀的剧烈操作。

2. 操作过程中要戴手套,酚是有毒物质,戴手套可以避免对皮肤造成伤害,也可防止对样品的污染。

3. 组织标本的高分子量 DNA 提取时,最好是新鲜的标本,需要首先清除血液及筋膜等纤维结缔组织。

4. 使用液氮时要特别注意防护,避免吸入液氮气,避免直接冻伤皮肤。

5. 在高分子量 DNA 的制备过程中,经酚抽提、离心分层后,取上层 DNA 溶液时往往会牵动两相界面的蛋白质而引入污染。此时可通过缓慢抽吸掉下层的有机酚相,直至处于界面的蛋白质层处于管底。经 5 000g 室温离心 20 分钟,蛋白质可较强地沉积、吸附于管底,此时将含 DNA 的上层水相轻缓倒入另一洁净的离心管中即可。

6. 乙醇洗涤 DNA 后干燥时,注意不可使 DNA 完全干燥,只要可见的乙醇挥发完即可,否则 DNA 极难溶解。

【试剂配制】

1. Tris 盐缓冲液(即 TBS 溶液) 称取 8g NaCl、0.2g KCl 及 3g Tris 碱溶于 800ml 蒸馏水中。加入 0.015g 的酚红,以 HCl 调节 pH 至 7.4,然后加蒸馏水至 1 000ml。分装后,1.05kg/cm² 高压蒸汽灭菌 20 分钟。

2. 0.5mol/L EDTA(pH 8.0)贮存液 在 800ml 蒸馏水中加入 186.1g 二水乙二胺四乙酸二钠(EDTA-Na$_2$·2H$_2$O),在磁力搅拌器上剧烈搅拌,用 NaOH 调 pH 至 8.0(约需 20g NaOH 颗粒)后定容至 1L,分装后高压灭菌备用。

3. 1mol/L Tris-Cl(pH 8.0)贮存液 在 800ml 蒸馏水中溶解 121.1g Tris 碱,加入浓 HCl 调 pH 至 8.0(约加入浓 HCl 42ml,应在溶液冷却至室温后方可最后调定 pH),加水定容至 1L,分装后高压灭菌。

4. 裂解缓冲液 含 10mmol/L 的 Tris-Cl(pH 8.0)、0.1mol/L 的 EDTA(pH 8.0)、0.5%(W/V)的 SDS 以及 20μg/ml 的无 DNA 酶的胰 RNA 酶。其中无 DNA 酶的胰 RNA 酶需临用时加入,其他溶液需预先分别配制成较高浓度的贮备液并于室温保存。

5. 蛋白酶 K(20mg/ml) 以消毒的 50mmol/L 的 Tris(pH 8.0)溶液配制,小量分装,−20℃保存。4. 20%(W/V)的 SDS 贮存液在 900ml 水中溶解 200g 电泳级 SDS,加热至 68℃助溶,加入几滴浓盐酸调节溶液的 pH 至 7.2,加水定容至 1L,分装备用。

6. 10mol/L 的乙酸铵溶液 称取 77g 乙酸铵,室温条件下溶于 70ml 蒸馏水中,补足蒸馏水至 100ml,用 0.22μm 的滤器过滤消毒,4℃或室温密封保存。注意乙酸铵不可用热水溶解与高压消毒。

7. Tris 饱和酚(pH 8.0) 以 0.5mol/L 的 Tris-Cl(pH 8.0)与 0.1mol/L 的 Tris-Cl(pH 8.0)进行充分的平衡。

8. TE(pH 8.0)缓冲液 含 10mmol/L 的 Tris-Cl(pH 8.0)和 1mmol/L 的 EDTA(pH 8.0)。

9. 酸性柠檬酸葡萄糖溶液 B(即 ACD 溶液,新鲜或冻藏血液标本选用) 含 0.48%(W/V)的柠檬酸、1.32%(W/V)的柠檬酸钠和 1.47%(W/V)的葡萄糖。

10. **磷酸盐缓冲液(即 PBS,冻藏血液标本选用)** 称取 8g NaCl、0.2g KCl、1.44g Na_2HPO_4 和 0.24g KH_2PO_4 溶于 800ml 蒸馏水中,以 HCl 调节 pH 至 7.4,然后加水至 1 000ml。分装后,1.05kg/cm^2 高压蒸汽灭菌 20 分钟。

11. **溴化乙锭** 用无菌水配成 10mg/ml 的贮存液,室温保存于不透光的玻璃瓶中。DNA 染色时的终浓度一般为 0.5μg/ml。

12. **5×TBE 电泳缓冲贮备液** 称取 54g Tris 碱和 27.5g 硼酸,溶于 20ml 0.5mol/L 的 EDTA 溶液(pH 8.0)。应用液为 0.5×TBE,将贮备液用消毒双蒸水稀释 10 倍即可。

【考核】

基因组 DNA 抽提操作考核表见实训表 1-1。

实训表 1-1　基因组 DNA 抽提操作考核表

项目		考核要点	分值	扣分细则	扣分
实验前准备		仪表端庄、着装规范	4	仪表、着装不规范,扣 2 分 穿拖鞋,扣 2 分	
		实验态度严谨	2	实验态度不严谨,扣 2 分	
操作过程	组织标本的收集与裂解	肝组织的预处理	5	研钵未预冷,扣 3 分 液面未浸没组织粉末,扣 2 分	
		肝组织的裂解	6	组织粉末的出错,扣 3 分 研磨不正确,扣 3 分	
	蛋白酶 K 的消化	细胞裂解液转移	8	吸液、放液操作不正确,扣 5 分 蛋白酶 K 加量不正确,扣 3 分	
		蛋白酶 K 消化处理	5	水浴操作不正确,扣 5 分	
	酚的抽提	加入等体积的酚	5	加量不正确,扣 5 分	
		轻柔的颠倒混匀	5	混匀操作不正确,扣 5 分	
		水相转移	5	收集有机相,扣 5 分	
		重复抽提 2 次	5	未重复,扣 5 分	
	DNA 的沉淀	加无水乙醇沉淀	20	沉淀不正确,扣 5 分 未见白色沉淀,扣 15 分	
		DNA 沉淀移出	5	沉淀转移错误,扣 5 分	
		DNA 沉淀溶于 TE 缓冲液	5	DNA 沉淀溶解错误,扣 5 分	
	整理	试剂材料整理归位	5	吸头未放入废液缸,扣 5 分	
		桌面整理	5	溶液溅到台面未做清洁,扣 5 分	
整体操作		整体操作熟悉、流畅	10	视整体操作水平酌情扣分	

(张　萍)

实训二　DNA 样品的纯度和浓度鉴定

核酸分离和纯化后必须进行核酸纯度、浓度及完整性的鉴定,以免直接影响后续研究。核酸的完整性鉴定常使用凝胶电泳法。目前核酸的纯度和浓度鉴定,可分为紫外分光光度法和荧光光度法。本实验采用的是紫外分光光度计法。

【目的】

掌握紫外分光光度法鉴定核酸的浓度和纯度的方法与技术。

【原理】

紫外分光光度法测定核酸浓度是基于核酸的紫外吸收特性,核苷酸碱基的苯环具有共轭双键,具有较强的紫外吸收特性,在波长260nm处有最大吸收峰。核苷酸连接成核酸后,在波长为260nm的条件下也具有最大吸收峰值,而蛋白质在280nm时具有吸收峰值。波长为260nm时,DNA或RNA的光密度值主要与其总含量有关,也随构型差异而有所不同。一般情况下同时检测同一样品的OD_{260}和OD_{280},计算其比值来衡量样品的纯度。纯净DNA OD_{260}/OD_{280}的比值为1.8,RNA为2.0。

【仪器与材料】

石英比色皿,紫外分光光度计,微量移液器,双蒸水,实验提取的DNA样品。

【步骤】

1. 打开紫外分光光度计电源,预热10分钟。

2. 用双蒸水洗涤比色皿,吸水纸吸干,加入TE缓冲液后,放入样品室的S池架上,关上盖板。

3. 设定狭缝后校零。

4. 将标准样品和待测样品适当稀释(DNA 5μl或RNA 4μl用TE缓冲液稀释至1 000μl)后,记录编号和稀释度。

5. 把装有标准样品或待测样品的比色皿放进样品室的S架上,关闭盖板。

6. 设定紫外线波长,分别测定260nm和280nm波长时的OD值。

7. 根据稀释倍数计算DNA的纯度和浓度。

【结果】

$$DNA 样品浓度(\mu g/\mu l) = OD_{260} \times 50\mu g/1\,000\mu l \times 稀释倍数$$

DNA纯度(OD_{260}/OD_{280})为:

DNA浓度为:

【讨论】

1. 对照要求,自己提取的DNA样品浓度与纯度是否达到要求。

2. 结合自身体会,谈谈DNA样品的浓度与纯度鉴定的注意事项。

【注意事项】

1. 当$OD_{260} = 1$时,dsDNA浓度约为50μg/ml,双链DNA浓度约为37μg/ml,RNA浓度约为40μg/ml,寡核苷酸浓度约为30μg/ml。当DNA样品中含有蛋白质、酚或其他小分子污染物时,会影响DNA吸光度的准确测定。

2. 核酸浓度的计算公式分别为:

双链DNA样品浓度$(\mu g/\mu l) = OD_{260} \times 50\mu g/1\,000\mu l \times 稀释倍数$

RNA样品浓度$(\mu g/\mu l) = OD_{260} \times 40\mu g/1\,000\mu l \times 稀释倍数$

单链寡聚核苷酸样品浓度$(\mu g/\mu l) = OD_{260} \times 33\mu g/1\,000\mu l \times 稀释倍数$

3. DNA纯度$= OD_{260}/OD_{280}$要求比值在1.8~2.0范围内。当DNA样品中含有蛋白质、酚或其他小分子污染物时,会影响DNA吸光度的准确测定。一般而言,纯DNA:$OD_{260}/OD_{280} \approx 1.8$(>1.9表明有RNA污染,<1.6表明有蛋白质、酚等污染)。纯RNA:$1.7 < OD_{260}/OD_{280} < 2.0$(<1.7表明有蛋白质或酚污染,>2.0表明可能有异硫氰酸残存)。若样品不纯,则比值发生变化,此时无法用分光光度法对核酸进行定量,可使用其他方法进行估算。

【考核】

基因组DNA样品浓度和纯度的鉴定操作考核表见实训表2-1。

实训表2-1　基因组DNA样品浓度和纯度的鉴定操作考核表

项目	考核要点	分值	扣分细则	扣分
实验前准备	仪表端庄,着装规范	3	仪表、着装不规范,扣2分 穿拖鞋,扣1分	
	实验态度严谨	2	实验态度不严谨,扣2分	

项目		考核要点	分值	扣分细则	扣分
操作过程	紫外分光光度计的使用	开机,预热	5	开机后未预热,扣5分	
		清洗比色皿	5	未用蒸馏水清洗,扣5分	
		调零	10	未调零或调零错误,扣10分	
		调波长	10	波长不正确,扣10分	
		读取吸光度值	5	不会读数或读数错误,扣5分	
	实验结果	结果记录和计算	20	不会计算结果或计算错误,扣20分	
	结果分析	结果的质量	20	DNA 浓度不佳,扣10分	
				DNA 纯度不佳,扣10分	
	整理	试剂材料整理归位	5	试剂未整理归位,扣5分	
		桌面整理	5	桌面未整理,扣5分	
整体操作		整体操作熟悉、流畅	10	视整体操作水平酌情扣分	

（张　萍）

实训三　总 RNA 分离和纯化

异硫氰酸胍-酚氯仿法是由 Chomczynski 和 Sacchi 于 1987 年提出的一种传统 RNA 提取方法,适用于大部分动植材料。

【目的】

1. 了解异硫氰酸胍-酚氯法提取 RNA 方法原理。

2. 掌握异硫氰酸胍-酚氯法提取 RNA 的方法。

【原理】

细胞中的 RNA 主要分为 rRNA、tRNA、mRNA 三大类,不同组织总 RNA 提取的实质是将细胞裂解,释放出 RNA,并通过不同方式除去 DNA、蛋白质等杂质,最终获得高纯度 RNA 产物的过程。

异硫氰酸胍可以裂解细胞将 RNA 释放到溶液中,同时保护 RNA 的完整性。加入氯仿后离心,样品分成水样层和有机层。RNA 存在于水样层中,有机层主要为 DNA 和蛋白质。收集上面的水样层后,可以通过异丙醇来沉淀 RNA。

【仪器及材料】

实验仪器:研钵、恒温水浴锅、漩涡振荡器、冷冻高速离心机、微量移液器、吸头、1.5ml 离心管等。

实验试剂:Trizol 试剂(主要成分为异硫氰酸胍和苯酚)、氯仿、异丙醇、无 RNase 灭菌水、75%乙醇。

【步骤】

1. 样品处理　从不同来源样品(如细菌、血液、动物组织或培养细胞),或同一来源样品的不同组织中提取高质量的 RNA,因细胞结构及所含成分不同,样品预处理的方式也各有差异。

（1）新鲜的样品或取样后立即在液氮速冻,然后-70℃冷冻保存,避免反复冻融,防止 RNA 降解和提取质量下降。

（2）本实验以取新鲜小鼠肝脏组织或-70℃冷冻保存的小鼠肝脏组织为标本。取 100mg 肝组织,在液氮条件下迅速研磨成粉末,趁液氮尚未挥发完全时,将粉末转移到 1.5ml 离心管中,加 1ml Trizol(组织样品体积不能超过 Trizol 体积的 10%)。电动匀浆器匀浆至肉眼看不到组织样本颗粒为止。然后移入 1.5ml 离心管中,室温放置 5 分钟。

2. 加 0.2ml 氯仿,大力振摇 30 秒,室温放置 2~3 分钟,4℃,12 000g 离心 15 分钟。

3. 小心吸出上层水相,转移至另一 RNase-free 1.5ml 离心管中,加等体积异丙醇,颠倒混匀,室温放置 10 分钟,4℃,12 000g 离心 10 分钟。

4. 弃去上清,保留 RNA 沉淀。加入 1ml 75% 乙醇,颠倒混匀或漩涡混合,4℃,7 500g 离心 5 分钟,弃上清,保留沉淀。重复一次。

5. 简单干燥(空气风干 5~10 分钟,不要完全干燥),加 20~50μl 无 RNase 的水溶解 RNA。

6. RNA 样品保存于-70℃冰箱。

【讨论】

结合后续 RNA 纯度与浓度的鉴定

1. 就自己的结果分析 RNA 纯度是否达到要求,为什么?

2. 分析 RNA 电泳图谱条带,判断 RNA 完整性如何,为什么? 如何改进?

【注意事项】

1. 全程佩戴一次性手套。皮肤经常带有细菌和霉菌,可能污染 RNA 的抽提并成为 RNA 酶的来源。

2. **塑料制品的处理** 尽可能使用无菌、一次性塑料制品,已经标明 RNase-free 的塑料制品,如果没有开封使用过通常没有必要再次处理。对于国产塑料制品,原则上都必须处理方可使用。处理步骤如下:

（1）在玻璃烧杯中注入去离子水,加入焦碳酸二乙酯(DEPC)使其终浓度为 0.1%。注意 DEPC 为剧毒物质,活性很强,应在通风橱中小心使用。

（2）将需要处理的塑料制品放入一个可以高温灭菌的容器中,注入 DEPC 水溶液,使塑料制品的所有部分都浸泡到溶液中。

（3）在通风橱中室温处理过夜。

（4）将 DEPC 水溶液小心倒入废液瓶中,用铝箔封住含有已用 DEPC 水处理过的塑料制品的容器,高温高压蒸汽灭菌至少 30 分钟。

（5）在烘箱中用合适的温度烘烤至干燥,置于干净处备用。

3. **玻璃和金属制品** 先用去离子水将器皿清洗净、晾干,用铝箔包好,然后至烘箱中 250℃烘烤 3 小时以上。

(冷淑萍)

实训四　总 RNA 样品的鉴定

【目的】

掌握核酸鉴定的基本操作。熟悉核酸鉴定的基本原理。

【原理】

核酸的鉴定可分为浓度鉴定、纯度鉴定及完整性鉴定。通过紫外分光光度法,在波长 260nm 处定量测定 RNA 样品的浓度,并且通过 OD_{260} 与 OD_{280} 的比值来衡量 RNA 样品的纯度,一般 OD_{260}/OD_{280} 比值为 1.8~2.0,可以满足实验要求;RNA 样品的浓度通过琼脂糖凝胶电泳法进行检测,完整的 RNA 可通过琼脂糖凝胶清晰地看到三条条带,而且 28S rRNA 的量约为 18S rRNA 的两倍。

【仪器及材料】

RNA 样品、灭菌双蒸水、紫外分光光度计、比色杯(200μl)、琼脂糖粉、电泳缓冲液 TAE、EB 核酸染料、上样缓冲液、凝胶成像分析系统、微量移液器、分析天平、三角瓶、量筒、电泳槽、电泳仪、电泳板、微波炉、保鲜膜、手套等。

【步骤】

（一）RNA 浓度与纯度鉴定

1. 开机预热　接通电源,将紫外分光光度计开机预热。

2. 空白管调零　波长调至 260nm,取 200μl 灭菌双蒸水于比色杯中,调零。

3. 样品稀释　RNA 样品按 1:20 稀释(取 10μl RNA 样品于离心管中,加 190μl 灭菌双蒸水至总体积 200μl,充分混匀)。

4. 比色读数　将 200μl 稀释的样品加入比色杯中,在 260nm 波长下,记录 OD_{260} 值。

5. 浓度与纯度　换算 RNA 样品浓度,并记录 OD_{260} 与 OD_{280} 比值判断样品纯度。

（二）RNA 完整性鉴定

1. 1%琼脂糖凝胶的配制　称取 0.5g 琼脂糖,加入 50ml TAE 缓冲液,微波炉中加热 2 分钟,使之融化,待冷却后(不烫手),滴入溴化乙锭(EB)(0.1~0.2μg/ml)2~3 滴,摇匀,将液态的琼脂糖倒入事先封好的胶盒中,并插好梳子。

2. **加样** 待胶冷却凝固后,拔出梳子,将凝胶放入电泳槽,加入 TAE 缓冲液,取 9μl DNA 样品与 1μl 上样缓冲液混匀(10 倍上样缓冲液)(上样体积共 10μl),加入点样孔中。

3. **电泳** 电压 90~100V,电泳 20~30 分钟,待溴酚蓝带跑到距离凝胶末端 1.5~2cm 时候结束。

4. **紫外检测** 在凝胶成像系统中观察 RNA 样品条带电泳结果,并拍照留存。

【结果】

1. RNA 样品浓度$(μg/ml) = OD_{260} \times 40μg/ml \times 20$

2. RNA 样品纯度 $OD_{260}/OD_{280} =$

3. RNA 样品完整性电泳结果图

【讨论】

1. 本实验通过哪些方法鉴定了 RNA?鉴定了哪些方面?原理是什么?

2. 纯的 RNA OD_{260}/OD_{280} 应为 2.0,若实验结果低于或高于 2.0 说明什么问题?

3. RNA 的完整性如何判别?请结合实际操作进行分析讨论,如何保护 RNA 不被降解?实验过程需注意什么问题?

【注意事项】

1. RNA 酶无处不在,应严格控制实验条件,避免任何可能的污染,实验室应专门辟出 RNA 操作区,离心机、移液器、试剂等均应专用。RNA 操作区应保持清洁,并定期进行除菌。

2. 操作者本身也是 RNA 酶的重要污染源,操作过程中应始终戴一次性橡胶手套,并经常更换,以防止手、手臂上的细菌和真菌以及人体自身分泌的 RNA 酶带到试管或污染用具,必要时应戴发套及戴口罩以防止引起 RNA 酶污染,并且避免在操作中说话。

3. 所用试剂应用 0.1%DEPC 水进行配制与处理,配制溶液用的乙醇、异丙醇、Tris 等应采用未开封的新瓶。

4. 尽量使用一次性无菌塑料制品,使用前高压蒸汽消毒。玻璃器皿常规清洗后,用 0.1%DEPC 水 37℃ 浸泡,再用双蒸灭菌水漂洗,后用高压蒸汽灭菌去除 DEPC 并且 200℃ 烘烤过夜。

5. DEPC 为活性很强的剧毒物,须在通风橱中小心使用。

6. RNA 分析用仪器设备应保持洁净,比色石英杯使用前后应严格处理,使用 1:1 盐酸/甲醇溶液浸泡 30 分钟以上,并用大量的无菌水冲洗干净。

7. RNA 样品应用灭菌水稀释后再测定,结果乘以稀释倍数。

8. 核酸染料溴化乙锭(EB)是强烈的诱变剂和毒性物质,操作时必须戴好手套,避免与人体直接接触,使用过核酸染料的器材请统一放置在一定的区域,以避免造成交叉污染。

9. 溴化乙锭(EB)对 RNA 可能有降解作用,故 RNA 着色一般在电泳结束后,通过滴加在凝胶表面进行。

10. 紫外线有危害,使用凝胶成像系统观察凝胶时,请注意关闭好仪器舱门,防止紫外线对人体造成损伤,尤其是眼睛,必要时佩戴护目镜或安全面罩。

(冷淑萍)

实训五 应用 PCR-RFLP 分析方法进行苯丙酮尿症的分子检验——苯丙氨酸羟化酶第 11 外显子 *C1068A* 点突变的检测

【目的】

1. 掌握 PCR-RFLP 分析技术和琼脂糖凝胶电泳操作技能。

2. 熟悉 PCR-RFLP 分析技术原理及其在遗传病基因诊断中的作用。

【原理】

聚合酶链反应-限制性片段长度多态性（PCR-RFLP）分析技术是在 PCR 技术基础上发展起来的，主要包括靶基因的 PCR 扩增和扩增的限制性酶切及酶切图谱（即长度多态性）分析。首先通过特异性的 PCR 反应，将含有基因突变位点的目的基因片段扩增百万倍以上，再用特异性内切酶消化切割成不同大小片段，直接在凝胶电泳上分辨。不同等位基因的限制性酶切位点分布不同，产生不同长度的 DNA 片段条带。DNA 碱基置换正好发生在某种限制性内切酶识别位点上，使酶切位点增加或者消失，利用这一酶切性质的改变，PCR 特异扩增包含碱基置换的这段 DNA，经某一限制酶切割，再利用琼脂糖凝胶电泳分离酶切产物，与正常比较来确定是否变异。应用 PCR-RFLP 分析技术，可检测某一致病基因已知的点突变，进行直接基因诊断，也可以此为遗传标记进行连锁分析，进行间接基因诊断。

苯丙酮尿症（phenylketonuria，PKU）是一种常见的氨基酸代谢病，是由于苯丙氨酸（PA）代谢途径中的酶缺陷，使得苯丙氨酸不能转变成为酪氨酸，导致苯丙氨酸及其酮酸蓄积，并从尿中大量排出。本病在遗传性氨基酸代谢缺陷疾病中比较常见，其遗传方式为常染色体隐性遗传。经典型 PKU 的成因是苯丙氨酸羟化酶（PAH）活性的完全或近乎完全的缺失。本实训项目应用 PCR-RFLP 分析技术来检测 PKU 基因第 11 外显子 *C1068A* 点突变，该位点突变使 Rsa Ⅰ 酶切位点消失（GT|AC→GTAA）。野生型 PCR 产物可被酶切为 248bp 和 109bp 两个片段，而突变型 PCR 产物不可被酶切。

【仪器及材料】

1. PCR 自动循环仪、紫外透射成像仪、电泳仪及微型水平电泳槽、微量移液器及吸头（20μl、200μl）、200μl 薄壁 PCR 反应管、台式高速离心机。

2. 野生型、突变型模板 DNA（50ng/μl）、PKU 基因第 11 外显子引物（10pmol/μl）、Taq DNA 聚合酶（5U/μl）、10×PCR 反应缓冲液（含 Mg^{2+}）、dNTP（2.5mmol/L）、灭菌蒸馏水、限制性核酸内切酶 Rsa Ⅰ；10×酶切缓冲液。

3. 3%琼脂糖凝胶、6×上样缓冲液、DNA marker。

【步骤】

（一）PCR 反应

1. PCR 反应体系见实训表 5-1。

实训表 5-1　20μl PCR 反应体系

成分	体积/μl
灭菌超纯水	11.8
10×PCR 反应缓冲液（含 Mg^{2+}）	2.0
dNTP	2.0
正向引物/（10pmol·μl^{-1}）	1.0
反向引物/（10pmol·μl^{-1}）	1.0
野生型或突变型模板 DNA/（50ng·μl^{-1}）	2.0
Taq DNA 聚合酶/（5U·μl^{-1}）	0.2

2. 取 2 个 200μl 薄壁 PCR 反应管，野生型或突变型反应管各 1 管，做好标记。各组分按次序加至反应管中，混匀，瞬时离心后，放入顶盖加热型 PCR 扩增仪中进行反应。

3. PCR 反应参数　95℃预变性 5 分钟；94℃变性 30 秒，65℃退火 30 秒，72℃延伸 30 秒，共循环反应 35 次；72℃延伸 5 分钟。

（二）限制性核酸内切酶酶切反应

限制性核酸内切酶酶切反应体系见实训表 5-2。37℃反应 3 小时。

实训表 5-2　限制性核酸内切酶酶切反应体系

成分	体积/μl
野生型或突变型 PCR 扩增产物	17.0
10×酶切缓冲液	2.0
限制性核酸内切酶 Rsa Ⅰ/（10U·μl^{-1}）	1.0

（三）琼脂糖凝胶电泳

分别取酶切产物 10μl，加 2μl 6×上样缓冲液混匀后加入样品孔中。在 3% 琼脂糖凝胶和 100V 条件下，电泳 1 小时。电泳结束后，用紫外透射成像仪拍摄电泳图像。

【结果】

画出琼脂糖凝胶电泳条带的位置，并根据电泳分离的 DNA 片段长度，比较野生型和突变型 PCR 产物酶切图谱间的差异。

【讨论】

本实验中为何选择 Rsa Ⅰ 来对 PCR 产物进行酶切？

【注意事项】

1. 临床 PCR 分子诊断实验室一般包括试剂准备区、标本准备区、扩增区和产物分析区。在物理空间上，必须完全相互独立，不能有空气的直接流通，防止 PCR 扩增产物经气溶胶污染整个实验室空间。

2. 各工作区域操作器材（如微量移液器）专用，严禁将产物分析区的扩增产物及器材拿到其他工作区。

3. 用于配制引物等溶液及补足 PCR 反应体积的水须使用灭菌超纯水。

4. 所有试剂及反应管无 DNase 和 RNase 污染。

5. 各组分按次序加至反应管时，初学者每加一种试剂换一次吸头，防止试剂间的交叉污染。

6. 进行多样品 PCR 扩增时，先制备反应混合液，将 dNTP、缓冲液、引物和酶混合好后分装至每个反应管。可以减少操作，避免污染，又可以增加反应管的平行性。

7. 操作时设立阴阳性对照和试剂空白对照，既可以验证 PCR 反应系统的可靠性，又有助于在出现问题时获得解决方案。

8. 避免扩增物气溶胶的产生。打开反应管前，应短暂离心收集液体于管底。若不小心溅到手套或桌面上，应立刻更换手套并用稀酸擦拭桌面。

9. 在进行酶切反应时，确保酶体积不超过反应总体积的 1/10。

10. 每次取限制性内切酶时都应换一个无菌吸头，一旦限制性内切酶污染了 DNA 或其他酶，将造成财力和时间上的浪费。

（胥振国）

实训六　乳腺癌组织特异性表达蛋白的质谱分析

【目的】

采用 QExactive Plus Orbitrap™ 质谱仪对乳腺癌患者的癌症组织以及其配对的正常乳腺组织样品进行质谱分析，筛选并鉴定出两者间的差异表达蛋白。

【原理】

乳腺癌是女性最常见的恶性肿瘤之一，发病率仅次于子宫癌。其生物学发病机制与 BRCA-1 和 BRCA-2 基因突变有关。基因的功能要靠蛋白质来体现，蛋白质是直接参与到各种生命活动中的直接作用物。但由于 mRNA 剪接、翻译后修饰以及蛋白质合成后的转移等，导致细胞中的基因水平与其所表达的蛋白质水平并不完全一致，mRNA 水平上的差异不一定能反映蛋白质水平上的差异。因而，从蛋白质整体水平上来揭示乳腺癌的发病机制是很有必要的。

本实训采用 QExactive Plus Orbitrap™ 质谱仪对 6 对手术切除的乳腺癌患者的肿瘤组织标本及其配对的正常腺体组织标本，进行无标记定量蛋白质组学技术结合生物信息学分析，从而鉴定出两者间的差异表达蛋白质。

【仪器及材料】

冷冻台式高速离心机、细胞超声破碎仪、离心浓缩系统、全自动酶标仪、Milli-Q 超纯水系统、酶标板振荡仪、磁力搅拌器、微量电动组织匀浆器、QExactive Plus Orbitrap™ 质谱仪、EASY-nLC™ 液相色谱仪、−80℃ 超低温冰箱、恒温金属浴。

BCA 试剂盒、RIPA 裂解液、PMSF、质谱级胰酶、Cocktail、NH_4HCO_3、UA、IAA、CAN、TFA、色谱纯乙腈、色谱纯

甲酸、DTT。

主要试剂配制：

1. UA 溶液　称取 UA 48g，溶于 0.1mol/L pH 8.5 的 Tris-HCl 中，定容至 100ml。
2. 10×IAA　称取 92.5mg IAA，溶于 1ml UA 缓冲液中。
3. IAA 缓冲液　取 1ml 10×IAA，用 UA 溶液稀释至 5ml。
4. 蛋白裂解液　取 1ml RIPA，加入 10μl PMSF 以及 1mol/L DTT 100μl。
5. 平衡缓冲液（缓冲液 B）　ACN 32ml，10%TFA 0.8ml，ddH$_2$O 7.2ml。
6. 清洗缓冲液（缓冲液 A）　10% TFA 0.8ml，ddH$_2$O 39.2ml。

【步骤】

（一）质谱样品制备

1. 组织蛋白提取　剪取约 50mg 组织，放入预冷的组织匀浆仪中，倒入少许液氮，进行反复研磨，直至将组织研磨成粉末。加入 500μl 蛋白裂解液，将组织裂解液用细胞超声破碎仪进行处理（50W，超声 5 秒，间隔 5 秒，共 6 次）。将组织裂解液置于冰上裂解 30 分钟后，12 000rpm，4℃ 离心 30 分钟。吸取上清液，进行蛋白浓度测定。

2. BCA 法测定蛋白浓度

（1）BSA 蛋白标准品的配制：按 Pierce™ BCA 蛋白定量试剂盒说明书进行梯度稀释 BSA 标准品，具体配制方法见实训表 6-1。

实训表 6-1　蛋白标准品的配制

序号	稀释液加入量/μl	BSA 加入量以及来源/μl	BSA 最终浓度/(μg·μl⁻¹)
A	0	300 原液	2
B	125	375 原液	1.5
C	325	325 原液	1
D	175	175 B 管液体	0.75
E	325	325 C 管液体	0.5
F	325	325 E 管液体	0.25
G	325	325 F 管液体	0.125
H	400	100 G 管液体	0.025
I	400	0	0

（2）取 9μl 蛋白样品，加入 91μl 蛋白裂解液将其稀释 10 倍并置于冰上保存。

（3）配制适量的工作液（A 液：B 液=50：1）。取 96 孔酶标板，每孔加入 200μl 工作液，再加入 25μl 标准品蛋白或待测蛋白样品，每个样品重复三遍。轻轻摇晃混匀后，37℃ 孵育 20 分钟。

（4）使用酶标仪测定蛋白样本在 562nm 波长下的吸光度值。根据 BSA 标准品的吸光度值绘制标准曲线并计算出待测蛋白的浓度。

3. 蛋白质 FASP 酶解

（1）取 100μg 蛋白质样品，用 50mmol/L NH$_4$HCO$_3$ 稀释浓度至 1μg/μl。加入 2μl 500mmol/L DTT 混匀，37℃ 孵育 2 小时。

（2）加入 14μl 500mmol/L IAA 混匀，避光孵育 40 分钟。

（3）加入 400μl UA 溶液，转移至超滤管，10 000g 室温离心 20 分钟，共 3 次。

（4）用 50mmol/L NH$_4$HCO$_3$ 离心置换 2 次。

（5）加入 100μl 50mmol/L NH$_4$HCO$_3$ 以及 1μl Trypsin，37℃ 酶解 4 小时。

（6）加入 1μl 胰酶，37℃酶解过夜后，10 000g 离心 20 分钟，收集滤出液。

（7）用 50μl 50mmol/L NH₄HCO₃ 滤洗，收集滤出液。加入 10%TFA 进行酸化至终浓度 0.4%。

4. 脱盐 采用 C18 除盐小柱进行脱盐。

（1）将脱盐小柱进行甲醇活化：在小柱中加入 200μl 甲醇，1 200g 室温离心 10 分钟，使剩余液体液面至柱床。

（2）加入 200μl 缓冲液 B，4 000g 室温离心 4 分钟，重复 2 次。

（3）平衡：加入 200μl 缓冲液 A，6 000g 室温离心 4 分钟，重复 3 次。

（4）上样：样品用缓冲液 A 稀释至 200μl，2 000g 室温离心 10 分钟。加入 200μl 缓冲液 A，6 000g 室温离心 4 分钟，重复 3 次。

（5）加缓冲液 B 180μl，2 000g 室温离心 4 分钟，换新的收集管收集流出液。重复 1 次，合并两次的流出液。

（6）在离心浓缩系统中常温干燥，存于 -80℃ 备用。

（二）液相色谱串联质谱

用 0.1% 的甲酸溶解肽段，30 分钟后离心，运用 EASY-nLC 1 000 纳声级液相色谱系统进行肽段分离。肽段的分离经过 2cm 的 EASY-column（1D 100μm，5μm，C18）和 10cm 的 EASY-column（1D 75μm，3μm，C18）。在 250nl/min 的流速下用 4%~100% 的乙腈梯度持续洗脱 90 分钟（实训表 6-2），A 相为 0.1% 甲酸，B 相为 0.1% 乙腈。在肽段被不断洗脱和离子化进入质谱的同时，不断地进行串联质谱分析。质谱条件：碎裂模式为 HCD，全扫描分辨率为 70 000，二级质谱分辨率为 15 000。每次全扫描后采集 10 个碎片质谱。

实训表 6-2　梯度洗脱条件

时间/min	B 液体积/%	时间/min	B 液体积/%
0	4	81	75
3	4	84	75
70	30	85	100
78	48	93	100

（三）数据处理及生物信息学分析

QExacitve 质谱采集的数据用 Maxquant 1.5.0.1（Max Planck Institute of Biochemistry）依据 FAST 文件分类为人类的 Uniprot-Swissprot 数据库进行处理，与 Swissprot 的蛋白质数据库比对，最终获得所有样品中的蛋白质种类和丰度的量化数据（实训表 6-3）。将信号强度比值（肿瘤组织/非肿瘤组织）大于 1.2 的蛋白定为表达上调蛋白；将表达倍数低于 0.8 的蛋白定为表达下调蛋白。将差异表达蛋白通过 Gene Ontology 数据库进行分析。

【结果】

（一）结果分析

应用 GraphPad Prism5 软件统计分析，两组之间的差异用 Student's t-test 比较。计量资料的统计描述采用 $\bar{X} \pm S$ 表示，两组样本均数间比较采用配对 t 检验。$P<0.05$ 为差异有统计学意义。

（二）结果记录

实训表 6-3　乳腺癌组织与正常乳腺组织的差异表达蛋白

蛋白序号	蛋白名称	P 值	比值

【讨论】

QExactive Plus Orbitrap^{TM} 质谱仪应用于本实验的原理是什么?

【注意事项】

1. 严格按照生物制品安全操作规范操作。

2. 使用质谱仪时,建议使用色谱纯以上级别的有机溶剂,水相建议使用电导率在 18MΩ 以上的机制纯净水。

3. 实验过程中需戴手套操作,避免蛋白的交叉污染以及蛋白酶的污染。

(丁 倩)

实训七　结核分枝杆菌分子检验

【目的】

掌握结核分枝杆菌荧光定量 PCR 检测技术。

【原理】

本实验用一对结核分枝杆菌特异性引物和一条结核分枝杆菌特异性荧光探针,配以 PCR 反应液、耐热 DNA 聚合酶(Taq 酶)、四种核苷酸单体(dNTPs)等成分构成 PCR 反应体系,用 PCR 体外扩增法检测结核分枝杆菌 DNA。

【仪器及材料】

(一)实验仪器及耗材

荧光定量 PCR 仪、高速离心机、漩涡振荡器、恒温金属浴、超净工作台、微量移液器及吸头、PCR 反应管、Eppendorf 管、管架、一次性 PE 手套。

(二)实验试剂

荧光定量 PCR 法结核分枝杆菌核酸测试试剂盒(实训表 7-1),包括 DNA 提取液、PCR 预混合液(含有 $MgCl_2$、dNTP、PCR 反应缓冲液、引物、荧光标记的探针)、Taq DNA 聚合酶、阳性质控品、阴性质控。其他试剂:4% NaOH 溶液、灭菌去离子水、灭菌生理盐水。

实训表 7-1　结核分枝杆菌核酸测试试剂盒主要组成成分

试剂名称	规格	组成成分	数量
DNA 提取液	500μl/管	去污剂和 Tris 盐酸缓冲液	2 管
PCR 反应管(未贴标签管)	1 人份/管	TB 特异引物探针和 Taq 酶	20 管
阴性质控品	250μl/管	无菌生理盐水	1 管
TB 临界阳性质控品	50μl/管	TB 减毒菌株稀释液	1 管
TB 强阳性质控品	50μl/管	TB 减毒菌株稀释液	1 管

【步骤】

(一)标本及质控品的处理

1. 痰液样本中加入 4 倍体积的 4% NaOH,摇匀,室温下放置 30 分钟左右液化。

2. 取 0.5~1.5ml 离心管中,再加入 0.5ml 4%NaOH 室温放置 10 分钟后 15 000rpm 离心 5 分钟。

3. 去上清,沉淀加无菌生理盐水 1ml 打匀,15 000rpm 离心 5 分钟。

4. 再重复洗涤一次(血液标本直接用淋巴细胞分离液分离沉淀白细胞)。

5. 沉淀直接加 50μl DNA 提取液充分混匀,沸水浴 10 分钟,转至 4℃静置 6~8 小时以保证充分裂解。

6. 10 000rpm 离心 5 分钟,取上清液 2μl 做 PCR 反应。

7. 另取阴性质控品、阳性质控品各 50μl 加等量 DNA 提取液打匀,沸水浴 10 分钟后同上处理。

(二)PCR 扩增及仪器操作

1. ABI Prism 7000、ABI GeneAmp 5700 操作

(1)将各反应管放入 PCR 仪器的孔反应槽内,按对应顺序设置阴性质控品、阳性质控品以及未知标本。

（2）设置样品名称、标记荧光基团种类和循环条件：ABI Prism 7000、ABI GeneAmp 5700 的循环条件为93℃→2分钟预变性，然后按93℃ 45 秒→55℃ 60 秒，先做 10 个循环，最后按93℃ 30 秒→55℃ 45 秒，做 30 个循环。

2. Roche Light Cycler 操作

（1）将处理后的样品（或阴性质控品、阳性质控品）2μl 加入专用毛细管中 4 000rpm 离心 3 分钟。

（2）插入圆形卡盘倒置 20 秒后放入仪器中。

（3）设置循环条件：93℃→2 分钟预变性，然后按 93℃ 5 分钟→57℃ 45 秒，做 40 个循环，最后置 37℃延伸1 秒。

（4）所有设置全部完成后保存文件，最后运行程序。

（三）结果分析条件的设定

1. ABI GeneAmp 5700、ABI Prism 7000 的条件设置　反应结束后保存检测数据文件。根据分析后图像调节 baseline 的 start 值（2~4）、stop 值（7~9）以及 threshold 值，最后到 reporter 窗口下记录仪器自动分析计算出的 Ct 值。

2. Roche Light Cycler 的条件设置　反应结束后自动保存检测数据文件，调整荧光记数值（fluorescence）为F1/F2，点击 quantification 读取结果。

（四）质量控制

1. 阴性质控品　全部阴性。

2. 阳性质控品　全部阳性。

3. ABI Gene Amp 5700、ABI Prism 7000、Roche Light Cycler 仪器　阴性质控品 Ct 值>临界阳性质控标准品 Ct 值>强阳性质控标准品 Ct 值，则本次实验有效。否则，实验无效，应检查试剂、仪器、反应条件等方面的误差。

（五）检验结果的解释

ABI Prism 7000、ABI Gene Amp 5700、Roche Light Cycler 仪器的检验结果解释：

1. 阴性结果判定

（1）ABI PRISM 7000、ABI GeneAmp 5700 仪器：如果 Ct 值=30，则实验结果为阴性。

（2）Roche Light Cycler 仪器：如果 Ct 值=40，则实验结果为阴性。

2. 阳性结果判定

（1）ABI PRISM 7000、ABI Gene Amp 5700 仪器：如果 Ct 值<30，则实验结果为阳性。

（2）Roche LightCycler：如果 Ct 值<40，则实验结果为阳性。

【结果】

将核酸测试结果进行记录（实训表 7-2）。

实训表 7-2　结核分枝杆菌核酸测试结果登记表

样品编号	检测 Ct 值	实验结果	备注
1			
2			
3			
4			
5			

【讨论】

1. 对照教师给的 5 份样本检测结果的正确答案，判断自己的检测结果是否正确。分析出现差错的原因，制订改进措施。

2. 决定荧光定量 PCR 检测质量的主要试剂有哪些？每种试剂的主要作用是什么？如何操作才能最大化地发挥试剂的效能？

3. 20 世纪末我国曾轰轰烈烈地开展了多项 PCR 临床检测项目,但后期被国家卫生管理部门予以叫停,请分析其中的原因。与传统的 PCR 检测方法相比,荧光定量 PCR 方法在设计原理、检测速度、检测灵敏度、定量准确度、污染控制、内参设置等方面,具有哪些优势?

【注意事项】

（一）实验中注意事项

1. DNA 提取液、PCR 反应液和冻存的菌液标本使用前,需充分融化后混匀。

2. 反应管中加入 DNA 模板后,应尽快上机开始 PCR 反应。

3. 不再使用的标本和反应管,应集中密封,定时高压灭菌处理。

4. 为避免污染,提高 PCR 准确性,应遵循以下 PCR 操作规则:

（1）PCR 操作各阶段(标本处理,PCR 反应准备和加样,PCR 反应和测定)应在不同的实验室中进行,每个阶段使用专用的仪器和设备。

（2）使用自卸枪头移液或填塞性枪头。

（3）在试剂和标本处理阶段,使用负压超净工作台。

（4）认真听取教师的讲解后再进行操作,操作时应穿工作服,戴一次性手套并经常更换。

（5）使用一次性器具,工作台和加样器应经常用 10% 次氯酸或 70% 酒精灯或紫外灯处理。

（二）带教注意事项

1. 荧光定量 PCR 仪的正确使用是一个极其重要的操作技能要点,本专业学生务必扎实、熟练地掌握荧光定量 PCR 仪的使用。

2. 本项目实验时间安排为 4 个学时,在核酸扩增期间,进行课堂讨论,并对课前布置问题中疑难点进行解答。

3. 本项目实训课前布置实验原理、操作注意事项、临床应用等相关的问题(可选择如下若干问题)。由教师提供图书馆书目、专业公司网站、专业论坛等信息资源,若干个学生为一组,每组学生通过信息检索、讨论和汇总,选出一个学生为代表,以 PPT、录像和动画等多媒体形式,进行口头报告。

（1）结核分枝杆菌检测的方法有哪些?各有什么优、缺点?“金标准”是什么?

（2）何为荧光定量 PCR?检测原理是什么?

（3）不同批号的核酸提取试剂盒的成分可不可以互换使用?

（4）影响 PCR 实验结果的抑制物有哪些?如何加以消除?

（5）试验结束后,如何维护和保养荧光定量 PCR 仪、高速离心机等实验设备?

（6）在往 PCR 扩增体系中加入提取后的待测样本核酸时,为何要在冰上操作,此外还要注意什么?

（7）PCR 检测过程中容易造成污染的步骤有哪些?如何加以防范?

（8）如何进行质量控制?

（9）PCR 实验室为何要划分为试剂准备区、标本制备区、扩增和产物分析区,实验过程严格分区进行?

（10）各区各阶段用品能否交叉使用?

（11）样本核酸提取后,如不能马上进行下一步实验,应如何进行保存?

（12）实验完毕用 10% 次氯酸或 75% 乙醇处理工作台和移液器,并用紫外线灯照射 20~30 分钟。请分析上述操作的原理和作用是什么?

【考核】

荧光定量 PCR 实验操作考核表见实训表 7-3。

实训表 7-3　荧光定量 PCR 实验操作考核表

项目	考核要点	分值	扣分细则	扣分
实验前准备	仪表端庄,着装规范	4	仪表、着装不规范,扣 2 分 穿拖鞋,扣 2 分	
	实验态度严谨	2	实验态度不严谨,扣 2 分	

续表

项目		考核要点	分值	扣分细则	扣分
操作过程	样品编号	对样本管进行编号	2	样本管未编号,扣2分	
	液化	准确加入 4 倍体积的 4% NaOH,充分振荡。室温下放置 30 分钟	2	振荡不充分,扣1分 室温放置时间不足,扣1分	
	离心	离心机转速和离心时间调节;平衡设置	3	离心机转速设置错误,扣1分 离心机时间设置错误,扣1分 离心管未平衡放置,扣1分	
	洗沉淀	样品沉淀中加入 1ml 灭菌生理盐水,正确洗涤沉淀	2	枪尖接触沉淀,扣2分	
	核酸提取	沸水浴 10 分钟;转至 4℃静置 6~8 小时以保证充分裂解	2	沸水浴时间误差超过 1 分钟,扣 1分 未置于 4℃静置,扣1分	
		阴性、阳性质控品各 50μl 加等量 DNA 提取液打匀,沸水浴 10 分钟	2	移液器选择和读数设置错误,扣1分 吹打不均匀,有块状沉淀,扣1分	
		处理后的样品和质控品 10 000rpm 离心 5 分钟	2	离心操作不正确,扣2分	
	核酸扩增	更换一次性手套	3	未更换一次性手套,扣3分	
	试剂准备	试剂室温或 37℃ 融化后振荡混匀,瞬时离心去除气泡	2	未振荡混匀,扣1分 未瞬时离心,扣1分	
	加样操作	单管单人份 PCR 反应管加入处理后样品或阴性、阳性质控品 2μl,8 000rpm 离心数秒	6	未进行单管开盖帽加样操作,扣2分 加样液滴悬壁,扣2分 未瞬时离心甩管操作,扣2分	
		按顺序放入 PCR 仪	6	放置顺序错误,扣2分 反应管有开帽现象,扣2分 反应管内液体溅于 PCR 仪内,扣2分	
		质控品合理设置阴、阳性质控品	4	未设置阴性质控,扣2分 未设置阳性质控,扣2分	
	仪器参数设置	正确设置荧光检测通道和 PCR 反应参数	4	检测通道设置错误,扣2分 反应参数设置错误,扣2分	
结果		阴性质控品结果正确	8	结果错误,扣8分	
		临界阳性质控品结果正确	8	结果错误,扣8分	
		强阳性质控品结果正确	8	结果错误,扣8分	
		5 份样品定性结果准确	30	每份样品定性结果错误,扣6分	

（吴　健）

实训八　乙型肝炎病毒 DNA 的分子生物学检验

【目的】

掌握乙型肝炎病毒（HBV）DNA 的荧光定量 PCR（q-PCR）检测方法。

【原理】

此法以 HBV 基因组中相对保守区为靶区域,设计特异性引物及荧光探针,使用荧光定量 PCR 仪进行 PCR 扩增,检测荧光信号,仪器软件系统自动绘制出实时扩增曲线,根据循环阈值(Ct 值)对样本进行定量检测。

【仪器及材料】

(一)仪器及耗材

荧光定量 PCR 扩增仪、超净工作台、恒温水浴锅、高速离心机、迷你离心机、涡旋混匀仪、微量移液器及吸头、PCR 八联管(0.1ml)、1.5ml 离心管、管架、一次性 PE 手套、医用口罩。

(二)实验试剂

乙型肝炎病毒核酸检测试剂盒(PCR-荧光探针法)主要组成成分见实训表 8-1。

实训表 8-1　乙型肝炎病毒核酸检测试剂盒(PCR-荧光探针法)主要组成成分

组分名称	规格	数量	主要成分
DNA 提取液 Ⅰ	4.5ml/瓶	2	NaOH、Tris-HCl、TritonX-100、NP-40、Chelex-100、EDTA
阴性质控品	250μl/管	1	HBV 阴性血清
HBV 强阳性质控品	250μl/管	1	灭活的 HBV 阳性血清
HBV 临界阳性质控品	250μl/管	1	灭活的 HBV 阳性血清
HBV 阳性定量参考品(2.0×10^{6}IU/ml)	250μl/管	1	灭活的 HBV 阳性血清
HBV 阳性定量参考品(2.0×10^{5}IU/ml)	250μl/管	1	灭活的 HBV 阳性血清
HBV 阳性定量参考品(2.0×10^{4}IU/ml)	250μl/管	1	灭活的 HBV 阳性血清
HBV 阳性定量参考品(2.0×10^{3}IU/ml)	250μl/管	1	灭活的 HBV 阳性血清
HBV 内标溶液	100μl/管	1	内标质粒及稳定剂
HBV-PCR 反应液	540μl/管	1	HBV 特异性引物和探针
Taq 酶系	60μl/管	1	Taq 酶

注:试剂盒所用试剂适用于大包装,20 人份/盒。

【步骤】

(一)样本采集

1. 血清用一次性无菌注射器抽取受检者静脉血 2ml,水平离心机 1 500rpm 离心 5 分钟,吸取上层血清,转移至 1.5ml 灭菌离心管。

2. 血浆用一次性无菌注射器抽取受检者静脉血 2ml,注入含 EDTA-2K(乙二胺四乙酸二钾)或枸橼酸钠抗凝剂的玻璃管,立即颠倒混合 5~10 次,使抗凝剂与静脉血充分混匀,5~10 分钟后即可分离出血浆,转移至 1.5ml 灭菌离心管。

(二)核酸提取

将待测样本、阳性定量参考品、阴性质控品、HBV 强阳性质控品、HBV 临界阳性质控品同步处理。

1. 取 200μl 待测样本,加入 450μl DNA 提取液 Ⅰ 和 4μl 内标溶液,振荡混匀 25 秒,瞬时离心数秒,100℃恒温处理 10 分钟。

2. 12 000rpm 离心 5 分钟,备用。

(三)PCR 试剂准备

按 HBV-PCR 反应液 27μl/人份+Taq 酶 3μl/人份,充分混匀后按 30μl/管分装至 PCR 反应空管中,备用。

(四)加样

往上述 HBV 反应管中用带滤芯的吸头分别加入提取后的待测样本核酸、阴性质控品、HBV 强阳性质控品、HBV 临界阳性质控品、阳性定量参考品的上清液各 20μl,盖紧管盖,8 000rpm 离心数秒后转移至扩增区。

（五）PCR 扩增

1. 将反应管放入仪器样品槽

2. PCR 反应条件程序

（1）93℃ 2 分钟。

（2）93℃ 45 秒,55℃ 60 秒,10 个循环。

（3）93℃ 30 秒,55℃ 45 秒,30 个循环,采集信号。

（4）40℃ 20 秒。

（六）结果分析与判断

反应结束后自动保存结果,自动获得分析结果(也可根据实际情况自行调节基线于扩增曲线指数期并获得分析结果),在实训表 8-2 中记录未知样本数值。

实验需要检测阴性质控品、HBV 强阳性质控品、HBV 临界阳性质控品,质控品结果满足质量控制要求时方可进行检测结果的判定。

1. 阳性结果判断标准在 FAM 检测通道扩增曲线有对数生长期且 Ct 值<30。

2. 阴性结果判断标准在 FAM 检测通道扩增曲线无明显对数生长期且 Ct 值=30,在 VIC 通道扩增曲线有对数增长期。

【结果】

实训表 8-2　检测结果

样品编号	检测 Ct 值	实验结果	备注
1			
2			
3			
4			
5			

【讨论】

1. HBV 检测的方法有哪些? 各有什么优、缺点?

2. HBV DNA 检测有何临床意义?

3. 荧光定量 PCR 检测 HBV DNA 的原理是什么?

4. 实验中如何防止出现假阳性?

【注意事项】

1. 检测样本及试剂盒内的阳性质控品均应视为具有传染性物质,避免接触到皮肤和黏膜;样本的处理建议在可防止气雾外流的生物安全柜中操作,实验过程中穿工作服,戴一次性手套和口罩;样本制备区所用过的试管、吸头需打入盛有消毒剂的容器,并与废弃物一起灭菌后方可丢弃。

2. 实验过程严格分区进行(试剂准备区、标本制备区、扩增和产物分析区);实验操作的每个阶段使用专用的仪器和设备,各区各阶段用品不能交叉使用;使用经高压灭菌的一次性离心管和吸头或购买无 DNA 酶、RNA 酶的离心管和吸头。

3. PCR 检测试剂使用前要完全解冻,瞬时离心后使用,应避免反复冻融。

4. 实验完毕后用 10%次氯酸或 75%乙醇处理工作台和移液器,紫外灯照射 20~30 分钟。

【考核】

HBV DNA 分子检验操作考核表见实训表 8-3。

实训表 8-3　HBV DNA 分子检验操作考核表

项目	考核要点	分值	扣分细则	扣分
实验前准备	仪表端庄,着装规范	3	仪表、着装不规范,扣 2 分	
			穿拖鞋,扣 1 分	
	实验态度严谨	2	实验态度不严谨,扣 2 分	

项目		考核要点	分值	扣分细则	扣分
操作过程	样本编号	对样本管和相应离心管进行编号	10	样本管未编号,扣5分	
				离心管未编号,扣5分	
	核酸提取	待测样本、阳性定量参考品、阴性质控品、HBV 强阳性质控品、HBV 临界阳性质控品同步处理	10	未同步处理,扣10分	
		加入内标溶液	10	未加内标溶液,扣10分	
		振荡、混匀	5	未振荡,扣5分	
	PCR 试剂准备	在试剂准备区进行,按比例取 PCR 反应液和 Taq 酶配制总的 PCR 体系	10	未在试剂准备区进行,扣5分	
				体系配制错误,扣5分	
	加样	正确加样并对所加样本进行标记	10	加样不准确,扣5分	
				未对样本标记,扣5分	
	PCR 扩增	正确设置反应程序	10	未正确设置反应程序,酌情扣分	
	结果分析	调节基线并掌握阴阳结果的判定标准	5	不会判断,扣5分	
	实验结果	记录实验结果	5	没有记录,扣5分	
	整理	试剂材料整理归位	5	试剂未整理归位,扣5分	
		桌面整理	5	桌面未整理,扣5分	
整体操作		整体操作熟悉、流畅	10	视整体操作水平酌情扣分	

(袁丽丽)

实训九　子宫颈 HPV 感染的分子检验

【目的】

掌握 HPV 的 PCR 毛细电泳片段分析检测方法。

【原理】

采用多重 PCR 和毛细电泳技术,针对 HPV 基因组的早期表达基因 *E6*、*E7* 设计特异性引物,对不同 HPV 型别的基因进行特异性扩增及毛细电泳分离,根据特异性扩增片段长度的不同在一次检测中对 25 种 HPV 型别同步进行分型。内置反应内参 pcDNA 和人基因组内参 β-globin 分别用来监控 PCR 反应过程和样本处理过程。

【仪器及材料】

(一)仪器及耗材

普通 PCR 扩增仪、高速离心机、恒温水浴锅、全自动核酸提取仪 Smart Lab Assist-16/Smart Lab Assist-32、超净工作台、迷你离心机、涡旋混匀仪、Applied Biosystems© 3500Dx 基因分析仪或 Applied Biosystems© 3500xL Dx 基因分析仪、微量移液器及吸头、PCR 八联管(0.1ml/0.2ml)、1.5ml 离心管、管架、一次性 PE 手套,一次性无菌宫颈采样器。

(二)实验试剂

1. 人乳头瘤病毒(HPV)核酸检测及基因分型试剂盒(PCR 毛细电泳片段分析法)(实训表 9-1)。

2. 核酸提取或纯化试剂(实训表 9-2,实训表 9-3A、实训表 9-3B)。

3. 细胞保存液(实训表 9-4)。

实训表 9-1　人乳头瘤病毒（HPV）核酸检测及基因分型试剂盒主要组成成分

产品组成	主要成分	装量
HPV PCR 预混液 F488	各型别特异性引物、β-globin 引物、通用引物、pcDNA 引物、dNTP、内参 pcDNA 等	500μl/管，1 管
Taq DNA 聚合酶 C	Taq DNA 聚合酶、UNG 酶等	120μl/管，1 管
HPV 阳性对照 F488	25 个 HPV 型别和内参 β-globin 的特异 DNA 片段	100μl/管，1 管
水（无核酸酶）	纯化水	1 000μl/管，1 管

实训表 9-2　核酸提取或纯化试剂 1 主要组成成分

产品组成	主要成分	装量
化学螯合树脂	用于裂解细胞，释放核酸，并螯合金属离子	1g/管
配制液	用于配制化学螯合树脂的悬浊液	20ml/瓶

实训表 9-3A　核酸提取或纯化试剂 2 主要组成成分

项目	描述	数量
八联管搅拌套	用于搅拌	6 条
96 孔板提取试剂	已注试剂的 96 孔板	3 板
蛋白酶 K	20mg/ml 蛋白酶 K	500μl

实训表 9-3B　96 孔板内的溶液及体积

孔位	缓冲液	体积
1/7	裂解液	600μl
2/8	洗涤液 1	800μl
3/9	洗涤液 2	800μl
4/10	洗涤液 3	800μl
5/11	磁珠	800μl
6/12	洗涤液	80μl

实训表 9-4　细胞保存液主要成分

项目	缓冲液	体积
细胞保存液	1×PBS（with 0.05% Tween-20）solution、乙二胺四乙酸二钠盐、甲醇等	不少于 2ml

【步骤】

（一）样本核酸提取

1. 样本预处理　宫颈脱落细胞保存液样本（2ml）于涡旋混合仪上充分涡旋 10 秒，取 1ml 保存液样本于 1.5ml 离心管中，编写样本编号。12 000g 离心 5 分钟，小心去掉上清液，宫颈脱落细胞即存在于管底部。若样本存在较多血液、黏液等杂质，可进行多次洗涤去除杂质。

洗涤步骤为：向管中加入 500μl 1×PBS 缓冲液，用移液器轻轻吹打使细胞重悬，12 000g 离心 5 分钟，小心去掉上清液，细胞即存在于管底部。

2. 样本提取操作步骤（使用配套的核酸提取或纯化试剂）

方法一：在自动化提取工作站 Smart Lab Assist-16/Smart Lab Assist-32 上完成。步骤如下：

（1）小心地将 96 孔提取试剂板（实训图 9-1）上方的铝箔膜移除。

（2）向上述处理完成的细胞中加入 300μl 1×PBS buffer，用移液器轻轻吹打使细胞重悬，然后分别加入提取试剂板的第 1 列和第 7 列的各个孔，并记录样本顺序。

（3）将提取试剂板完全推至机器导槽底部，并确定提取试剂板的缺角面向门板。

（4）将搅拌套完全推至搅拌套架的导槽底，关上门板。

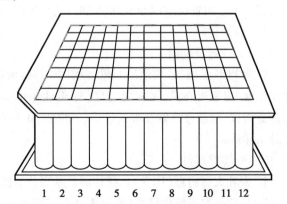

1　2　3　4　5　6　7　8　9　10　11　12

实训图 9-1　96 孔提取试剂板

（5）选择程序"Virus-40-5"，并执行程序。

（6）约40分钟后程序结束，蜂鸣器鸣叫。将蜂鸣器关掉后，取出提取试剂板。

（7）从96孔板的第6列和第12列的各个孔中吸出核酸，转移到1.5ml离心管中，标记每个样本的编号，进行PCR扩增反应或-20℃冰箱保存。

（8）将使用过的96孔板和搅拌套置于废弃物回收桶内。

方法二：

（1）提取试剂准备：将1g化学螯合树脂直接倒入装有20ml配制液的塑料瓶中，若管中还有化学螯合树脂的残留，可以用1 000μl枪头吸取配制液清洗装树脂的试剂管，然后将试剂管中的液体（包括化学螯合树脂）全部转移到塑料瓶中。旋紧瓶盖，振荡、混匀1分钟，得到的化学螯合树脂的悬浊液即为核酸提取试剂，可用于后续核酸提取。

注：配制好的化学螯合树脂的悬浊液需保存在2~8℃，现用现取，并在1个月内用完。

（2）样本提取步骤

1）提前将恒温混匀仪开机并将温度调至100℃备用。

2）振荡、混匀核酸提取试剂，用1 000μl枪头吸取200μl核酸提取试剂加入上述处理完成的细胞中，吹打混匀。注：每次吸取核酸提取试剂时，均需振荡、混匀，并将枪头插入液面以下一半高度处吸取。

3）将样品管放入100℃恒温混匀仪中保温15分钟。

4）将样品管取出，12 000g离心5分钟。小心烫手，并注意因温度太高致使管盖涨开。

5）小心将样品管从离心机中取出，注意不要振荡以免沉淀物浮起，小心吸取上清液进行PCR扩增反应；如果不马上扩增或需将样本保存时请将上清液小心转移到新的离心管中备用，-20℃冰箱保存。

6）核酸提取试剂用完后置于2~8℃冷藏保存，并在1个月内用完。

（二）核酸扩增试剂准备（试剂准备区）

1. 从试剂盒中取出HPV PCR预混液F488，在室温融化后，振荡、混匀，瞬时离心备用。

2. 根据所要检测的样本数量N，按照每个样本9μl HPV PCR预混液F488和2μl Taq DNA聚合酶C的量配制1.1×N倍反应液（若1.1×N为非整数，按>1.1×N最近的整数取），用手指轻弹样本管充分混匀，并用微型离心机离心10秒，使反应液落在管底部。

3. 按照每管11μl分装到各个PCR反应管中。注：Taq DNA聚合酶C现取现用。

（三）加样（样本制备区）

往上述反应管中用带滤芯吸头分别加入提取后的待测样本核酸9μl、阴性质控品、阳性质控品各9μl。盖紧管盖，用手指轻弹混匀并短暂离心，使液体均落在管底部，转移至扩增检测区。注：9μl HPV阳性对照F488和9μl水（无核酸酶）分别作阳性对照和阴性对照。

（四）PCR扩增（扩增区）

1. 将反应管放入仪器样品槽。

2. PCR反应条件程序

（1）42℃ 5分钟。

（2）94℃预变性8分钟。

（3）94℃变性30秒，60℃退火30秒，70℃延伸1分钟，共35个循环。

（4）最后70℃延伸1分钟。

（5）PCR产物保存在4℃。

（五）毛细电泳分离样品（产物分析区）

Applied Biosystems© 3500Dx/3500xL Dx基因分析仪分析PCR产物。

1. 制备分析样本 每个样本孔中加入9μl Hi-Di（SIZE-500 Plus的含量为2.5%）和1μl PCR产物。

2. 选择"Fragment"电泳方法，具体操作参见"Applied Biosystems© 3500Dx/3500xL Dx基因分析仪使用说明书"。

（六）结果分析

1. 阳性判断值 特异HPV型别的峰高≥300RFU，判定为该HPV型别阳性。

2. 检验结果的解释 检测结果显示：无效样本、样本为阴性、样本为某一个或某几个HPV型别阳性。

（1）实验结果有效的前提：pcDNA 作为内置反应内参，用来监控 PCR 反应过程。β-globin 作为 DNA 内参，用来监控样本处理过程。正常样本的检测结果中至少会出现 pcDNA 和 β-globin 的特异峰，pcDNA 峰高应 ≥500RFU。参见实训图 9-2。

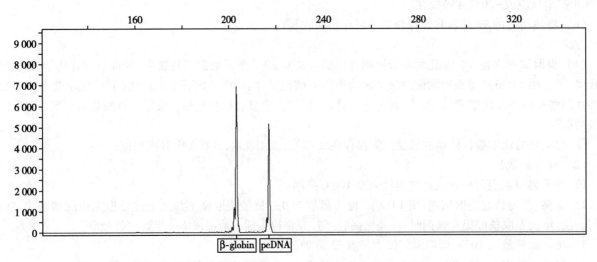

实训图 9-2　HPV 感染阴性样本检测结果示意图

注：因细胞量太少导致 β-globin 的特异峰没有出现，但出现特异 HPV 型别的峰时，仍认为是有效样本。

（2）阳性对照质控要求：阳性对照的质控范围为峰高 750～15 600RFU。

（3）感染型别判定

1）以 HPV16 型别阳性为例的样本检测峰型示意，见实训图 9-3。

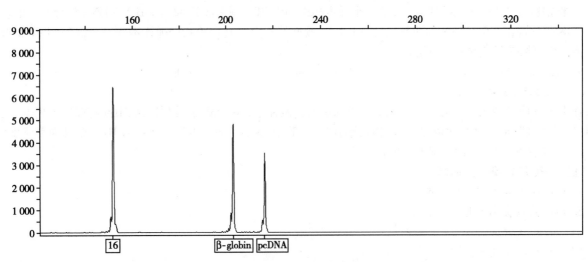

实训图 9-3　HPV16 型别阳性样本检测结果示意图

2）HPV 各个型别的出峰位置示意图，请参见实训图 9-4。

3）25 个 HPV 型别和 2 个内参 β-globin、pcDNA 的位点信息见实训表 9-5。

实训表 9-5　试剂盒扩增位点信息表

型别/位点	AB 片段/bp	型别/位点	AB 片段/bp	型别/位点	AB 片段/bp
56	136.0±1	66	192.0±1	82	243.2±1
53	141.5±1	68	197.6±1 或 195.1±1	44	253.8±1
43	147.7±1	β-globin	203.8±1	73	259.6±1
16	152.3±1	6	207.2±1	35	267.0±1

续表

型别/位点	AB 片段/bp	型别/位点	AB 片段/bp	型别/位点	AB 片段/bp
51	157.2±1	pcDNA	216.5±1.5	81	278.9±1
31	163.1±1	18	220.8±1	45	290.8±1
58	167.4±1	52	226.8±1	42	294.6±1
33	181.6±1	83	234.9±1	11	298.3±1
59	186.1±1	26	239.6±1	39	319.9±1 或 346.8±1 和 347.8±1

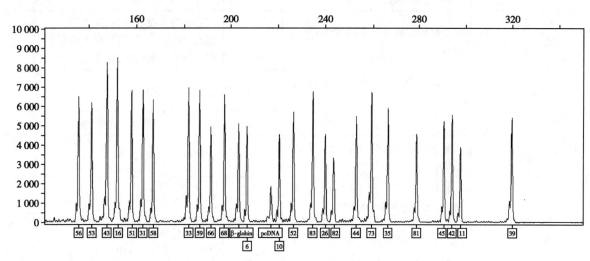

实训图 9-4　HPV 分型标准峰型图

（七）结果记录

将核酸测试结果进行记录（实训表 9-6）。

实训表 9-6　人乳头瘤病毒（HPV）核酸检测结果登记表

样品编号	结果判断
1	
2	
3	
4	
5	

【讨论】

1. 对照教师给的 5 份样本检测结果，判断自己的检测结果是否正确，分析出现差错的原因及改进的方法。

2. 总结实验所使用的主要试剂有哪些？每种试剂的主要作用是什么？如果漏加会对实验结果产生什么样的影响？有没有相应的补救措施？

3. 可不可以一次性使用本实验的方法，同时对 HPV 的 25 个型别进行分型检测？如果可以，实验设计时要注意什么？如果不可以，那么采用什么实验方法可以做到上述的同时检测呢？

4. 为巩固学生的临床 PCR 技术操作规范，可开展随堂考核（实训表 9-7）。

【注意事项】

（一）实验中注意事项

1. 为了避免样本中任何潜在的生物危险，检测样本应视为具有传染性物质，避免接触到皮肤和黏膜；样本

实训表 9-7 多重定量 PCR 实验操作考核表

项目		考核要点	分值	扣分细则	扣分
实验前准备		仪表端庄,着装规范	4	仪表、着装不规范,扣2分 穿拖鞋,扣2分	
		实验态度严谨	2	实验室态度不严谨,扣2分	
操作过程	样本编号	对样本管和相应离心管进行编号	2	样本管未编号,扣1分 离心管未编号,扣1分	
	振荡	向宫颈刷保存管中加入 500μl PBS 缓冲液,充分振荡	2	细胞未充分落入液体,PBS 缓冲液未变浑浊,扣2分	
	离心	离心机转速和离心时间调节;平衡设置	3	离心机转速设置错误,扣1分 离心机时间设置错误,扣1分 离心管未平衡放置,扣1分	
	洗沉淀	样品沉淀中加入 500μl 1×PBS,正确洗涤沉淀	2	枪尖接触沉淀,扣2分	
	核酸扩增				
	试剂准备	试剂室温或 37℃融化后振荡混匀,瞬时离心去除气泡	2	未瞬时离心,扣2分	
	体系配制	按检测样品份数(N)+2(阴、阳质控品)配制总的 PCR 体系	2	体系配制错误,扣2分	
	质控品	合理设置阴阳性质控品	4	未设置阴性质控,扣2分 未设置阳性质控,扣2分	
	仪器参数设置	正确设置 PCR 反应参数	2	反应参数设置错误,扣2分	

的处理建议在可防止气雾外流的生物安全柜中操作,实验过程中穿工作服,戴一次性手套,使用自卸管移液器;样本制备区所用过的试管、吸头需打入盛有消毒剂的容器,并与废弃物一起灭菌后方可丢弃。

2. 实验过程严格分区进行(试剂准备区、标本制备区、扩增和产物分析区);实验操作的每个阶段使用专用的仪器和设备,各区各阶段用品不能交叉使用;使用经高压灭菌的一次性离心管和吸头或购买无 DNA 酶、RNA 酶的离心管和吸头。

3. PCR 检测试剂使用前要完全解冻,瞬时离心后使用,但应避免反复冻融。

(二)带教注意事项

1. 本项目实验时间安排为 4 个学时,在核酸扩增期间,进行课堂讨论,并对课前布置问题中疑难点进行解答。

2. 本项目实训课前布置相关的问题(可选择如下若干问题)。由教师提供图书馆书目、专业公司网站、专业论坛等信息资源,若干个学生为一组,每组学生通过信息检索、讨论和汇总,选出一个学生为代表,以 PPT、录像和动画等多媒体形式,进行口头报告。

1)HPV 检测的方法有哪些? 各有什么优、缺点?

2)实验中加入反应内参 pcDNA 和人基因组内参 β-globin 的作用分别是什么?

3)HPV 多重 PCR 检测试剂盒有哪些品牌,有何不同?

4)子宫颈癌及癌前病变筛查的最佳方法是什么? HPV DNA 检测在宫颈癌诊断中的作用如何?

5)没有冰箱等低温存储设备的情况下,新鲜的宫颈脱落细胞、生殖泌尿道分泌物标本如何处理?

6)在冷藏柜(4~8℃)条件下,标本最长可以保存多长时间?

7)若将宫颈刷浸泡入细胞保存液或将洗脱细胞置于细胞保存液中,标本最长可以保存多长时间?

8)核酸提取的常用方法有哪些? 各有何优、缺点?

9)本实验为定性实验还是定量实验? 为什么? 本实验的局限性是什么?

10）为了避免样本中任何潜在的生物危险,检测样本应视为具有传染性物质。在整个实验操作过程中,如何避免可能的病原微生物对操作者的感染?

11）简述生物安全柜、防护服、一次性手套、自卸管移液器、盛有消毒剂的废物缸等在操作过程中,对操作者人体的生物防护作用。

12）试验中为何要使用经高压灭菌的一次性离心管和吸头或购买无 DNA 酶、RNA 酶的离心管和吸头?

13）PCR 检测试剂使用前要完全解冻,瞬时离心后使用,并应避免反复冻融,请说明原因。

14）如何在操作中控制好交叉污染,避免假阳性的出现?

15）标本处理时"去上清"步骤,注意吸头不要碰触沉淀,请分析原因。

16）实验产生的医疗废物（包括感染性标本和 PCR 扩增产物）应如何进行处理?

（吴　健）

实训十　慢性粒细胞白血病 *Abl* 基因突变检验

【目的】

1. 了解实时荧光定量 PCR 法在疾病检测上的应用。

2. 掌握实时荧光定量 PCR 实验操作。

【原理】

慢性骨髓性白血病,又称为慢性粒细胞白血病,是一种造血干细胞克隆增生性疾病,所有年龄阶段都有发生,但在 20~50 岁人群中发病率较高。其年发病率为 0.1%~0.2%,男性发病率略高于女性,占成年白血病患者的 15%~20%,我国每年新增病例高达 30 000 例。临床上根据其症状可分为慢性期、加速期和急变期。其特点为由于骨髓干细胞失常而导致的髓细胞加速且失控的增长,以及髓细胞在血液中的过度积累。其主要临床表现为粒细胞（中性粒细胞、嗜酸性粒细胞和嗜碱性粒细胞）及其前体过量。

慢性粒细胞白血病的发病机制是 9 号染色体长臂与 22 号染色体长臂的异位,即第 22 号染色体的一条长臂缺失,缺失部分易位到 9 号染色体之一长臂末端。即 t(9q+,22q-)。缺失长臂的 22 号染色体称为费城染色体（Philadelphia chromosome,ph'）。由于此种异位,*Bcr* 基因与 *Abl* 基因并置在一条染色体上形成 *Bcr-Abl*（*Breakpoint cluster region-Abelson leukemia*）癌基因,其编码产生了致癌的 Bcr-Abl 融合蛋白。这种 Bcr-Abl 融合蛋白是一种构成性激活的酪氨酸激酶,能导致细胞癌变。而 Bcr-Abl 激酶也成为了治疗慢性粒细胞白血病小分子药物的主要靶点,通过抑制其活性,可达到控制及改善慢性粒细胞白血病的目的。

目前,临床上 *Bcr-Abl* 融合基因检测常采用实时荧光定量 PCR 法。该方法是在 PCR 反应中加入一对 *Bcr-Abl* 融合基因特异性引物和一条特异性荧光探针。该探针为一寡核苷酸,两端分别标记一个报告荧光基团和一个淬灭荧光基团。探针完整时,报告基团发射的荧光信号被淬灭基团吸收。PCR 扩增时,引物和探针分别与模板结合,其中探针结合部位位于上、下游引物之间。当扩增延伸至探针结合部位时,具有 5′-3′ 外切酶活性的 Taq 酶将探针酶切降解,使报告荧光基团和淬灭荧光基团分离,从而发出荧光。由于每个模板的 Ct 值（即每个反应管内的荧光信号到达设定的阈值时所经历的循环数）与该模板的起始拷贝数对数值存在线性关系,利用已知起始拷贝数的标准品作出标准曲线,通过测定样本 Ct 值即可从标准曲线上计算出该样本的起始拷贝数,从而实现 *Bcr-Abl* 融合基因的定量检测。

【仪器及材料】

实时荧光定量 PCR 检测仪、超净工作台、微量离心机、漩涡混合器、微量移液器及吸头、冰盒、无菌 PCR 反应管。

1. TE 溶液　包含 10mmol/L Tris-HCl、1mmol/L EDTA、水。

2. 灭菌无 RNA 酶水　向去离子水加入 DEPC（焦碳酸二乙酯）,至终浓度为 0.05%（V/V）,室温（22~25℃）放置 10~12 小时后,121℃,20 分钟高压,室温放置备用。

3. dNTP 混合物　包含 dATP、dCTP、dGTP、dTTP,为其钠盐-水溶液,pH 7.0~7.5,四种 dNTP 浓度均为 10mmol/L。

4. 逆转录反应试剂　包含 $500\mu g/ml$ oligo（dT）$_{12~18}$、$40U/\mu l$ RNase 抑制剂、200mmol/L DTT、10mmol/L dNTP 混合液、$200U/\mu l$ M-MLV 逆转录酶、5×M-MLV 逆转录酶反应缓冲液。

5. PCR 反应试剂　包含 10×PCR 反应缓冲液,10mmol/L dNTP 混合液,5U/μl Taq 酶,上、下游引物（10μmol/L）。上下游引物序列分别为 P1:5'-AGCATTCCGCTGACCATCA-3',P2:5'-GCGTGATGTAGTTGCTTGG-GAC-3'。

6. 探针序列　5'-FAM-TTTGGGCTTCACACCATTCCCATTG-TAMRA-3。

7. 对照品　阳性对照品为 P210 *Bcr/Abl* cDNA,浓度为 107copies/μl,阴性对照品为正常人外周血总 RNA 的反转录产物。

【步骤】

（一）cDNA 第一链合成

1. 按核酸提取方法提取患者骨髓标本总 RNA。

2. 取 DEPC 水处理的 PCR 反应管,按实训表 10-1 操作。

实训表 10-1　cDNA 逆转录反应体系

试剂	每反应管加入量
oligo(dT)$_{12-18}$	1.0μl
样本总 RNA	2.0μg
dNTP	1.0μl
加无 RNA 酶去离子水至总体积 12.0μl	
65℃保温 5 分钟,冰浴 5 分钟	
5×M-MLV 反应缓冲液	4.0μl
DTT	1.0μl
Rnase 抑制剂	1.0μl
M-MLV 逆转录酶	1.0μl

3. 混匀各 PCR 反应管,于 37℃保温 50 分钟。

4. 取上述各 PCR 反应管,于 70℃保温 15 分钟终止反应。

（二）PCR 反应

1. 取 PCR 反应管,按实训表 10-2 进行操作。

实训表 10-2　PCR 反应体系

试剂	样品管/μl	阴性对照管/μl	阳性对照管/μl
10×PCR 反应缓冲液	5.0	5.0	5.0
dNTP	1.0	1.0	1.0
上游引物	1.0	1.0	1.0
下游引物	1.0	1.0	1.0
Taq DNA 聚合酶	0.4	0.4	0.4
cDNA 合成产物	10	阴性对照	阳性对照
阴性对照	—	10	—
阳性对照	—	—	10
探针	2.0	2.0	2.0
无 RNA 酶去离子水	4.6	4.6	4.6

2. 混匀各 PCR 反应管,置于 PCR 仪。PCR 反应仪设定程序如实训表 10-3。

实训表 10-3　PCR 参数设定

保温	40 个循环	保温
94℃保温 5 分钟	94℃保温 15 秒,60℃保温 1 分钟	37℃保温 1 分钟

设定荧光 FAM,并在 PCR 循环第二步 60℃时收集荧光信号,其他为默认值。反应完成后存储数据。

3. 标准曲线制作　取阳性对照品,做 10 倍、100 倍、1 000 倍稀释,设定标准曲线浓度分别为:$1×10^7$ copies/μl、$1×10^6$ copies/μl、$1×10^5$ copies/μl、$1×10^4$ copies/μl。PCR 反应条件同样品测定,其中 cDNA 由参比品取代。以系列稀释液中 DNA 拷贝数的对数为横坐标,Ct 值为纵坐标,绘制标准曲线。

【结果】

1. 记录各参比品 Ct 值并绘制标准曲线。

2. 记录样品 Ct 值并计算样品 *Bcr-Abl* 融合基因含量。

【讨论】

实时荧光定量 PCR 检测在操作上应注意些什么?

【注意事项】

1. 荧光试剂需避光保存,所有使用的离心管、Tip 头应 DEPC 水处理并高压灭菌,而且必须不含 RNase。

2. 严格按照生物制品安全操作规范操作。

3. 因 FQ-PCR 为高灵敏度的实验,需严格按照 PCR 实验室的操作规范分区操作,并注意防污染。

4. 试剂需−20℃冷冻保存,并尽量避免反复冻融,试剂解冻完请混匀后再使用。

(胥振国)

实训十一　乳腺癌曲妥珠单抗(赫赛汀)靶向治疗的分子生物学检验

【目的】

1. 了解 FISH 技术的基本原理,以及在疾病诊断中的应用。

2. 掌握 FISH 技术操作方法。

【原理】

人表皮生长因子受体 2(human epidermal growth factor receptor 2,*HER2*)基因,编码一种具有酪氨酸激酶活性的跨膜蛋白。当 HER2 与生长因子结合,可激活胞内酪氨酸激酶,导致 HER2 自身磷酸化,从而引发胞内一系列信号级联反应,最终使核内 c-fos、c-jun 等早期反应基因转录水平增加,促进细胞增殖、分化、迁移。赫赛汀,其活性成分为曲妥珠单抗,是一种人源化人鼠嵌合抗体,可抑制 HER2 生长因子受体蛋白异二聚体形成,并阻断 HER2 介导的信号转导通路,是第 1 个应用于临床的以癌细胞 *HER2* 基因为靶点的分子靶向药物。因此正确检测和评价 *HER2* 基因状态对指导赫赛汀的临床应用具有重要意义。

目前,临床常用的 *HER2* 基因检测方法为荧光原位杂交法(FISH),它是利用碱基互补配对特性,将荧光标记探针与其互补的目的基因杂交,通过荧光信号显示目的基因在细胞内相应位置,实现分子水平上的 *HER2* 基因检测。

【仪器及材料】

荧光显微镜、培养箱、盖玻片、载玻片、湿盒、恒温水浴锅、振荡器、移液器、移液吸头。

实验试剂:

1. 20×SSC(pH 5.3)　称取氯化钠 175.5g,柠檬酸钠 88g,去离子水 800ml,调 pH 至 5.3,定容至 1 000ml。高压灭菌,于 2~8℃储存,保存期不要超过 6 个月。

2. 2×SSC(pH 7.0)　取 20×SSC(pH 5.3)100ml,去离子水 800ml,充分混匀,调 pH 至 7.0,定容至 1 000ml,于 2~8℃储存,保存期不要超过 6 个月。

3. 变性液　甲酰胺 70ml,20×SSC 溶液 10ml 充分混匀,调 pH 至 7.0~8.0,去离子水定容至 100ml,于 2~8℃储存。

4. 甲酰胺洗涤液　甲酰胺 100ml,20×SSC 溶液 20ml 充分混匀,调 pH 至 7.0~8.0,去离子水定容至 200ml,于 2~8℃储存。

5. 30%(W/V)酸性亚硫酸钠　30g 酸性亚硫酸钠溶于 80ml 去离子水中,混匀至完全溶解,定容至 100ml。

6. 蛋白酶 K 储存液　称取 0.1g 蛋白酶 K 干粉,溶于 5ml 2×SSC 溶液,混匀,即配成浓度为 20mg/ml 存储液,于-20℃分装储存。

7. 蛋白酶 K 工作液　取 0.4ml 蛋白酶 K 储存液溶于 40ml 2×SSC 溶液中,即配成浓度为 200μg/ml 工作液。

8. 0.1% NP-40/2×SSC 洗液量　取 50ml 20×SSC 溶液,0.5ml NP-40,去离子水 400ml,充分混匀,调 pH 至 7.0,去离子水定容至 500ml,于 2~8℃储存,保存期不要超过 6 个月。

【步骤】

（一）标本预处理

1. 取石蜡包埋乳腺癌组织切片浸泡于二甲苯中室温脱蜡 2 次,每次 10 分钟。随后于 100%乙醇中浸泡 5 分钟。

2. 组织切片依次置于 100%、85%、70%乙醇中各 2 分钟。随后浸入去离子水中 3 分钟,用滤纸吸去多余水分。

3. 50℃下用 30%酸性亚硫酸钠处理切片 20~30 分钟。

4. 2×SSC 溶液中漂洗 2 次,每次 5 分钟。

5. 将组织切片置于蛋白酶工作液中,37℃下孵育 20~30 分钟。

6. 将组织用 2×SSC 溶液漂洗 2 次,每次 5 分钟。

7. 将组织切片依次置于 70%、85%、100%乙醇中各 2 分钟,自然晾干玻片。

（二）变性与杂交

1. 取 10μl 探针置于(73±1)℃水浴箱中变性 5 分钟,45~50℃水浴保存。

2. 将组织切片置于(73±1)℃预热的变性液中浸泡 5 分钟。

3. 将组织切片依次置于预冷的 70%、85%、100%乙醇中各 3 分钟进行梯度脱水。玻片自然干燥后,置于 45~50℃烤片机上预热。

4. 将 10μl 预变性探针滴于玻片杂交区域,加盖盖玻片,使探针溶液弥漫这个覆盖区,并清除气泡,树胶封边。

5. 将封好的玻片置于预热的湿盒中,42℃保温箱中过夜杂交。

（三）玻片洗涤及结果观察

1. 移去盖玻片,将玻片置于甲酰胺洗涤液中,46℃漂洗 3 次,每次 10 分钟。

2. 将玻片置于 2×SSC 溶液中,46℃漂洗 10 分钟。

3. 将玻片置于 0.1%NP-40/2×SSC 溶液中,46℃漂洗 5 分钟。

4. 依次于 70%、95%乙醇中脱水各 2 分钟,暗处自然干燥玻片。

5. 滴加 15μl DAPI 复染剂于玻片杂交区域,盖上盖玻片,暗处放置 10~20 分钟,荧光显微镜下选用合适的滤片组观察玻片。

【结果】

计数 30 个细胞,分别记录红色荧光信号数和绿色荧光信号数,并计算 ratio 值。ratio 值 = 30 个细胞核中红色荧光信号/30 个细胞核中绿色荧光信号。

【讨论】

FISH 检测是否存在假阳性问题,为什么?

【注意事项】

1. 荧光试剂需避光保存。

2. 所有含甲酰胺试剂应避免皮肤接触。

3. 操作过程中注意避光,防止荧光淬灭。

4. 结果分析中计数细胞必须是各通道信号均清晰可辨的细胞。

（王鹏翔）

中英文名词对照索引

参 考 文 献

[1] 吕建新,王晓春.临床分子生物学检验技术[M].北京:人民卫生出版社,2015.
[2] 吕建新,樊绮诗.临床分子生物学检验技术[M].3版.北京:人民卫生出版社,2013.
[3] 吕建新,尹一兵.分子诊断学[M].2版.北京:中国医药科技出版社,2010.
[4] 张惟材,朱力,王玉飞.实时荧光定量 PCR[M].北京:化学工业出版社,2012.
[5] 夏邦顺,何蕴韶.临床分子诊断学[M].广州:中山大学出版社,2012.
[6] 李艳,李金明.个体化医疗中的临床分子诊断[M].北京:人民卫生出版社,2013.
[7] 黄留玉.PCR 最新技术原理、方法及应用[M].2版.北京:化学工业出版社,2011.
[8] 郑杰.肿瘤的细胞和分子生物学[M].上海:上海科学技术出版社,2011.
[9] 查锡良.生物化学与分子生物学[M].9版.北京:人民卫生出版社,2018.
[10] 贾文祥.医学微生物学[M].2版.北京:人民卫生出版社,2010.
[11] 汪世华.分子生物学[M].北京:高等教育出版社,2013.
[12] 黄留玉.PCR 最新技术、原理、方法及应用[M].北京:化学工业出版社,2011.
[13] 樊绮诗,吕建新.分子生物学检验技术[M].2版.北京:人民卫生出版社,2010.
[14] 张申,王杰,高江原.分子生物学检验技术[M].武汉:华中科技大学出版社,2013.